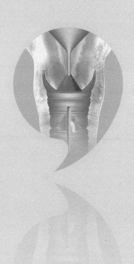

阴道镜技术入门和提高

Introduction and Improvement of Colposcopy

主　编　赵　健

编　　委（按姓氏笔画排序）

马德勇　王　平　王建东　尤志学　牛菊敏　古扎丽努尔

冯　慧　刘　慧　孙蓬明　李长忠　杨英捷　张　岩

张师前　张梦真　陈垚佳　范江涛　赵　昀　赵　健

郭雯雯　隋　龙　董　颖

编写秘书　郭雯雯

人民卫生出版社

·北　京·

版权所有，侵权必究！

图书在版编目（CIP）数据

阴道镜技术入门和提高 / 赵健主编 . —北京：人民卫生出版社，2021.9（2023.12 重印）

ISBN 978-7-117-31954-6

Ⅰ.①阴… Ⅱ.①赵… Ⅲ.①阴道镜检 Ⅳ.①R711.73

中国版本图书馆 CIP 数据核字（2021）第 165591 号

人卫智网 www.ipmph.com	医学教育、学术、考试、健康，购书智慧智能综合服务平台	
人卫官网 www.pmph.com	人卫官方资讯发布平台	

阴道镜技术入门和提高
Yindaojing Jishu Rumen he Tigao

主　　编：赵　健
出版发行：人民卫生出版社（中继线 010-59780011）
地　　址：北京市朝阳区潘家园南里 19 号
邮　　编：100021
E - mail：pmph @ pmph.com
购书热线：010-59787592　010-59787584　010-65264830
印　　刷：廊坊一二〇六印刷厂
经　　销：新华书店
开　　本：787×1092　1/16　　印张：21
字　　数：472 千字
版　　次：2021 年 9 月第 1 版
印　　次：2023 年 12 月第 4 次印刷
标准书号：ISBN 978-7-117-31954-6
定　　价：149.00 元

打击盗版举报电话：010-59787491　E-mail：WQ @ pmph.com
质量问题联系电话：010-59787234　E-mail：zhiliang @ pmph.com

序

一

　　赵健教授的《阴道镜技术入门和提高》一书出版,我感到由衷的高兴。

　　赵健 2003 年博士后出站,进入北京大学第一医院,作为宫颈诊疗中心的负责人,她的主要工作就是建设宫颈疾病诊疗中心,研究方向侧重宫颈脱落细胞学诊断、HPVDNA 检测、阴道镜与 LEEP 手术,是我国集宫颈病变诊断和治疗于一身的优秀医学人才。

　　《阴道镜技术入门和提高》一书是她从事宫颈疾病诊断与治疗工作的经验积累和方法总结,每一幅图片源于真实,每一个案例精准剖析。书中图文并茂、深入浅出地阐述了阴道镜的技术理论和阴道镜精准筛查与诊断宫颈癌前病变的方法技巧,对妇产科医生驾驭阴道镜精准筛查与诊断宫颈癌前病变具有指导性意义,具有很高的理论价值和实践价值。她创建的 R-way 阴道镜诊断流程理论独特、新颖,使宫颈癌前病变诊断的高深理论变得简单清晰。文中引入"红色区域""粉色区域""石榴""靠港""冰山""蚂蚁"等表述图像特点的词汇,形象贴切,入木三分,让初学者易懂、易记、易掌握。《阴道镜技术入门和提高》是一本很好的通过阴道镜甄别宫颈癌前病变的入门教材,是妇产科医生的良师益友。

原中华医学会妇产科学分会 / 妇科肿瘤学分会主任委员

2021 年 7 月 26 日

序二

2018 年 5 月 19 日世界卫生大会上，世界卫生组织（WHO）总干事向全球发出消除宫颈癌危害的号召。2020 年 11 月 17 日，WHO 正式启动了《加速消除宫颈癌全球战略》，全球 194 个国家共同承诺消除宫颈癌。要实现这个目标，专业的医疗队伍、先进的理论指导和科学的治疗方法都是必不可少的。《阴道镜技术入门和提高》一书的出版适应国际形势，顺应时代潮流。

作者长期从事宫颈疾病诊断和治疗工作，具有丰富的教学和临床实践经验。她把自己在实际工作中遇到的一个个病例、一张张阴道镜图片总结归纳，凝练成数十万字的病例分析，并提出了自己独特的阴道镜诊断方法及理论，形成了《阴道镜技术入门和提高》一书。这些都是作者近二十年来默默无闻，畅游在阴道镜中积累、沉淀下的结晶。

书中提出的理论观点和操作方法新颖、独特，通俗易懂，特别是她创建提出的 R-way 宫颈病变诊断路径，有很高的实用价值。尤其对相关从业人员学习掌握阴道镜诊断宫颈癌前病变理论知识和操作技能具有指导意义。此书的出版将有助于普及、提高我国子宫颈病变诊治的技术水平，提高宫颈癌前病变甄别诊断准确率，实现宫颈病变的精准治疗，为消除宫颈癌、保护妇女健康做出积极的贡献。

中华预防医学会肿瘤预防专委会副主任委员

2021 年 7 月 27 日

序三

今天，我有幸为《阴道镜技术入门和提高》一书作序，感到十分欣慰。赵健教授从事宫颈疾病诊疗工作已有近二十年的时间了，她热爱自己的事业，刻苦钻研、忘我工作，在阴道镜领域里奉献着青春年华，在图片病例里追逐着理想未来。得知她撰写的《阴道镜技术入门和提高》一书出版，为她高兴。

读罢该书，感悟良多，具体总结为以下三点：

一是表述通俗性：该书普及了宫颈癌前病变及宫颈癌形成和发展过程的相关理论知识，阐述了通过阴道镜甄别诊断宫颈癌前病变的理论知识和操作技能。整部著作没有晦涩难懂之词，表述简单明了，具有很强的阅读性，使读者易于理解。

二是受众指导性：该书中作者提出的观点理论、方法技巧实现了线条性、网格化表达，给予读者明确的可操作的范式。特别是作者提出的宫颈病变诊断路径，真正做到了复杂的问题简单化、简单的问题程序化，针对精准诊疗宫颈癌前病变，具有很强的指导性。

三是广泛普及性：该书由浅入深、循序渐进，阐述了利用阴道镜甄别诊断宫颈病变的科学方法，包括理论知识和操作技能，其内容易学易懂易掌握，适用于广泛的读者群体。对于提升相关从业人员的理论素质和操作能力，具有十分重要的意义。

我作为一名医药教育专家，十分欣赏这本书的科学性，先进性，易学易懂的实用性，相信相关读者一定会受益匪浅。

联合国国际生态生命安全科学院院士、中国医药教育协会会长

2021 年 7 月 19 日

前言

宫颈癌是全球女性常见的恶性肿瘤。据统计,2020年全球共诊断出宫颈癌病例约60.4万,死亡约34.1万,大部分发生在中低收入国家或地区。现已明确,人乳头状瘤病毒(human papilloma virus,HPV)疫苗的普及接种、宫颈癌的广泛筛查、宫颈癌前病变的及时诊断与治疗是降低宫颈癌发病率和死亡率的关键手段。尽管我国已引入HPV疫苗,但由于地域之间经济发展不平衡,尚未全面普及接种,致使宫颈癌一级预防工作难以有效实施。近年来,随着我国"两癌"筛查项目的推进,宫颈细胞学异常和高危型HPV感染这一类宫颈病变高危人群得以发现,锁定了阴道镜目标人群,然而目前我国各地区之间宫颈病变诊断水平参差不齐,一方面缺乏适合我国国情,尤其是适用于基层医疗单位,简单易学、能广泛推广的阴道镜判读方法;另一方面,我国尚无针对阴道镜拟诊宫颈病变的行业规范及质控标准,从而存在宫颈病变"漏诊"或者"过诊"乱象。尤其应引起注意的是,在一些医疗单位,阴道镜检查只是"摆设"或作为检查灯甚至照相机使用,宫颈病变的诊断中一律按照所谓的"阴道镜"下宫颈3、6、9、12点随机活检加子宫颈管搔刮(endocervical curettage,ECC)进行,失去了阴道镜在诊断中指导活检的临床意义和价值。因此,建立中国女性宫颈病变阴道镜检查行业规范并出台相应的监管方法,提高各地医疗单位阴道镜医生宫颈病变诊断水平是亟待解决的问题。

阴道镜是一种已被广泛使用的检查技术,它通过光源和放大技术直观地检查女性下生殖道,应用于宫颈癌筛查和癌前病变的诊疗中。在降低宫颈癌的发病率和死亡率方面发挥了至关重要的作用,可以说阴道镜技术是宫颈癌筛查与预防中的里程碑。

传统阴道镜是利用生理盐水、5%的醋酸溶液、鲁氏碘液染色行三步检查后,阴道镜医师主观评估宫颈表面出现的一系列变化,做出阴道镜拟诊,对可疑病变区域精准取活检进行组织病理学诊断。受阴道镜医生自身水平和能力的影响,其拟诊结果存在差异,且与组织病理学的诊断结果符合率高低不等,在47%~87%之间。因我国目前尚无阴道镜医师的准入制度,阴道镜检查技术和诊断技术差别很大,短时间内对基层临床医生进行大量阴道镜相关知识培训、掌握阴道镜的检查技能并准确识别宫颈高级别病变存在困难。因此,选择何种适宜的阴道镜检查技术与方法来保证宫颈癌筛查的质量已成为宫颈癌筛查的瓶颈。为了解决这一问题,北京大学第一医院妇产科宫颈诊疗中心在大量临床实践基础上研究建立了以宫颈组织病理学为基础的 R-way 阴道镜诊断路径,基于大量临床数据,验证并形成了具有区域特色并适用于各级医疗单位的适宜技术。R-way 阴道镜诊断路径操作简单,诊断思路流程化,降低了阴道镜检查和培训的复杂程度,减少了由于不同水平的医生操作所带来的阴道镜拟诊质量差异,使阴道镜检查由原来的主观主导演变为客观判断,检查结果具有更高的一致性和准确性,具有简单易学、应用方便的特点,尤其适用于初学者。

本书系统地对 R-way 阴道镜诊断路径做了详细的介绍,包括宫颈病变的病理组织学基础、R-way 阴道镜诊断路径术语、操作方法和鉴别诊断。在病例实践篇中,作者精选了100例不同宫颈病变患者的大量高质量的彩色阴道镜图像,配有精讲分析,旨在让阴道镜初学者在短时间内掌握阴道镜诊断技能,提高精准识别宫颈病变的能力。对阴道镜初学者、住院医师规范化培训甚至是资深的妇产科临床医生都有较大的参考价值,是一本实用性很强的工具书。

本书出版之际,恳切希望广大读者在阅读过程中不吝赐教,欢迎发送邮件至邮箱 renweifuer@pmph.com,或扫描封底二维码,关注"人卫妇产科学",对我们的工作予以批评指正,以期再版修订时进一步完善,更好地为大家服务。

2021 年 8 月于北京

目　录

附：视频资源

1

第一篇
基本知识篇

第一章
子宫颈癌的发生发展机制

　　子宫颈癌发生、发展的过程包括始发突变、潜伏、促癌和演进四个阶段。诱发子宫颈上皮细胞变异的因素有很多,包括宿主的免疫状况、病毒感染、基因突变、遗传易感性、生活方式等。在诸多致病原因中,高危型人乳头状瘤病毒(human papilloma virus,HPV)持续感染是公认的起始性环节之一,是子宫颈癌发生的必要条件。目前已经发现 HPV 中有 14 种与子宫颈上皮内瘤变(cervical intraepithelial neoplasia,CIN)和子宫颈癌的发病密切相关,接近 90% 的 CIN 和 99% 以上的子宫颈癌患者发现有高危型 HPV 感染。然而从 HPV 的初次感染到癌症的发生是一个复杂而漫长的过程。德国病毒学家 Harald Zur Hausen 教授因发现 HPV 与子宫颈癌的确切关系而获得 2008 年诺贝尔生理学或医学奖。

　　HPV 属于乳多空病毒科的乳多瘤空泡病毒 A 属,是呈球形的 DNA 病毒。HPV 感染是最常见的生殖道病毒感染,目前已经发现 HPV 有 200 多种型别,其中 40 余种型别可感染生殖道,感染部位包括阴茎皮肤、外阴、肛门、阴道、宫颈等。根据致癌性的不同,HPV 分为高危型和低危型两大类。目前发现的高危型别包括 HPV16、18、31、33、35、39、45、51、52、56、58、59、66、68,共 14 种。其中 50.2% 的 CIN Ⅲ 和 48.8% 的宫颈癌与 HPV16 感染相关,另有 15.3% 的子宫颈癌与 HPV18 感染相关。常见的低危型别为 HPV6、11 型,约 90% 的生殖器疣与其相关。90% 的女性一生中有可能感染 HPV。一般情况下,HPV 感染通常会在 6~18 个月内从个体中自动清除,大多呈一过性感染,仅 10% 的女性将发展成 HPV 持续性感染。阴道微生态环境与 HPV 持续感染有着不可否认的关系。人们逐渐发现阴道微生态的多样性改变可能是宫颈病变的重要危险因素。Mitra A 等人发现 CIN 级别的升高与阴道微生态(vaginal microbiome,VMB)菌群多样性增高、乳酸菌的相对丰度下降有关。其中 HPV 持续感染是子宫颈癌变的重要病因,但不是唯一病因。HPV 持续感染的人群中仅有约 1% 进展为子宫颈癌。HPV DNA 与宿主基因发生整合是子宫颈癌发生的关键环节。前提是子宫颈上皮组织存在微小创伤,这些创伤容易在阴道炎、宫颈炎、性交频繁的情况下发生,在 HPV 病毒受体的介导下,病毒侵入基底细胞,浸润间质,形成子宫颈浸润癌。因此阴道炎、子宫颈炎、性生活活跃的女性常见生殖道 HPV 感染,也是子宫颈病变发生的高危人群。HPV 进入宿主细胞有:游离型、整合型和混合型。游离型是指 HPV 感染的早期阶段 DNA 仍是完整的;整合型是全部 HPV DNA 以线性形式整合到人类基因组中;混合型是前两种形式并存。研究表明,HPV DNA 主要以整合型或混合型存在于子宫颈高级别上皮内瘤变或子宫颈癌中。HPV DNA 整合入宿主基因之后,可导致病毒癌基因过表达和人类基因组不稳定,最终参与癌变的发展与进程。我国马丁院士团队进行高通量测序后,发现了人类 3 667 个 HPV 整合位点,包括 11 个高频整合位点。脆性位点、易位断裂点和转录活性区域被认为是整合的首选位点,而这些部位的靶向治疗在未来宫颈癌的治疗中具有很大的发展前景。

高危型 HPV 致癌机制仍不完全清楚,最重要的机制之一是高危 HPV 游离基因通过非同源重组整合至宿主细胞 DNA 后,可以产生关键性的病毒癌蛋白,其中 E6 和 E7 分别作用于宿主细胞的抑癌基因 $P53$ 和 Rb 使之失活或降解,继而通过一系列分子事件导致细胞周期失控而癌变。E5 则在癌细胞的增殖失控、侵袭转化和氧化应激方面与 E6 和 E7 相互协助。在长期感染过程中,上述两种原癌基因如同驱动器,通过复杂的机制导致组织发生癌变。少量游离的病毒基因组隐匿在表皮下层并转录成低水平的 RNA,而病毒的复制、蛋白质高水平的表达和组装均发生在表皮上层终末分化的细胞中,其中病毒组装发生并一直存在于细胞核,直至细胞脱落。

鉴于 HPV 与子宫颈癌关系,第一个用于高危型 HPV 检测的商业化试剂盒于 1999 年应用于临床子宫颈癌的筛查。近来 V. Fiao 等人在分子水平研究发现宿主和病毒基因甲基化的程度与 CIN Ⅱ、CIN Ⅲ 的发病风险息息相关,甲基化水平随着宫颈病变严重程度的增加而增加。在未来可以考虑使用宫颈刮片样本评估的甲基化状态作为宫颈病变发生发展的标志物,促进 DNA 甲基化的临床应用。随着对宫颈癌细胞周期蛋白了解的深入,P16/Ki67 双染检测,对于筛查高级别的 CIN 患者,具有更高的特异性和敏感性,更能及时干预,做到早发现、早诊断、早治疗。时至今日,基于高危型的 HPV DNA 和 RNA 检测的试剂盒越来越多地应用于宫颈病变、子宫颈癌的筛查,子宫颈高级别病变的检出率显著提高,大大提高了治愈率和存活率。2006 年起伴随着 HPV 疫苗的诞生和临床应用,HPV 疫苗接种正在如火如荼地进行。在这些接种疫苗的人群中,预防 HPV 感染和宫颈癌前病变的有效率高达 90% 以上。然而 HPV 疫苗始终无法替代宫颈筛查,宫颈筛查对于所有的女性都是必需的。

机体在 HPV 持续感染的作用下,子宫颈局部组织细胞在基因水平上失去对其生长的正常调控,转化区异常的鳞状上皮细胞异常增殖,细胞恶变,进而形成病灶。由于恶变的上皮细胞需要大量的 DNA 复制,细胞能量代谢急剧增加,耗氧增加,进而出现异常的形态表现,如细胞核的增大,核质比增大,核的异型性增多,细胞大小不等,胞质深染;细胞排列紊乱,形成不同的异常上皮组织,从而得以通过细胞病理学观察宫颈细胞学的改变进行宫颈高级别病变、子宫颈癌的筛查。

随着恶变的上皮细胞在宫颈局部的不断增殖形成瘤灶,肿瘤的生长大致可经历两个时期:无血管生长期和血管生长期。无血管生长期时宫颈恶性肿瘤细胞主要靠弥散方式吸收营养和氧气,瘤体增殖缓慢。当瘤体直径达到 1~2mm(约 100 万个细胞)时即进入血管生长期,此期以肿瘤组织中毛细血管的进行性生长为标志。一方面肿瘤细胞具有不受限制的增殖能力,必然导致肿瘤组织的相对缺氧,此时肿瘤细胞除以无氧糖酵解作为主要代谢途径以获取能量外,还会大量分泌促血管生成因子,启动具有特征性的血管新生过程。另一方面由于新生瘤体细胞与其周围间质、血管间的距离增加,造成瘤体内部缺氧加剧,缺氧又进一步诱导血管内皮细胞趋化,形成新生毛细血管。肿瘤组织缺氧是恶性肿瘤的重要生物学特征之一,同时,低氧被认为是诱导肿瘤组织内新血管生成的最主要因素。作为对缺氧或营养缺乏的反应,内皮细胞被激活并萌发到血管少的肿瘤组织中,形成新的血管网络,新芽通过茎细胞的增殖而延伸,激活的内皮细胞重新连接它们的新陈代谢,以应对迁移和增殖相关的能量和生物合成需求。新生的毛细血管为迅速增长的肿瘤组织运送氧气和养料,并将代谢产物输出,肿瘤细胞才可以继续复制增殖,瘤体增大。由于新生血管结构的不完善和血管腔不规则扩大易于塌陷,造成肿瘤内部的慢性灌流不足和暂时的急性缺氧,导致局部肿瘤细胞发生坏死或者凋亡。然而,仍有部分能够耐受缺氧、逃避凋亡或死亡的细胞生存下来,并表现出更具恶性的生物学表型、更强的侵袭和转移能力,加快了恶性肿瘤的生长与扩散。肿瘤发生、发展的这种生物学特性,在放大的电子阴道镜下是可以观察到其特征性的图像改变,正常情况下,成熟鳞状上皮光滑呈粉色,柱状上皮呈微小乳头状,血管均匀分布,转化区毛细血管丰富,形态规则。而异常情况下,醋酸白试验后可出现白色上皮、可出现形态各异的异常增生的穿越血管,呈蚂蚁状、树枝状等;在子宫颈浸润癌中,常可见子宫颈增生物伴随出血。因此我们提出了阴道镜下子宫颈癌及癌前病变图像识别诊断的基本要素,即"二元学说"——异常细胞的增殖和异常血管的再生。这也是 R-way 阴道镜诊断路径和临床思维的病理生理学和病理学依据和基础。

国际公认的子宫颈癌的三阶梯筛查体系中,HPV 的研究提供了病原学的理论基础,宫颈细胞形态的研究提供了细胞学的理论基础,这二者构成了子宫颈癌筛查的第一个阶段——基于 HR-HPV 检测的病原筛查,基于细胞学形态识别的宫颈脱落细胞制片筛查,或是病原、宫颈形态学的联合筛查策略。而筛查阳性患者进一步利用放大的光学或电子光学阴道镜成像观察、识别并判断宫颈和阴道部位的上皮组织的细微形态改变,构成三阶梯筛查体系的第二阶段。阴道镜下指导的定点活检(biopsy),子宫颈组织的锥形切除大体样本进行病理组织学诊断则构成了子宫颈癌筛查的第三个阶段。

从高危型 HPV 感染引发宫颈细胞变异到肿瘤新生血管的产生、肿瘤组织的形成,我们对任何一个环节的识别,都是子宫颈的表浅特征部分反应或全部反应的肿瘤二元学特征。阴道镜三级诊断也是基于一定的病理改变基础。

Ⅰ级诊断(Step 1 diagnosis)病理依据:裸眼可见异常细胞增殖形成结节样改变,同时伴随不规则的新生血管,甚至溃疡性组织坏死,应高度疑似宫颈浸润癌,需即刻行宫颈活检。此时如为宫颈浸润癌则组织病理学一般为子宫颈癌Ⅰb期以上。Ⅰ级诊断疑似宫颈浸润癌条件不充分时,应进入Ⅱ级诊断。

Ⅱ级诊断(Step 2 diagnosis)病理依据:异常细胞和新生血管数量不足以被裸眼识别,但通过醋酸和碘试验的化学显色、原位染色,借助阴道镜捕获相关异常改变,应对疑似的高级别变区域定点活检。组织病理学诊断可能为镜下早期子宫颈癌或宫颈高级别病变。

Ⅲ级诊断（Step 3 diagnosis）病理依据：阴道镜下Ⅱ级诊断未能发现病变,若宫颈脱落细胞学诊断结果为鳞状细胞癌（squamous cell carcinoma,SCC）、鳞状上皮内高级别病变（high-grade squamous intraepithelial,HSIL）、非典型鳞状上皮细胞（不能排除高级别鳞状上皮内病变）（atypical squamous cells,cannot exclude a high grade squamous intraepithelial lesion,ASC-H）、浸润性宫颈腺癌（invasive cervical adenocarcinoma,ADCA）、宫颈原位腺癌（cervical adenocarcinoma in situ,AIS）、非典型腺细胞（倾向于肿瘤）（atypical glandular cells,favour neoplastic,AGC-FN）、非典型腺细胞（无特别分类）（atypical glandular cells,not otherwise specified,AGC-NOS）或见宫颈表面、颈管出血,均提示存在高级别以上病变的可能,应多点活检和/或宫颈管搔刮术（endocervical curettage,ECC）,称为Ⅲ级诊断。

阴道镜下依靠子宫颈、阴道表浅部位的形态学改变进行部分还原或者全部还原宫颈病变的细胞增殖和微小血管增生二元特征,通过多环节分级别寻找识别宫颈疾病的发生、发展二元证据,构建符合"二元学说"的病理学诊断证据链,形成宫颈疾病阴道镜下的诊断基础。因此,细胞变异和组织变异（基底层新生血管改变、间质形成）的"二元学说"是阴道镜学科发展的理论基础。

常见问题与解析

1. 肿瘤新生血管与正常血管有哪些区别

肿瘤组织内的新生血管与正常血管大有不同,肿瘤细胞由于其无限的增殖能力,导致肿瘤组织的相对缺氧,低氧被认为是诱导肿瘤组织内新血管生成的最主要因素。肿瘤细胞大量分泌促血管生成因子,启动具有特征性的血管新生过程,在原有毛细血管和/或微静脉基础上通过血管内皮细胞增殖和迁移,从先前存在的血管处以芽生或非芽生（或称套叠）的形式生成新的毛细血管,是血管从少到多的过程。首先是肿瘤组织中的血管分布紊乱,甚至存在无血管区的瘤组织；其次是肿瘤组织中血管本身结构异常,表现为平滑肌缺如、内皮和基底膜不连续等,使肿瘤血流紊乱、缓慢、灌注减少,形成屈曲绵长、动静脉短路、血管盲端等特征性图像。而正常血管形成主要指在原有血管床基础上的血管发芽,形成管壁,随后重塑为成熟的血管。某些良性过程如炎症、肉芽组织也可使局部组织血流增加,毛细血管通透性增加,出现类似于肿瘤的影像表现。

2. 癌细胞的形态特征是什么

癌细胞大小形态不一,通常比它的源细胞体积要大,生长速度快,核质比显著高于正常细胞,可达1:1,正常的分化细胞核质比仅为1:（4~6）。癌细胞核形态不一,并可出现巨核、双核或多核现象。核内染色体呈非整倍性（aneuploidy）,某些染色体缺失,而有些染色体数目增加。正常细胞染色体的不正常变化,会启动细胞凋亡过程,但是癌细胞中,细胞凋亡相关的信号通路产生障碍,也就是说癌细胞具有不死性。

3. 子宫颈癌常见类型有哪些

常见有外生型和内生型两类。这是妇产科医师通过妇科检查可识别的病变。

（1）外生型宫颈癌：宫颈表面的肿瘤，常向表面生长，形成突起的乳头状、息肉状、菜花状的肿物，良性、恶性肿瘤都可呈外生型生长。恶性肿瘤较良性肿瘤具有更丰富的血运，宫颈呈菜花样，可向阴道内凸出生长，易出血，此种类型易被早期发现。但恶性肿瘤在外生性生长的同时，其基底部也可呈浸润性生长，且外生性生长的恶性肿瘤由于生长迅速、血供不足，容易发生坏死脱落而形成底部高低不平、边缘隆起的恶性溃疡。

（2）内生型宫颈癌：病灶生长在宫颈深部组织，宫颈表面可光滑或仅有轻度糜烂样改变，癌灶向宫颈内生长，可见宫颈肥大呈桶状，由于肿瘤生长迅速，向周围组织间隙、淋巴管、血管浸润并破坏周围组织，肿瘤往往没有包膜或包膜不完整，与周围组织分界不明显，晚期患者临床触诊时，肿瘤固定不活动，此种类型不易被早期发现。无论是外生型或内生型宫颈癌，当肿瘤继续发展时均可以发生坏死脱落而形成溃疡，呈空洞状。

（王　平　孙蓬明　陈垚佳）

参 考 文 献

［1］DOVEY DE LA COUR C, GULERIA S, NYGARD M, ET AL. Human papillomavirus types in cervical high-grade lesions or cancer among Nordic women-Potential for prevention. Cancer Med. 2019 Feb; 8 (2): 839-849.

［2］RITU W, ENQI W, ZHENG S, et al. Evaluation of the associations between cervical microbiota and HPV infection, clearance, and persistence in cytologically normal women. Cancer prevention research, Cancer Prev Res (Phila), 2019, 12 (1): 43-56.

［3］MITRA A, MACINTYRE D A, MARCHESI J R, et al. The vaginal microbiota, human papillomavirus infection and cervical intraepithelial neoplasia: what do we know and where are we going next？ Microbiome, 2016, 4 (1): 58.

［4］MITRA A, MACINTYRE DA, Lee YS, et al. Cervical intraepithelial neoplasia disease progression is associated with increased vaginal microbiome diversity. Sci Rep, 2015, 5: 16865.

［5］XU X, WANG H, MA D, et al. Genome-wide profiling of HPV integration in cervical cancer identifies clustered genomic hot spots and a potential microhomology-mediated integration mechanism. Nat Genet, 2015, 2: 47 (2): 158-163.

［6］CHRISTIANSEN IK, SANDVE GK, SCHMITZ M, et al. Transcriptionally active regions are the preferred targets for chromosomal HPV integration in cervical carcinogenesis. PLoS ONE, 2015, 10 (3): e0119566.

［7］HOCHMANN J, PARITTI F, Martine Z, et al. Human papillomavirus type 18 E5 oncoprotein cooperates with E6 and E7 in promoting cell viability and invasion and in modulating the cellular redox state. Mem. Inst. Oswaldo Cruz, 2020, 115: e190405.

［8］FIANO V, TREVISAN M, FASANELLI F, et al. Methylation in host and viral genes as marker of aggressiveness in cervical lesions: Analysis in 543 unscreened women, Gynecol Oncol, 2018, 151 (2): 319-326.

［9］HU Y, HONG Z, GU L, et al. Evaluation of p16/Ki-67 Dual-stained Cytology in Triaging HPV-Positive

Women During Cervical Cancer Screening. Cancer Epidemiol Biomarkers Prev. 2020, 29 (3): 1246-1252.

［10］ STRUYF F, COLAU B, WHEELER C M, et al. Efficacy of human papilloma virus (HPV)-16/18 AS04-adjuvanted vaccine against incident and persistent infection with non-vaccine oncogenic HPV types using an alternativemultiplex type-specific PCR assay for HPV DNA: post hoc analysis from the PATRICIA rand. Clinical & Vaccine Immunology, 2015, 22 (2): 235-244.

［11］ FITZGERALD G, SORO-ARNAIZ I, DE BOCK K, et al. The Warburg Effect in Endothelial Cells and its Potential as an Anti-angiogenic Target in Cancer.Front Cell Dev Biol 2018,6：100.

第二章
宫颈癌筛查及阴道镜转诊检查指征

筛查是通过特定的检查方法,针对特定的人群发现其是否患某种疾病或患某种疾病的风险性。宫颈癌筛查是癌症筛查中的一个里程碑,标志着癌症是可以预知和预防的,可以通过筛查早发现和早控制。1941 年,用巴氏涂片方法筛查子宫颈癌开创了癌症筛查的先河。到 20 世纪 80 年代,液基细胞制片技术(liquid-based cytology,LBC)的使用有效地解决了制片的标准化尤其是细胞重叠的问题,提高了对高级别子宫颈上皮内瘤样病变(cervical intraepithelial neoplasia,CIN)的检出率。随着人工智能等在医学中的广泛应用,极大降低了病理细胞学医师的工作强度,减少误差,使大规模筛查成为现实,将宫颈癌筛查技术推进了一大步。高危型人乳头状瘤病毒(human papilloma virus,HPV)的持续感染是导致宫颈癌的关键病因,HPV 检测用于人群筛查,使宫颈癌筛查出现了革命性转折,而自取样筛查也成为可能。目前已经明确从高危型 HPV 持续感染致宫颈癌前期病变,进而发展为浸润癌,这个缓慢渐变的过程大概需要数年或数十年。因此,我们有足够的时间通过对子宫颈癌的筛查,发现和治疗子宫颈癌前病变,阻止其继续进展到早期浸润癌,这就是宫颈癌筛查的目的。

第一节 宫颈癌筛查

宫颈癌的筛查技术主要有两大类,即宫颈细胞学检查和高危型 HPV 检测。筛查方法有三种:①单独细胞学检查;②单独 HPV 检测;③二者联合筛查。

一、筛查方法

(一)细胞学检查

宫颈细胞学筛查主要包括两种制片技术:传统的巴氏涂片和液基细胞制片技术。

1. 巴氏涂片 巴氏涂片又称宫颈涂片或"Pap smear",细胞学检查始于 1847 年,1928 年美国学者 Papanicloau 报道应用阴道细胞涂片诊断宫颈癌,1944 年确定巴氏涂片的诊断价值,从此宫颈细胞学诊断才被重视,得以迅速发展。取材方法为:充分暴露宫颈口,用刮片从宫颈部取脱落细胞,涂在玻璃片上,经固定、染色等处理后在显微镜下观察并出具报告。巴氏涂片报告结果分为五级,现已经很少使用。

2. **液基细胞学** 膜式液基薄层细胞涂片技术是用细胞刷刷取细胞,液体保存,经膜式薄层、制片、染色,获得清晰的图片。解决了细胞重叠的问题,有效提高筛查的阳性率。液基薄层细胞学检查(thin-prep cytology test,TCT)技术是代表性技术,故习惯将 TCT 作为液基薄层细胞涂片技术的简称。其报告结果采用美国的 TBS(The Bethesda System)报告体系。TBS 结果异常包括鳞状上皮异常和腺上皮异常。基本区分为:①轻微异常,包括不明确意义的非典型鳞状细胞(atypical squamous cells of undetermined significance,ASCUS)和低度鳞状上皮内病变(low grade squamous intraepithelial lesions,LSIL)。②高危异常包括高度鳞状上皮内病变(high grade squamous intraepithelial lesion,HSIL)、不除外高度鳞状上皮内病变的非典型鳞状细胞(ASC cannot exclude HSIL,ASC-H)、非典型腺细胞(atypical glandular cell,AGC)、原位腺癌(adenocarcinoma in situ,AIS)、鳞状细胞癌(squamous cervical carcinoma,SCC)、腺癌(adenocarcinoma,ADCA)等。

3. **巴氏涂片与液基细胞学的区别** 传统巴氏染色和目前广泛使用的液基细胞学检测技术,两者都是在显微镜下观察子宫颈脱落细胞的形态特征进行诊断分级。液基细胞制片客观提高了宫颈癌前病变检出的敏感性,降低了假阴性率,减少了细胞学医生的判读错误。细胞学检测主要是基于细胞学形态的差异,对细胞学医生要求较高,需经过系统的培训。其敏感性在不同国家不同实验室差别较大,为 53%~81%。

(二) HPV 检测

HPV 不能培养,只能从检测其 DNA 来识别。临床上用于检测 HPV 的方法主要包括聚合酶链反应(PCR)、杂交捕获和转录介导扩增(TMA)等。由于明确了高危型 HPV 感染与宫颈病变以及宫颈癌的关系,HPV 检测逐渐在临床用于筛查,但是检测 HPV 与用于宫颈癌筛查的 HPV 检测是完全不同的概念。对于筛查子宫颈癌的 HPV 方法需满足以下几个要求:需经临床验证、重复性好、检出 ≥ CIN2 级的敏感性超过 90%。研究证实,高危型 HPV 检测的敏感性及可重复性要高于细胞学,阴性预测值接近 100%,但特异性欠佳,约为85%。

目前,我国 HPV 检测的产品很多,但仍需经过验证、证明能用于宫颈癌筛查。美国食品药品监督管理局(Food and Drug Administration,FDA)批准用于宫颈癌筛查的几个常用产品有,Digene HC2(approved 2003)、Cervista HPV HR(approved 2009)、Aptima HPV(approved 2011)、Cobas® HPV(approved 2014)、Onclarity HPV(approved 2018)。高危型 HPV宫颈癌筛查的关键是筛查出 CIN2 及以上的患者,而不是检测她有没有高危 HPV 感染。与细胞学检查相比,初始高危 HPV 筛查检测到 CIN3 及以上病变的发生率更高,但比细胞学检查有更高的假阳性率和阴道镜率。

二、宫颈癌筛查的管理

(一)筛查方案

各国的实际情况和宫颈癌发病的年龄不同,制定的筛查方案和起始年龄也不同。我国20 世纪 50 年代在北京、上海等城市组织实施妇女的宫颈癌筛查,2009 年组织开展了针对农村妇女的"两癌"筛查,其后 2017 年中华预防医学会妇女保健分会推出了《中国宫颈癌综合防控指南》,2018 年国家卫生健康委员会发布《宫颈癌诊疗规范》等。目前我国推荐的宫颈癌筛查方案见表 1-2-1。

表 1-2-1 我国目前推荐的宫颈癌筛查方案

筛查起始及间隔	筛查年龄及推荐方法
不筛查	<25 岁或因良性病变切除全子宫
开始筛查	≥25 岁
筛查方法和间隔	25~29 岁:每 3 年细胞学检查 30~64 岁:每 3 年细胞学检查或每 5 年联合筛查(细胞学 + 高危型 HPV 检测)或每 3~5 年高危型 HPV 检测
终止筛查	≥65 岁(过去 10 年连续 3 次细胞学检查阴性或 2 次联合筛查阴性,既往无子宫颈癌前病变史)

(二)宫颈癌筛查后的临床管理

2019 年,美国阴道镜与宫颈病理学会(American Society for Colposcopy and Cervical Pathology,ASCCP)发布《基于风险的宫颈癌筛查结果异常和癌前病变管理指南》(*2019 ASCCP risk-based management consensus guidelines for abnormal cervical cancer screening tests and cancer precursors*),与之前版本的最大区别在于其基于风险值的量化和细化,加入"阈值"概念,同等风险,同等管理更加精细化。推荐基于风险,而非筛查结果。根据美国凯撒机构(Kaiser Permanente Northern California,KPNC)的一项前瞻性纵向队列研究,对 150 多万名患者进行了 10 年以上的随访,将当前筛查结果和过去的病史设计为数据表,生成患者的评估风险值。通过充分评估患者发生 CIN3 及以上病变的风险,做出不同的管理建议。指南提出对于当前筛查和既往筛查结果,如即刻 CIN3 及以上病变的风险 ≥4%,应立即进行阴道镜检查或治疗;如果即刻 CIN3 及以上病变的风险 <4%,则评估其 5 年内发生 CIN3 及以上病变的风险,以确定患者是否应在 1 年、3 年或 5 年后进行随访。

虽然 2019 版 ASCCP《基于风险的宫颈癌筛查结果异常和癌前病变管理指南》相较既往指南进行了更新和完善,也体现出个体化的管理策略。但笔者认为我们既要学习和借鉴国外指南,也要结合我国实际国情。对于质量控制良好,既往子宫颈癌筛查结果记录完善者,可采纳 2019 版 ASCCP 指南中提出的基于风险的精细化管理,这是发展的方向;对于质量控制欠佳,既往子宫颈癌筛查结果记录不全者,目前仍然要基于筛查结果的管理。总之,要遵循"最大化获益、最小化潜在危害"的原则,可以基于目前的筛查结果进行管理,但要努力向基于风险的精细化管理发展。

第二节 阴道镜检查指征

一、阴道镜检查的临床指征

阴道镜检查是宫颈癌三阶梯诊断的关键环节,从我国阴道镜应用的专家共识到美国阴道镜与宫颈病理学会等都有相关检查指征推荐,其主要的阴道镜检查指征可以归纳为三个异常。

1. **异常结果** 宫颈癌筛查结果异常。
2. **异常体征** 妇科检查可疑宫颈癌的表现,如子宫颈溃疡、肿物等。
3. **异常病史** 不明原因的下生殖道异常出血、阴道排液等。

阴道镜的应用不仅限于这"三个异常",还用于如外阴、阴道病变的检查、诊断或 CIN 治疗后的随访等。

二、基于风险管理的宫颈癌筛查结果转诊阴道镜检查指征

宫颈癌筛查结果异常是转诊阴道镜检查最常见的指征,我国由于宫颈癌筛查体系、登记和管理制度等因素制约,目前多数是基于筛查结果的管理。2019 版 ASCCP《基于风险的宫颈癌筛查结果异常和癌前病变管理指南》推出后,转诊阴道镜的指征有所变化。将既往宫颈疾病史、宫颈癌筛查情况和此次宫颈癌筛查结果进行综合评估,如当前 CIN3 及以上风险≥4%,推荐转诊阴道镜检查或治疗。为便于理解和查询,整理基于风险评估的内容列表如下供参考(表 1-2-2 基于风险的宫颈癌筛查结果分层管理推荐表)。

表 1-2-2 基于风险的宫颈癌筛查结果分层管理推荐表

既往宫颈癌筛查情况	此次 HPV 阴性妇女的细胞学结果				此次 HPV 阳性妇女的细胞学结果			
	阴性	ASCUS	LSIL	ASC-H+	阴性	ASCUS	LSIL	ASC-H+
既往筛查史不详								
当前 CIN3 及以上的发生风险 /%	0.0	0.0	1.1	1.1~25	2.1	4.4	4.3	26~49
5 年内 CIN3 及以上的发生风险 /%	0.1	0.4	2.0	1.5~27	4.8	7.3	6.9	33~53
推荐管理方案	5 年随访	3 年随访	1 年随访	阴道镜	1 年随访	阴道镜	阴道镜	阴道镜/治疗

续表

既往宫颈癌筛查情况	此次 HPV 阴性妇女的细胞学结果				此次 HPV 阳性妇女的细胞学结果			
	阴性	ASCUS	LSIL	ASC-H+	阴性	ASCUS	LSIL	ASC-H+
既往 HPV 阴性								
当前 CIN3 及以上的发生风险 /%	0.0	0.0	0.4	0.8~14	0.8	2.0	2.1	14~32
5 年内 CIN3 及以上的发生风险 /%	0.1	0.4	0.8	0.9~14	2.3	3.8	3.8	18~34
推荐管理方案	5 年随访	3 年随访	1 年随访	阴道镜	1 年随访	1 年随访	1 年随访	阴道镜
既往 HPV 阴性、ASCUS								
当前 CIN3 及以上的发生风险 /%	0.0	0.1	2.4	0~11	1.0	2.1	2.6	0~36
5 年内 CIN3 及以上的发生风险 /%	0.1	0.8	3.1	0~11	2.4	6.6	2.6	0~36
推荐管理方案	5 年随访	1 年随访	1 年随访	阴道镜	1 年随访	1 年随访	1 年随访	阴道镜 / 治疗
既往 HPV 阴性、LSIL								
当前 CIN3 及以上的发生风险 /%	0.0	0.0	0.0	0	0	5.3	7.9	0~50
5 年内 CIN3 及以上的发生风险 /%	0.4	4.0	4.4	0	8.6	6.9	7.9	0~50
推荐管理方案	3 年随访	1 年随访	1 年随访	阴道镜	1 年随访	阴道镜	阴道镜	阴道镜 / 治疗
既往 HPV 阳性								
当前 CIN3 及以上的发生风险 /%	0.0	0.4	2.3	8.3~44	4.1	5.4	5.0	22~44
5 年内 CIN3 及以上的发生风险 /%	0.9	2.6	2.3	8.3~44	7.2	9.5	8.5	29~50
推荐管理方案	1 年随访	1 年随访	1 年随访	阴道镜	阴道镜	阴道镜	阴道镜	阴道镜 / 治疗

常见问题与解析

1. 宫颈癌筛查方法有哪些,如何应用

宫颈癌筛查方法有三种:①单独细胞学检查;②单独 HPV 检测;③二者联合筛查。2019 ASCCP《基于风险的宫颈癌筛查结果异常和癌前病变管理指南》建议联合筛查或 HPV 筛查,如无 HPV 检测或无法联合筛查,才单用细胞学筛查。应基于不同的国情采取不同的筛查策略。

2. 阴道镜检查的指征

临床上阴道镜检查常见的指征有:①宫颈癌筛查结果异常;②妇科检查有可疑宫颈癌的表现,如子宫颈溃疡、肿物等;③有不明原因的下生殖道异常出血、阴道排液等病史;④另外,阴道镜还参与宫颈病变的管理与治疗。

3. ASCCP 宫颈癌筛查基于结果的管理与基于风险的管理有何不同

ASCCP 发起的宫颈癌筛查异常后处理有四次指南,2001 年版共识首次确定了阴道镜转诊的阈值,即低级别鳞状上皮内病变(LSIL)和 HPV 阳性的 ASC-US 患者,这一建议一直延续到 2006 版和 2012 版。这是基于此次筛查结果异常的管理。

基于风险的管理是将既往宫颈疾病史、宫颈癌筛查情况和此次宫颈癌筛查结果进行综合评估,如当前 CIN3 及以上病变风险≥4%,推荐转诊阴道镜检查或治疗。

（杨英捷 尤志学）

—— 参 考 文 献 ——

[1] NAYAR RL, WILBUR DC. The Bethesda System for Reporting Cervical Cytology: A Historical Perspective. Acta Cytol, 2017, 61 (4-5): 359-372.

[2] MASSAD LSL. Replacing the Pap Test With Screening Based on Human Papillomavirus Assays. JAMA, 2018, 320 (1): 35-37.

[3] THURAH L, BONDE J, LAM JUH, et al. Concordant testing results between various human papillomavirus assays in primary cervical cancer screening: systematic review. Clin Microbiol Infect, 2018, 24 (1): 29-36.

[4] ELIZABET T H FONTHAM, ANDREW M D WOLF, et al. Timothy R Church Cervical cancer screening for individuals at average risk: 2020 guideline update from the American Cancer Society. CA: a cancer journal for clinicians, 2020, 70 (5): 321-346.

[5] US Preventive Services Task Force, et al. Screening for Cervical Cancer: US Preventive Services Task Force Recommendation Statement. JAMA, 2018, 320 (7): 674-686.

[6] 中华预防医学会妇女保健分会. 子宫颈癌综合防控指南. 北京: 人民卫生出版社, 2017.

[7] EGEMEN D, CHEUNG LC, CHEN X, et al. Risk estimates supporting the 2019 ASCCP Risk-Based Management Consensus Guidelines. J Low Genit Tract Dis, 2020, 24: 132-143.

[8] PERKINS RB, GUIDO RS, CASTLE PE, et al. 2019 ASCCP risk-based management consensus guidelines for abnormal cervical cancer screening tests and cancer precursors. J Low Genit Tract

Dis, 2020, 24: 102-131.

［9］陈飞, 尤志学, 隋龙, 等. 阴道镜应用的中国专家共识. 中华妇产科杂志, 2020, 55 (7): 443-449.

［10］American College of Obstetricians and Gynecologists. Cervical cancer screening and prevention. Practice Bulletin No. 168. Obstet Gynecol, 2016, 128: e111-e130.

［11］WAXMAN AG, CONAGESKI C, SILVER MI, et al. ASCCP colposcopy standards: How do we perform colposcopy？ Implications for establishing standards. J Low Genit Tract Dis, 2017, 21 (4): 235-241.

第三章
阴道镜检查设备与用物

第一节　阴道镜概述

　　阴道镜于 1925 年由德国 Hans Hinselmann 所发明,它是一种用于观察下生殖道病变的内镜,是介于肉眼观察和显微镜之间的一种检查方法。它借助强光源和可调节倍数的光学和电子放大功能,在应用 3%~5% 冰醋酸和鲁氏碘液后,由外到内直接观察外阴、阴道、子宫颈,并可在镜下对可疑病变组织进行活检,提高活检定位取材的准确性。阴道镜利用强光穿过上皮数层细胞,射入基质,再反射出来形成特殊形态的图像。通过对反射出来的图像颜色、构型、边界、血管等特征进行观察分析,可发现特定组织内肉眼看不见的亚临床病变。目前阴道镜检查已成为对宫颈癌前病变、早期宫颈癌、外阴病变、阴道病变等疾病的辅助诊断及治疗后随访、评估的重要方法之一。宫颈癌筛查发现细胞学、HPV 检查结果异常,转诊阴道镜检查是预防和早期发现宫颈癌的最后一道防线,如果在阴道镜检查中不能正确诊断或发现高级别病变部位并活检,极易造成漏诊或误诊。

　　阴道镜有光学阴道镜、电子阴道镜和光电一体阴道镜之分。

　　最初使用的光学阴道镜是比较简单的带支架的单目阴道镜,有较多局限,如只能靠目镜观察、易导致操作疲劳、检查速度慢、图像采集和打印困难、不易于分析图像和交流等。随着光学仪器的发展,阴道镜的构造和功能也日臻完善,单目镜变成双目镜,可调节放大倍数,目前使用的阴道镜放大倍数在 4~40 倍,最佳放大倍数为 3~15 倍。对日常阴道镜检查而言,没有必要采用更大的放大倍数。在低倍率下可以全面观察外生殖器官,也能在阴道镜指示下进行活检或外科电环切。在 3.75 倍放大下,可以完整地看到宫颈和阴道。在 7.5 倍放大下,子宫颈占据整个阴道镜视野,便于观察宫颈病变。15 倍放大下主要观察局部,对于局部区域进行更详细的观察,更高的放大倍数,比如 20~40 倍,在临床上很少应用,可以更近距离观察小血管的细节。

　　1993 年,美国首次研制推出了数码电子阴道镜。近年来,电子阴道镜在临床上的应用越来越多。电子阴道镜是一款集多学科、高分辨率电子成像技术等于一体的仪器,由彩色摄像仪、光源系统、图像转换模块、计算机主机工作站、专业的阴道镜检查软件、打印机组件等组成。与传统的光学阴道镜相比,它没有目镜,医生只需在显示器上观察病灶,并且成像自动聚焦,操作简便(图1-3-1)。

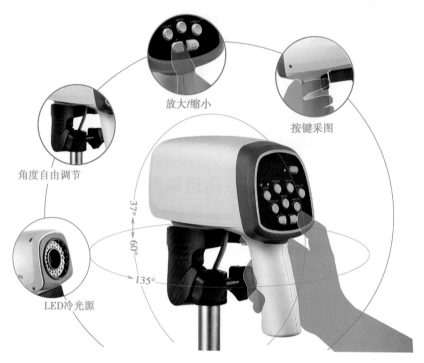

放大/缩小

按键采图

角度自由调节

37°

60°

135°

LED冷光源

图1-3-1 电子阴道镜(标清图像)

随着科学的发展和技术的进步,电子阴道镜已从标清图像(44万像素)发展到高清图像(200万像素以上),高分辨率显示器和高像素的摄像模块组合,让图像的清晰度得到非常大的提升。通过高亮度、高显色性的光源和高放大倍数的图像可以鉴别极微小的细节,提高了医生发现病变和指导活检的准确率。配套集成专业的阴道镜软件系统:患者信息管理模块提供患者基本信息、阴道镜检查指征等信息录入,图像采集模块可对观察的阴道镜图像进行分析、采集、处理、标注等操作,评估系统模块提供国际指南要求的术语以及评估步骤,诊断报告,病例管理系统集成所有检查患者的历史资料,该集成系统对于科研和随访管理都是非常有价值的(图1-3-2)。

随着科技进步,现在已经开发研制出光电一体阴道镜(图1-3-3),将电子阴道镜与光学阴道镜结合起来,图像更清晰,带有操作系统,图文报告更有利于临床医生对疾病的判断和制定治疗策略。目前光电一体阴道镜已经逐步取代单纯的光学阴道镜,有各种型号,基本结构都大同小异,主要由光源、双目镜放大镜、支架及连接臂、电源、电子屏幕、照相机成像系统、操作系统组成。教学镜配备额外的单目镜(图1-3-4)。放大镜倍数也不尽相同,一般3~30倍,配有红、绿两色滤光片,使用绿色滤光片时光线柔和,而红色滤光片更适合于观察血管的形态及收缩功能。新型光电一体阴道镜采用了冷光源,光源位置远离镜头,通过光导纤维把光线输送到放大镜,避免被观察部位光热作用。

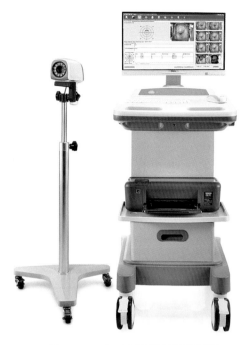

图 1-3-2 电子阴道镜（高清图像）

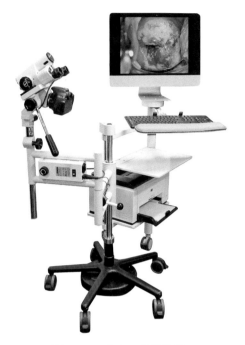

图 1-3-3 光电一体阴道镜

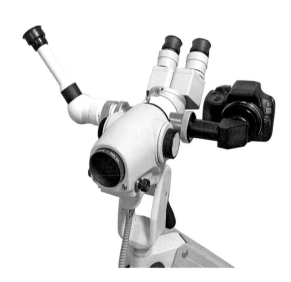

图 1-3-4 连接单目镜的教学镜

第二节 阴道镜检查辅助器材及物品

除了阴道镜外,阴道镜检查还需要一些辅助器材和物品。

一、阴道镜检查常用辅助器械

妇科检查床、扩阴器(不同型号)、活检钳、刮匙、棉签(大棉签、小棉签)、小纱球、大纱球、尾纱、肾形托盘,小量杯,无菌长镊子、装有福尔马林液的标本瓶、一次性臀垫、一次性橡胶手套、帽子、口罩。

二、阴道镜检查所需的化学制剂

常用的化学制剂有 3%~5% 醋酸溶液、3%~5% 鲁氏碘液(Lugol's iodine solution)、碘伏溶液。

1. 5% 的醋酸溶液配制及储存

(1)成分:5ml 冰醋酸、95ml 蒸馏水

(2)步骤:把 5ml 冰醋酸小心加入 95ml 蒸馏水中充分混合。

(3)储存:于封闭良好的棕色玻璃瓶内备用。当日未用完的醋酸溶液应丢弃。

注意:一定要稀释冰醋酸。如果把未稀释的冰醋酸涂于上皮,会导致严重的化学烧伤。

2. 鲁氏碘液配制及储存

(1)成分:10g 碘化钾、100ml 蒸馏水、5g 碘(晶体)

(2)步骤

1)把 10g 碘化钾溶于 100ml 蒸馏水中。

2)慢慢加入 5g 碘,同时不断摇动混合。

3)过滤溶液。

(3)储存:储存于封闭良好的棕色瓶中。可储存 1 个月。

第三节 阴道镜检查前准备

阴道镜检查前应详细询问并记录患者信息资料,并签署知情同意书。

一、患者信息资料

应包括患者一般情况(年龄、首次性生活的年龄、性传播疾病史)、临床症状(有无异常阴

道出血史、阴道排液以及性交后出血史)、月经生育史(末次月经时间、是否绝经、绝经年龄、避孕方法、妊娠史、子宫内己烯雌酚暴露史)、转诊阴道镜指征(HPV 和细胞学检查结果)以及是否接种 HPV 疫苗等,以上信息均需输入到对应的软件系统中。

二、阴道镜知情同意书参考模板

××医院阴道镜检查知情同意书

患者姓名_____　年龄____　出生日期_____　电话_____

身份证号_____　住址_____

阴道镜检查指征:

1. 筛查异常:HPV_____TCT_____

2. 临床可疑:白带异常□否□是,接触性出血□否□是　其他

3. 宫颈、阴道和外阴疾病治疗前阴道镜评估□、治疗后复查□

阴道镜检查意义:

阴道镜是诊断下生殖道病变的重要工具,根据宫颈细胞学、HPV 等检测结果、临床症状或体征高度怀疑宫颈癌及癌前病变,或外阴阴道病变时,需要转诊阴道镜,在阴道镜指导下进行活检及宫颈管搔刮术,以明确诊断早期癌和癌前病变;对于已经有活组织病理诊断的宫颈、阴道和外阴病变治疗前需要阴道镜检查,评估病变的位置、范围以指导治疗。

阴道镜检查可能出现的情况:

1. 活检或宫颈管搔刮术时有不同程度不适、牵拉痛或刺痛。

2. 活检部位出血,需要阴道填塞纱布块以压迫止血,必要时电凝、缝扎甚至住院治疗。

3. 活检创面感染,需要应用抗生素预防感染。

4. 如需扩张宫颈管可引起迷走神经反射,症状可轻可重,严重者可能发生休克。

5. 阴道镜检查不能发现所有的病变,尤其是病变微小或位置较深时可能漏诊,需要严密随访或采取其他措施。

6. 阴道镜下发现宫颈息肉等赘生物或异物需要去除或取出。

7. 药物过敏。

患者对上述内容已完全知晓,同意接受此检查和活检等操作,并愿意承担相应风险,请签署知情同意书,如果患者无法签署知情同意书,可授权亲属签字。

患者签名:_____

授权亲属签名:_____　关系_____　联系电话:_____

医师:_____　　　　　　　　　　　____年____月____日

常见问题与解析

1. 5% 醋酸溶液的作用机制

异常宫颈上皮组织的细胞核表面积和细胞质表面积会发生变化,核质比(细胞核表面积/细胞质表面积)越大,病变程度越高。当 5% 的醋酸溶液作用于宫颈上皮时,会引起上皮组织肿胀,使柱状上皮、异常鳞状上皮区域的上皮组织更为明显,引起可逆性细胞核蛋白和细胞角质蛋白凝固,阻隔阴道镜光源光线的照射,出现特征性醋酸白上皮。

2. 鲁氏碘液的作用机制

利用不同上皮中不同含量的糖原与碘作用后显现不同颜色进行识别。碘是亲糖原的,应用碘溶液后,碘会被含有糖原的上皮吸收,与糖原产生反应呈现棕黑色,因糖原的多少不同会呈现深浅不同的黄色、棕色或棕黑色。通常情况下,子宫颈及阴道上皮所含糖原情况分为:原始鳞状上皮及成熟化生鳞状上皮富含糖原;子宫颈上皮内瘤变及浸润癌不含或含有极少的糖原;柱状上皮不含有糖原;未成熟化生上皮亦缺乏糖原或仅有很少的糖原。

（张梦真　王建东）

— 参 考 文 献 —

［1］郎景和,隋龙,陈飞.实用阴道镜技术.北京:人民卫生出版社,2019.

［2］E. J., MAYEAUX, J. R., J. THOMAS, COX. 现代阴道镜学.3版.魏丽惠,赵昀.译.北京:北京大学医学出版社,2016.

第四章
子宫颈转化区

子宫颈转化区是宫颈癌前病变和宫颈癌的高发区,超过90%的宫颈癌发生在子宫颈转化区。子宫颈组织解剖学是认识子宫颈转化区的基础。正确认识子宫颈转化区是识别阴道镜下宫颈病变图像并指导确定活检部位的关键,同时也有助于理解子宫颈细胞学检查可用于宫颈癌筛查以及筛查结果的临床意义。

子宫颈是管状器官,前后稍扁,中部较宽,长约2.5~3cm,横径约2.2~2.5cm。子宫颈以阴道为界,分为上下两部,上部占子宫颈的2/3,称为子宫颈阴道上部;下部占子宫颈的1/3,伸入阴道内,与阴道穹窿连接,称为子宫颈阴道部。组织学上,子宫颈主要由结缔组织构成,含少量平滑肌纤维、血管及弹力纤维。宫颈上皮主要由柱状上皮和鳞状上皮构成。

一、柱状上皮

子宫颈管被覆单层高柱状上皮,也称为腺上皮,可分泌黏液,是阴道分泌物(白带)的主要成分之一,保护柱状上皮免受外界因素刺激。柱状上皮表面不平坦,垂直于宫颈管,管腔呈"绒毛状"折叠。其表面凸起,且每个凸起间质中都有血管供应,透过单层柱状上皮细胞可观察到。因此,肉眼或阴道镜下柱状上皮呈红色颗粒状或葡萄状外观。绒毛底部内陷于间质的部分形成宫颈管腺上皮隐窝。柱状上皮下方的储备细胞具有增殖和分化潜能,可分化为柱状细胞或鳞状细胞。柱状上皮主要位于宫颈管内,有时也可见于宫颈阴道部。其在宫颈阴道部的范围与年龄、生长发育、激素水平、生育状况、是否绝经等因素密切相关。

正常柱状上皮醋酸试验后其轮廓在短时间内显得更清晰,表面绒毛一过性泛白并很快消失,与原有色泽无明显改变。柱状上皮缺乏糖原,鲁氏碘液染后一过性泛黄(碘液残留所致)并很快淡去消失;但有时宫颈黏液残留在柱状上皮表面,碘与黏液结合呈棕色,因此在阴道镜检查中柱状上皮区域会出现棕色。

二、鳞状上皮

大部分宫颈阴道部被覆复层鳞状上皮,表面光滑、粉红色外观,一般由15~20层细胞组成,其由深至浅可分为基底层、旁基底层、中间层及表层。其中,基底层细胞为储备细胞,具有增殖潜能;其分裂并逐渐成熟为多层细胞,即副基底层或旁基底层;继续成熟并向上方推移成熟为中间层与表层细胞,已经成熟的细胞不具备增殖能力。在细胞的正常生命周期中,受体内激素的影响,基底层细胞逐渐向表面迁移而完成分化、成熟,最终死亡、脱落。从基底层细胞到表层成熟细胞一般需 3~5 天,该过程也是细胞质糖原逐渐富集的过程。富含糖原是鳞状上皮细胞分化成熟的标志,不成熟的基底层、旁基底层细胞往往缺乏糖原,阴道镜检查中鲁氏碘液染不着色。中间层和表层细胞富含糖原,鲁氏碘液染后呈黑色或棕褐色。鳞状上皮的成熟主要依赖于机体雌激素水平。当机体雌激素低下时,细胞成熟受限,中间层、表层细胞缺乏,鳞状上皮成熟障碍,临床表现为上皮薄,或萎缩反应性改变。妊娠期或哺乳期宫颈,受激素水平影响,鳞状上皮也处于萎缩状态,鲁氏碘液染色不着色或呈浅棕。

鳞状上皮分为原始鳞状上皮和化生鳞状上皮。

1. 原始鳞状上皮 胎儿时期来源于泌尿生殖窦的鳞状上皮向上生长覆盖子宫颈阴道部形成原始鳞状上皮,是阴道复层鳞状上皮的延续。原始鳞状上皮为富含糖原的成熟鳞状上皮,呈粉红色,醋酸试验后色泽无明显改变,鲁氏碘液染后一般呈黑色或深褐色。

2. 化生鳞状上皮 宫颈被覆的柱状上皮被鳞状上皮所取代,此时的鳞状上皮为化生上皮。青春期、育龄期、妊娠期或口服避孕药等状态下,体内激素变化可引起器官发生相应的生理性变化,宫颈管柱状上皮外翻到子宫颈阴道部。此时,柱状上皮绒毛顶端分泌的黏液被稀释,黏液的隔离防护作用降低。受阴道酸性环境的影响,柱状上皮下的储备细胞开始增生、分化,形成薄的、无明显分层的多细胞上皮,称为"不成熟化生的鳞状上皮",其表层的柱状上皮逐渐脱落。随后,未成熟化生的鳞状上皮进一步分化、成熟、分层,形成成熟的化生鳞状上皮,后者与原始成熟鳞状上皮之间难以区分,是良好的宫颈物理防御屏障。上皮的化生是间断、多点起源进行的,因此宫颈转化区是一不规则的区域。各个区域的鳞状上皮分化并不完全一致,一般是从宫颈外侧向宫颈管内呈向心性渐进推移,目前认为化生过程是不可逆的。

化生过程中,留存的宫颈管腺上皮隐窝仍有黏液分泌。若其开口未被化生上皮覆盖,即肉眼及阴道镜下所见的腺开口;若化生上皮封闭腺上皮隐窝,即腺体开口处被化生上皮所覆盖,分泌的黏液不能排出而积聚形成宫颈腺囊肿,即宫颈纳氏囊肿。腺开口和子宫颈腺囊肿是成熟化生的特有征象,宫颈表面最外侧的纳囊或者腺开口是转化区外侧缘的标志。

化生鳞状上皮醋酸试验后呈淡薄醋白改变。不成熟化生鳞状上皮糖原含量少,鲁氏碘液染色不着色,或斑驳着色。成熟化生鳞状上皮的中间层及表层细胞富含糖原,鲁氏碘液染色呈黑色或深褐色。

三、鳞柱交接

子宫颈鳞柱交接指子宫颈鳞状上皮与柱状上皮交接部,分为原始鳞柱状交接(旧鳞柱交接)和生理鳞柱状交接(新鳞柱交接)。

1. 原始鳞柱交接(旧鳞柱交接) 在胎儿期,来源于泌尿生殖窦的鳞状上皮向头侧生长,至子宫颈外口与子宫颈管柱状上皮相邻,形成原始鳞柱交接部。

2. 生理鳞柱交接(新鳞柱交接) 柱状上皮受各种因素影响,如阴道环境、pH改变、慢性炎症、激素水平、机械刺激等的作用,逐渐发生鳞化,形态不同于正常柱状上皮。发生鳞化的区域与柱状上皮相交接的部位称为新鳞柱交接,即生理鳞柱交接(即受生理因素影响而形成的鳞柱交接)。

四、转化区

新、旧鳞柱交接之间的区域称为转化区。转化区的内侧缘(内界,即近心端)为柱状上皮的外侧缘。转化区的外侧缘(外界,即远心端)标志为最远端的腺开口或子宫颈腺囊肿。内侧缘和外侧缘之间的区域称为转化区。转化区是组织从一种形式(柱状上皮)向另外一种形式(鳞状上皮)的转化,该过程是动态变化的,转化区不同区域的化生并不同步,因此,转化区形态是不规则的。若该过程受到不良因素的刺激,尤其是HPV的感染,上皮的正常转化过程受到干扰,可发生异常改变,甚至是宫颈癌。转化区是宫颈癌及癌前病变的高发部位,是阴道镜下重点关注的区域。

转化区的位置和范围受女性体内激素水平的影响而变化,在妇女的一生中是动态变化的。尤其是妊娠期,受妊娠激素的影响,新鳞柱交接外移,转化区部分或全部位于子宫颈表面。且受分娩次数增加所造成产伤的影响,转化区内侧缘可被观察到的机会增加。Autier等发现与未生育者比较,分娩4次者转化区位于宫颈表面的概率增加2.4倍,分娩5次者增加3.3倍。另外,在育龄期,阴道环境、pH改变、慢性炎症、机械性刺激等作用也会对转化区造成一定的影响。这也是阴道镜下观察同一女性的子宫颈转化区每年都会有一定程度变化的原因。至围绝经期,女性激素水平逐渐下降,新鳞柱交接不断向宫颈口内方向移动,即转化区的内侧缘逐渐向宫颈管内推进。绝经后,子宫颈萎缩,新鳞柱状交接回缩至宫颈管内,转化区内侧缘常不可见。研究发现,小于25岁的女性中94%转化区可见,而随着年龄增加,转化区内界不断上移至宫颈管内,渐渐不可见。女性至64岁时,仅2%可见转化区。

根据转化区位置,尤其是其内侧缘,即新鳞柱交接的位置和可见性,人为地将转化区分为三种类型。

1. 1型转化区 指转化区全部位于宫颈表面,新鳞柱交接(即转化区与柱状上皮的交接)位于宫颈表面。阴道镜下观察转化区完全可见。1型转化区多见于育龄期女性和妊娠期女性宫颈。

2. 2型转化区 指转化区有部分位于宫颈管内,新鳞柱交接(即转化区与柱状上皮的交接)位于宫颈口内少许。阴道镜下借助工具观察整个转化区依然全部可见,即360°均可见新鳞柱交接。

3. 3型转化区 指转化区有部分或全部位于宫颈管内,新鳞柱交接(即转化区与柱状上皮的交接)位于宫颈口内。阴道镜下观察转化区不能完全可见(包括全部不可见和部分可见),即新鳞柱交接只可见部分或者全部不可见。绝经后、宫颈锥切或消融治疗后的女性多为3型转化区。

转化区的化生鳞状上皮,尤其不成熟的化生鳞状上皮,在其逐渐成熟过程中容易被HPV感染。绝大多数感染都是一过性的,未成熟化生鳞状上皮细胞将进一步发育为成熟的化生鳞状上皮。少数情况下被HPV感染的化生鳞状上皮成熟障碍,细胞发生非典型改变,进而形成组织学上的非典型增生上皮,通常称为宫颈上皮内瘤变(CIN)。转化区易发生宫颈病变的确切机制尚不清楚,学者们认为转化区干细胞更多、鳞化上皮尤其是不成熟化生上皮分化不稳定、鳞化上皮细胞及间质细胞雌激素受体表达增加、局部免疫抑制、微环境变化等特点使其更容易在受到外界不良刺激时发生细胞转变和恶变。

CIN根据组织细胞的异常改变程度分为1、2、3级。现逐渐认识到这种非典型的增生并非都是肿瘤性增生,故现在统称为宫颈上皮内病变。根据其病变程度分为低级别病变和高级别病变,前者包括CIN1,后者包括(CIN2、3)。宫颈低级别病变通常是HPV一过性感染所致,高级别病变才是子宫颈癌的癌前病变。无论是宫颈低级别病变或是高级别病变,都可能逆转、持续存在或进一步进展为宫颈癌。宫颈上皮内病变最常发生于转化区。40岁前,绝大多数病变可在宫颈表面找到异常区域;50岁后,病变位于宫颈管内的患者逐渐增加,这与绝经后女性更多是3型转化区,3型转化区部分或全部位于宫颈管内有关。

鳞状上皮肿瘤性病变起源于化生鳞状上皮,腺上皮肿瘤性病变起源于柱状上皮。但柱状上皮下方的储备细胞具有多向分化潜能,在致癌因素的作用下,除了可发展为腺癌外,也可能发展为鳞癌或未分化细胞癌。

综上所述,准确识别转化区,可以在阴道镜检查过程中做到有的放矢,提高阴道镜下宫颈病变图像识别的准确性并指导宫颈病变的精准活检,进而指导癌前病变的精准治疗。

常见问题与解析

1. 请从宫颈的解剖结构和临床特点,解释宫颈癌筛查对于宫颈腺性病变的敏感性低于鳞状上皮病变

宫颈转化区被覆化生鳞状上皮,是HPV易感区域,也是宫颈癌及癌前病变的高发部位,宫颈转化区是筛查的"重点区域"。目前临床中使用的取样刷设计初衷是在刷取转化区细胞的同时可以取到宫颈管腺上皮。但由于转化区的位置和范围受激素水平等多种因素的影响,不同女性及年龄存在很大的差异,且随着年龄的增加,转化区内移。尤其是绝经期女性,宫颈表面细胞以鳞状细胞为主,易于刷取,而宫颈腺细胞位于宫颈管更深的部位而不易获得。同时,腺细胞异常的形态学变化不如鳞状上皮细胞异常变化典型,再者就是腺性病变比鳞状上皮病变更少见,这些都是影响细胞学医生对于腺细胞判读的重要因素,也因此,宫颈癌筛查对于宫颈腺性病变的敏感性低于鳞状上皮病变。

2. 请从转化区类型特点解释宫颈锥切时需要注意的事项

宫颈转化区为三种类型,新鳞柱交接的可见性是重要的分类依据。位于宫颈表面为1型转化区;位于宫颈口内少许,但借助器械依然全部可见的为2型;3型为新鳞柱交接位于宫颈管内,全部或部分均不可见。转化区是宫颈癌及癌前病变的高发部位,转化区从1型到3型,意味着容易发生病变的部位在逐渐向宫颈管内延伸。因此,行宫颈锥切的时候切除的深部不同。通常 1 型转化区切除宫颈深度 7~10mm，2 型转化区切除 10~15mm，3 型转化区切除 15~25mm。临床具体操作时，还应结合患者的宫颈大小、生育需求等多种影响因素，最终选择治疗的合适深度。

（冯 慧 赵 昀）

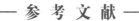

参 考 文 献

［1］ WOODMAN CB, COLLINS SI, YOUNG LS. The natural history of cervical HPV infection: unresolved issues. Nat Rev Cancer, 2007, 7 (1): 11-22.

［2］ REICH O, REGAUER S, MCCLUGGAGE WG, et al. Defining the Cervical Transformation Zone and Squamocolumnar Junction: Can We Reach a Common Colposcopic and Histologic Definition? Int J Gynecol Pathol, 2017, 36 (6): 517-522.

第五章
R-way 阴道镜诊断术语

阴道镜检查是将充分暴露的阴道和子宫颈光学放大 6~20 倍,分别在生理盐水下、3%~5% 的醋酸试验后和鲁氏碘液染色后,由阴道镜医师评估子宫颈表面醋酸试验、鲁氏碘液染色后血管形态和上皮结构出现的变化,识别子宫颈病变的区域做出阴道镜拟诊,并指导对可疑最高级别的病变区域取活检进行组织病理学诊断。随着对子宫颈病变和阴道镜检查认识的不断深入,阴道镜检查后阴道镜图像提示病变的大小、鳞柱交接的可见性、转化区类型等对临床治疗方式选择的决策作用逐渐凸显。阴道镜检查是一种视觉技术,其图像的判读受阴道镜医师的临床经验等主观因素的影响,诊断标准不统一,可重复性差。建立标准化、统一的阴道镜诊断系统、规范阴道镜诊断术语,可以提高阴道镜图像评价的客观性与准确性,减少主观因素影响,辅助临床医生评估病变程度,指导临床决策,提高诊疗水平。

自 20 世纪 60 年代阴道镜在全球广泛应用至今,阴道镜评价体系不断发展,目前国际上常用的阴道镜评分系统有:Reid 评分法、Swede 评分系统、Shafi-Nazeer 评分系统、Coppleson 分级系统等,其中 Reid 评分法是众多评分系统中应用最为广泛的一个,然而不断有研究者对该评价体系提出质疑。在现有研究中,阴道镜病例数报道最多的 ALTS 研究对 3 549 例患者行阴道镜检查,采用 Reid 评分出具检查报告,分析每一份阴道镜检查图像,阴道镜医师拟诊结果一致性很差(kappa 0.17),Reid 评分识别 CIN3+ 的灵敏度为 37%,特异度为 90%。另外一项研究显示:对 252 例患者的 477 例阴道镜图像进行分析,单独醋白上皮识别高级别病变的敏感性最高(92%),特异性最低(25%);单独镶嵌识别高级别病变的敏感性为 30%,特异性为 89%;点状血管识别高级别病变的敏感性为 38%,特异性为 85%。传统阴道镜评分系统中,阴道镜医生容易误将不成熟化生、柱状上皮区域外移和宫颈炎判读为高级别病变而造成过度诊断。国际子宫颈病理与阴道镜联盟(International Federation for Cervical Pathology and Colposcopy,IFCPC)于 1975 年首次提出阴道镜术语系统,并分别于 1990 年、2002 年、2011 年进行修订,目前建议用 2011 年阴道镜术语取代既往术语应用于临床诊治和研究中。2011 年 IFCPC 阴道镜术语系统提供了可供世界范围内医师使用的标准化阴道镜检查术语,意义在于转变了临床对阴道镜检查的认识,从单纯放大取活检的操作演变为指导临床处理的特殊评估程序或步骤,进一步体现了阴道镜检查的临床指导价值。然而,2011 年版 IFCPC 阴道镜术语是否具有更好的可重复性和准确性,依然有待临床应用的验证。

2013 年,北京大学第一医院宫颈病变诊疗中心基于子宫颈病变发病机制二元学说理论,利用宫颈病变诊疗中心 10 年的阴道镜图像和子宫颈病变相关数据,总结出阴道镜识别 HSIL 的规律,创立了 R-way 阴道镜诊断流程。R-way 阴道镜诊断流程在传统阴道镜操作及诊断术语基础上,着重增加了对子宫颈表面血管富集区域"红色区域"的观察,并利用醋酸试验和鲁氏碘液试验后在红色区域内出现"醋白""异形血管"和碘不着色的"黄色"的情况,即"红""白""黄"之间的相互关系来判读子宫颈表面高级别病变的有无,诊断过程中强调了对子宫颈表面颜色的动态观察,明确了每一步的观察目标,并制定了每个目标的客观评价标准。研究表明,R-way 阴道镜诊断系统对宫颈高级别病变的诊断能力(ROC 曲线下面积为 0.839)高于传统阴道镜检查方法(ROC 曲线下面积为 0.731),识别高级别病变的灵敏度可达 83.94%。

R-way 阴道镜诊断流程遵循标准化方法建立,在临床实践积累的大数据的基础上,总结重复性事物的共性规律,以数据化、精准化、可量化、易操作、可考核的特点,在临床实际工作中便于推广,尤其适用于中国国情下的基层阴道镜医生。

阴道镜术语就是在阴道镜检查中对所观察到的重要解剖部位或组织(上皮、血管)区域的阴道镜图像进行命名,以达到诊疗过程中所用术语标准化的目的。R-way 阴道镜诊断系统中,在 2011 年 IFCPC 提出的新的阴道镜术语基础上,根据 R-way 阴道镜诊断流程理论特点,建立了一个涵盖阴道镜描述的共性语言与 R-way 阴道镜诊断个性语言的术语系统,该术语体现了阴道镜的诊断流程与步骤,细化到每个步骤的评估内容,在动态观察中获取静态信息,再将信息归类以判别拟诊结果。R-way 阴道镜诊断术语简单明了,通俗易懂,将其标准化、规范化,以概念、定义、英文字母的形式界定,增加了阴道镜诊断的可重复性,方便阴道镜医师间共同使用与交流(表 1-5-1)。

表 1-5-1 R-way 阴道镜诊断术语

流程	评估内容
生理盐水下评估	充分 / 不充分,注明原因(子宫颈炎症、出血、瘢痕等因素造成);鳞柱交接可见性:完全可见、部分可见和不可见;转化区类型:1 型、2 型和 3 型;红色区域有无,红色区域范围、位置,红色区域是否对称;红色区域表面是否有不规则、外生型病变、坏死、溃疡(坏死的)、持续性流血(包括颈管内)
5% 醋酸后评估	是否有异常醋白上皮:是指有边界的厚醋白上皮,以及有边界的有异形血管的薄醋白上皮 醋白上皮边界:指在 5% 醋酸作用后醋白上皮与周围的界限,可以有红与白相接、白与粉相接、厚白与薄白相接、卷边,由一种或者几种相接构成 异形血管(a):指穿越醋白上皮的点状血管、镶嵌血管等 异常醋白上皮与生理盐水下红色区域的关系:相叠、相容、相接、相离、相交
鲁氏碘液染色后评估	鲁氏碘液染色后有不着色、部分着色、着色,对应的图像颜色为亮黄(芥末黄)、浅棕、深棕;亮黄(芥末黄)和浅棕与醋白区域图形一致且均匀,为异常
阴道镜拟诊	诊断术语
可疑浸润癌	宫颈增生物同时伴有出血的区域,该区域直径大于 2mm,宫颈表面不规则、外生型病变、坏死、溃疡(坏死的)、持续性流血(包括颈管内)

续表

流程	评估内容
异常阴道镜所见	一般原则:以时钟标识病变部位;病变大小:病变所覆盖四个象限的数目 HSIL:红厚白(红色区域不规则不对称,直径 >2mm,红色区域中出现异常厚醋白上皮);红白 a(红色区域不规则不对称,直径 >2mm,红色区域中出现异常薄醋白上皮,醋白上皮中有穿越的点状血管、穿越的镶嵌血管);醋白上皮与红色区域关系:相容、相接、相叠 LSIL:粉色区域中出现异常醋白(厚醋白 / 薄醋白),醋白区域碘不着色,醋白形状与碘不着色区域图形一致。如果有红色区域同时存在,此时醋白上皮与红色区域的关系:相离 阴道 SIL:阴道壁出现醋白上皮,醋白上皮区域碘不着色,且醋白上皮形状与碘不着色区域图形一致
阴道镜检查未见异常(高级别检查结果或宫颈出血)	阴道镜检查未见异常,细胞学筛查为高级别检查结果:HSIL/ASC-H/AGC/AGC-NOS/SCC 宫颈出血:生理盐水图像与醋酸 2min 图像对比,直径 >2mm 的不规则不对称的红色区域中出现持续出血,定义为宫颈出血。若生理盐水下宫颈有出血,醋酸后 2min 出血停止或出血减少不应诊断宫颈出血
宫颈增生物 / 宫颈赘生物	宫颈赘生物与宫颈增生物的区别在于与宫颈的关系,宫颈增生物与宫颈接触以面接触,而宫颈赘生物以点接触,即旋转增生组织与宫颈口 360° 游离,即为宫颈赘生物,常常包括子宫黏膜下肌瘤、宫颈息肉、尖锐湿疣等
正常阴道镜所见	原始鳞状上皮(成熟、萎缩)、柱状上皮、化生鳞状上皮、子宫颈腺囊肿、妊娠期蜕膜样改变、治疗后结果(宫颈物理治疗或锥切术后改变) 醋白上皮与红色区域的关系:相离、相交;醋白上皮与碘染色的关系:图案不一致,染色不均匀

常见问题与解析

一、R-way 的含义是什么

1. R(red domain) 指宫颈在可见光下呈现红色的区域。

宫颈表面在生理盐水下通常很容易区别出两种颜色:粉色与红色。粉色区域(pink area)是成熟的原始鳞状上皮(mature squamous epithelium)和成熟的化生鳞状上皮(mature metaplastic squamous epithelium),是由 15~20 层非角化型扁平细胞构成,从底层至表层依次为:位于基底膜上方的基底细胞层、副基底细胞层、中层和表层细胞层。该上皮的血管位于基底膜下方,在可见光照射下,呈现均匀一致的粉色。该区域发生宫颈癌及宫颈癌前病变的概率较小。与之相对的区域是红色的区域,可能为由数层正常的细胞和基底膜下的正常血管构成的区域,包括不成熟化生、萎缩的上皮以及急性炎症区域,也可能是由层次不等的异常细胞和新生血管构成的病变区域,以上区域在可见光下均呈现红色,也可能是由一层细胞构成的柱状上皮区域,由于柱状上皮区域特殊的形态,在阴道镜检查时可以识别,因此 R-way 阴道镜诊断术语中的 R 区不包括柱状上皮区域。R 区是宫颈癌前病变好发区域。

2. w(white epithelium) 指 5% 醋酸作用宫颈组织后,宫颈表面出现的异常醋白上皮。

异常醋白上皮需满足醋白有明显边界,隆起或者凹陷。常出现的醋白类型有厚醋白和薄醋白。

(1)厚醋白(dense aceto-white epithelium):指比较醋酸作用后 2 分钟与 1 分钟宫颈图像中出现的醋白上皮,如果 2 分钟出现的醋白上皮比 1 分钟出现的醋白上皮增厚或维持不变,且醋白上皮有隆起边界,定义为厚醋白。

(2)薄醋白(thin aceto-white epithelium):比较 2 分钟与 1 分钟宫颈图像中出现的醋白上皮,如果 2 分钟出现的醋白上皮与 1 分钟出现的醋白上皮相比较变薄,定义为薄醋白,且醋白具有边界,有时边界为凹陷。

醋白上皮的边界常见有四种形式:①白与红:异常醋白上皮完全局限在红色区域且小于红色区域面积时,出现醋白上皮与周围红色区域的界线。②白与粉:异常醋白上皮出现在粉色区域或异常醋白上皮完全覆盖原有的红色区域时,出现醋白上皮与周围成熟鳞状上皮的界线。③厚白与薄白:厚醋白出现在薄醋白中,构成厚白与薄白的界线,拟诊过程中容易被忽略。④卷边:疏松的厚醋白边缘卷曲起来,如削起的苹果皮样挂在宫颈表面。

3. a(atypical vessels) 指异形血管结构。

正常血管分布于宫颈上皮基底膜下。宫颈病变组织中,新生血管突破基底膜进入宫颈上皮,其数量与病变程度呈正相关,在阴道镜下呈现不均匀的分布,称之为异形血管。最常见的是粗大不均点状血管、粗大不均镶嵌以及形态各异的血管,定义为 a 结构,俗称穿越血管。应高度关注醋白上皮表面的异形血管,因新生血管往往与异常细胞相伴随出现。在可见光谱中,红光与绿光互补,因此在阴道镜下适宜采用绿光更容易暴露出异形血管的区域。

4. y(yellow) 指鲁氏碘液染色不着色呈现黄色的区域。

碘试验部分着色称为"浅棕",完全着色称为"深棕"。亮黄/芥末黄(light yellow/mustard yellow)为碘与该区域的上皮细胞不发生任何反应,局部不着色,形成亮黄或芥末黄,常指不含糖原的细胞,如裸核细胞、挖空细胞以及柱状上皮区域细胞。浅棕(light brown)为碘与富含糖原的上皮细胞结合,同时与不含糖原的上皮细胞不发生反应,共同构成的区域碘染色变浅,呈浅棕,此时应警惕浅表血管呈现的红色干扰。深棕(dark brown)为碘与富含糖原的上皮细胞结合,将上皮细胞染成棕色,多数情况下为分化成熟的上皮细胞。

二、R-way 阴道镜诊断流程中红色区域与醋白上皮的关系有哪些

1. 相容 醋白上皮游离在 R 区之中,与 R 区图形没有交点。R-way 阴道镜技术中指"红海里面的冰山",简称冰山。

2. 相接 醋白上皮的图形局限在 R 区图形中,面积小于 R 区,并以点或边与 R 区图形相连接。如船舶停靠在港口,R-way 阴道镜技术中称为醋白靠港。

3. 相叠 醋白上皮的图形覆盖在 R 区图形的上方,二者图形一致,提示该区域同时存在新生血管和异常细胞。R-way 阴道镜技术中称为醋白一致。

4. 相交　醋白上皮的图形与 R 区图形之间有交叠的部分，即异常醋白上皮跨出红色区域，同时占据红色区域和粉色区域。提示无新生血管的特征。R-way 阴道镜技术中称为醋白跨界。

5. 相离　醋白上皮的图形与 R 区图形完全不相交，不存在任何共同的部分。提示仅出现细胞单独增生。

三、R-way 阴道镜诊断流程中拟诊顺序是怎样的

R-way 沙漏式阴道镜诊断流程，依据获取宫颈癌及癌前病变的风险程度拟诊结果有 7 类，依次是：可疑宫颈癌、宫颈 HSIL、宫颈 LSIL、阴道镜检查未见病变（高级别检查结果）、宫颈出血、宫颈赘生物/宫颈增生物、正常阴道镜所见。若同时具备两个或两个以上拟诊标准时，以发生宫颈癌和癌前病变风险高的一个为拟诊结果。该诊断术语中将"正常阴道镜所见"置于阴道镜拟诊的最后，强调了阴道镜医生在诊断中的重点任务是识别最高级别病变，更符合阴道镜检查的目的和临床意义。术语中增加了"阴道镜检查未见病变（高级别检查结果）"的拟诊，体现了高级别检查结果对阴道镜拟诊的临床指导价值。R-way 沙漏式的诊断流程既提高了诊断的可重复性，更反映了对子宫颈病变认识的深化。

四、阴道镜下子宫颈四个象限是如何界定的

阴道镜下常常以时钟钟点位置进行描述。顺时针 12 点至 3 点之间的区域为第一象限，3 点到 6 点的区域为第二象限，6 点到 9 点之间的区域为第三象限；9 点到 12 点之间的区域为第四象限。宫颈四个象限的界定有利于描述病变的位置与病变的大小。见图 1-5-1。

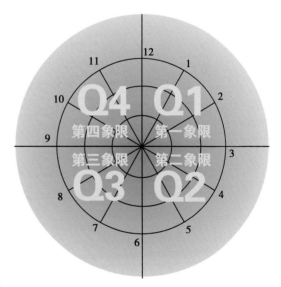

图 1-5-1　宫颈四个象限示意图

五、如何进行总体评估

2011 年版 IFCPC 阴道镜术语中，提出总体评估从三个方面进行：充分性、鳞柱交接的可见性和转化区类型。充分性的评价在于强调阴道镜报告的可信度。阴道镜检查不充分指由于某些因素如阴道壁过度松弛或萎缩、子宫颈粘连、出血等影响子宫颈暴露或影响对下生殖道上皮和血管等重要信息的全面了解，从而影响阴道镜诊断的准确性。鳞柱交接完全可见是指鳞柱交接 360° 都完全可见；鳞柱交接部分可见是指大部分鳞柱交接可见，但其中一部分在宫颈管内或病变覆盖在鳞柱交接而其内缘位于颈管内；鳞柱交接不可见是指鳞柱交接全部或大部不可见。1 型转化区指转化区全部位于宫颈表面，新鳞柱交接（即转化区与柱状上皮区域的交界）位于宫颈表面。阴道

镜下观察转化区完全可见。2型转化区指转化区有部分位于宫颈管内,新鳞柱交接(即转化区与柱状上皮区域的交界)位于宫颈口内少许,阴道镜下借助工具观察整个转化区依然全部可见。3型转化区:指转化区部分位于宫颈管内,新鳞柱交接(即转化区与柱状上皮区域的交界)位于宫颈口。阴道镜下观察转化区不能完全可见(包括全部不可见和部分可见),即新鳞柱交接只可见部分或者全部不可见。1型和2型转化区尽管不同,但两者的鳞柱交接线都是完全可见的。3型转化区鳞柱交接线部分或完全不可见。转化区类型的不同决定了对患者治疗时宫颈管切除程度的不同,也代表着不同的手术切除类型。

(赵 健 张 岩)

参 考 文 献

[1] 隋龙,李燕云.阴道镜术语的标准化及其意义.中华妇产科杂志,2016,51 (9): 663-665.

[2] PERKINS RB, GUIDO RS, CASTLE PE, et al. 2019 ASCCP Risk-Based Management Consensus Guidelines Committee. 2019 ASCCP Risk-BasedManagement Consensus Guidelines for Abnormal Cervical Cancer Screening Tests and Cancer Precursors. J Low Genit Tract Dis, 2020, 24 (2): 102-131.

[3] KHAN MJ, WERNER CL, DARRAGH TM, et al. ASCCP Colposcopy Standards: Role of Colposcopy, Benefits, Potential Harms, and Terminology for Colposcopic Practice. J Low Genit Tract Dis, 2017, 21 (4): 223-229.

第六章
R-way 阴道镜诊断标准化流程

R-way 阴道镜诊断系统建立在子宫颈癌发生发展的组织学演变理论的基础上。高危型 HPV 病毒持续感染子宫颈上皮干细胞,导致子宫颈细胞出现单克隆增殖。另外,在血管生长因子的作用下,诱发形成新生血管,为异常增殖的细胞提供了适宜的微环境,最终形成子宫颈癌。子宫颈癌的形成是单克隆增殖和异形血管新生的过程,因此在阴道镜诊断中应该将寻找增殖细胞/增生组织和新生的血管做为阴道镜检查的终极目标,这样可以更好地理解和识别病变组织与周围正常组织的"边界"以及"穿越"血管的重要性,提高阴道镜拟诊的准确性。

R-way 阴道镜诊断系统沿袭传统阴道镜的操作步骤,强调在检查过程中以发现子宫颈癌和癌前病变为目的,通过裸眼识诊、镜下拟诊和二元辨诊层层寻找拟诊证据。如果生理盐水清洁子宫颈后即可识别可疑宫颈浸润癌,建议直接在可疑病变处取活检,称为裸眼识诊;若没有证据支持可疑宫颈浸润癌,利用醋酸和鲁氏碘液再获取相对应异常拟诊证据,称为镜下拟诊;阴道镜下不足以获取异常拟诊证据时,可以借力子宫颈癌筛查高级别结果和子宫颈出血的体征,建议在提示可疑病变的血管富集区域即 R 区(包括颈管内的红色区域)连续活检(颈管红色区域实施检查 ECC),称为二元辨诊。

以下为 R-way 阴道镜诊断标准化操作流程。

一、检查前准备

阴道镜检查应在非经期进行,并确保检查后 1 周内无月经来潮。阴道镜检查前应排除急性、亚急性生殖器炎性疾病,若有不宜进行检查者,应先给予治疗。检查前 24 小时内应避免性生活、阴道冲洗或上药、子宫颈刷片和妇科双合诊。患者取膀胱截石位,选择合适大小的窥阴器保证充分暴露子宫颈。在患者耐受的前提下,尽可能地开大窥阴器的前后叶,最大限度地暴露子宫颈。打开窥阴器的叶片后,外翻子宫颈的前、后唇,尽可能观察到子宫颈外口以及部分子宫颈管。

二、操作步骤

(一)生理盐水清洁子宫颈表面,寻找增生伴出血或 R 区
生理盐水清洁流程:用小纱球饱蘸生理盐水溶液后擦拭宫颈表面,清除阴道分泌物及宫

颈黏液,清洁结束后再用干纱球轻柔擦干,将放大倍数从 6 倍增大到 20 倍,图像清晰后采集全部子宫颈及局部 R 区图像,再分别采集相应的绿光图,有助于更清晰地观察血管丰富的区域。

R-way 阴道镜诊断标准化流程第一步是寻找子宫颈表面是否有增生组织伴随出血,如果明确有增生组织伴出血的部位,高度可疑宫颈浸润癌。若无以上证据需寻找子宫颈表面可能发生病变的红色区域(R 区)。R 区指生理盐水下血液循环丰富的区域,对应于肿瘤"二元学说"中的伴有新生血管的异常组织细胞区域。R 区的准确确定是识别异常细胞组织增生存在的前置性条件。此时需要排除的干扰因素有柱状上皮区域及急性宫颈炎等,二者均表现出相关区域的红色,即相对丰富的表浅血供。在随后 5% 醋酸溶液作用 50 秒后,尤其在醋酸 2 分钟后,柱状上皮区域较易鉴别,而急性宫颈炎在醋酸作用后,炎性血管收缩,红色消失,也可鉴别。

（二）醋酸试验,寻找醋白上皮区域和异常血管

5% 醋酸试验操作流程:用一个大纱球饱蘸 5% 的醋酸溶液,完全覆盖在宫颈表面,启动阴道镜计时功能(可以在阴道镜采集图像上标记醋酸作用的时间,以秒为单位),50 秒后移除,用干棉球轻柔快速(控制在 10 秒内)擦干残留液体;分别采集 5% 醋酸作用后 60 秒、90 秒、120 秒的白光图像,若醋白上皮中出现血管结构(a 结构),可以补充采集绿光图以便对比观察。

R-way 阴道镜诊断标准化流程第二步是实施原位化学显色,判定细胞核异常的组织是否存在。应用 5% 醋酸作用于宫颈表面 50 秒,随后观察 R 区是否出现醋白上皮,若出现醋白上皮即为 w 区,在 w 区需要进一步判断血管(a 结构)的情况。在这一环节需要判断是否有异常醋白上皮,包括有边界的厚醋白和有边界有穿越血管的薄醋白。R 区和 w 区两者的共同出现和相互印证,满足了二元学说,提供了 HSIL 的诊断依据,实现了变异细胞的微观病理辨识到表观图像辨识的转换。

（三）鲁氏碘液试验（Schiller 试验）,寻找 y 区

鲁氏碘液试验操作流程:先用干纱球擦干蓄积在阴道后穹窿的残留醋酸溶液,再用饱蘸鲁氏碘液的小纱球涂抹子宫颈,先涂抹醋白上皮区域,再涂抹宫颈其他部位,对于不着色部位可以反复涂抹,确保整个子宫颈表面完全被碘液充分作用(检查阴道病变时需要用大纱球涂抹),采集至少 1 幅图像。

利用鲁氏碘液试验（Schiller 试验）后,通过醋白上皮区域出现的碘染情况可以判定异常细胞胞质分化程度,正常宫颈分化成熟的区域呈现深棕色,在醋白上皮区域出现边界一致的碘不着色区域提示异常细胞胞质分化程度差,可以表现为与正常组织的深棕色有显著差别的黄色区域(Y 区),即亮黄或芥末黄;也可以表现为与正常组织的深棕色差异较小的浅棕。碘染色区域与醋白上皮形状的一致性,且染色均匀一致,是提高宫颈 HSIL 的判读的基本要求,避免过分依赖碘染色识别 HSIL 造成过度诊断。

（四）根据证据做出阴道镜拟诊,必要时活检

R-way 沙漏式阴道镜诊断标准化流程,依据获取子宫颈癌及癌前病变的风险程度拟诊结

果有 7 类：①可疑宫颈浸润癌；②子宫颈 HSIL；③子宫颈 LSIL；④阴道镜检查未见病变（高级别检查结果）；⑤子宫颈出血；⑥子宫颈赘生物 / 子宫颈增生物；⑦正常阴道镜所见。

在以上前 6 条拟诊结果中，应根据诊断过程中寻找到的拟诊证据在可疑病变区域取活检及必要时行子宫颈管搔刮（ECC）送病理检查。活检时应有的放矢，尽量避免在阴道镜检查中盲目使用 3、6、9、12 点活检加 ECC 的处理模式（视频 1）。

视频 1
宫颈癌筛查
诊断流程

第一节　裸眼识诊

基于子宫颈肿瘤发生的二元学说理论，在阴道镜检查中，医生根据裸眼下捕获的子宫颈新生组织和新生血管这一肿瘤组织的表浅特征拟诊可疑宫颈浸润癌，称为裸眼识诊。

裸眼可识别直径 >7mm 的子宫颈肿瘤组织，肿瘤组织越大，阴道镜医生裸眼诊断子宫颈癌的准确性就越高。子宫颈癌最常见外生型生长，新生组织突向子宫颈表面，外观呈现乳头状、息肉状、菜花状等，常伴有丰富的肿瘤血管，易出血。肿瘤增生组织较小时，其内血管的分布尚均匀，随着增生组织的生长，其内血管的分布越来越不均匀，增生组织边缘区域血管丰富，而中心部分血管稀少，容易坏死。由于肿瘤组织生长迅速，血供不足，有时可以观察到子宫颈呈恶性溃疡的空洞状改变。若肿瘤组织出现大量新生血管，常伴随子宫颈表面或子宫颈管出血。部分颈管型子宫颈鳞癌或者子宫颈腺癌由于异常细胞的增殖常位于子宫颈管内，导致子宫颈呈桶状，而子宫颈表面可能很光滑或仅轻度充血改变，裸眼识别有一定的困难。

外生性生长、脆性血管、坏死性溃疡的特征是阴道镜医生裸眼识别可疑宫颈浸润癌的依据。在阴道镜检查过程中，打开窥阴器，暴露宫颈，用生理盐水清洁子宫颈表面分泌物后，通过以上特征基本可以拟诊可疑宫颈浸润癌，可直接在可疑增生组织处取活检，不推荐再进行醋酸试验和鲁氏碘液试验，以免被假阴性结果干扰而出现漏诊。

裸眼识诊无法确定子宫颈癌的组织来源，需行组织病理学进一步明确诊断。裸眼可见的子宫颈癌临床诊断期别往往在 Ⅰb 期以上。镜下早期子宫颈癌无法通过裸眼识别，需要进一步借助镜下完成醋酸试验和鲁氏碘液试验加以判断。

一、R-way 阴道镜拟诊可疑宫颈浸润癌标准

阴道镜拟诊可疑宫颈浸润癌的标准如下：①子宫颈组织表面不规则、凹凸不平或子宫颈增生组织凸出外生，形成肿瘤和 / 或新生肿物；②增生组织有持续性出血（子宫颈表面 / 颈管内）或坏死 / 溃疡表现；③同时具备①②两个指标，阴道镜拟诊可疑宫颈浸润癌。阴道镜在生理盐水下即可做出可疑宫颈浸润癌的诊断，如需要判断肿瘤是否累及阴道壁推荐阴道壁行 5% 鲁氏碘液染色，若阴道壁出现有明显边界的碘不着色区域，应一并取活检待病理组

织学确诊。按照以上标准拟诊可疑宫颈浸润癌有可能出现子宫颈癌的过诊病例,但为了达到子宫颈癌零漏诊率,此时暂可忽略过诊的概率,待病理组织学排查。

二、R-way 阴道镜下可疑子宫颈浸润癌的鉴别诊断

阴道镜下需要将子宫颈良性增生与可疑宫颈浸润癌进行鉴别。子宫颈良性增生在阴道镜下也可见子宫颈表面组织增生呈结节状、乳头状,但与周围组织分界清楚,常不伴有丰富的血运,可分为子宫颈增生物和子宫颈赘生物两类,阴道镜下借助棉签可对二者进行鉴别。用棉签拨动,如果该增生组织与子宫颈口游离,可 360° 旋转,称为子宫颈赘生物,常见的有子宫颈息肉、子宫颈尖锐湿疣、黏膜下子宫肌瘤;如果棉签拨动时该增生组织与子宫颈融为一体,无法 360° 旋转,则称之为子宫颈增生物,一般见于子宫颈肌瘤、子宫颈乳头状瘤及子宫颈炎性增生。子宫颈增生物伴有持续性出血,阴道镜拟诊可疑宫颈浸润癌;子宫颈赘生物伴有出血则拟诊子宫颈赘生物;无论是增生物还是赘生物,均需取活检待病理组织学排查。

三、可疑宫颈浸润癌取活检注意事项

阴道镜拟诊可疑宫颈浸润癌时,建议在阴道镜指引下在增生组织最明显和持续性出血部位等可疑病变最重的区域多点活检,每一次活检的组织块放进保存液中需要明确组织是否新鲜,尽量避免在坏死、感染区取活检。另外必须观察每一次活检后的出血情况,如果出血严重,活检组织量可满足病理学诊断要求,应避免反复多次活检,防止出现大出血而止血困难。同时需要注意观察是否存在阴道壁受累,必要时取阴道壁活检。若是子宫颈赘生物取活检,应尽量取净赘生物组织,减少复发。活检过程中,每取一块组织后均应立即用大棉签压迫止血,全部活检取完后,继续用大棉签压迫止血,待无活动性出血后再用顶端沾有碘伏液的带尾纱条填塞阴道,进一步压迫止血,填塞纱条数量根据出血量调整,常规用一条纱条填塞,若出血量多可适当调整到 2~3 条,将纱条尾带全部留在阴道口,告知患者纱条数量并在病历中详细标明,嘱患者 24 小时后自行取出。妊娠妇女若拟诊可疑宫颈浸润癌,按照未妊娠人群管理方案进行处理;若拟诊子宫颈赘生物伴持续出血,在不影响妊娠的情况下视情况摘取赘生物;若赘生物无明显出血,建议暂不取活检,待妊娠结束后复查与处理。

活检后嘱患者:①活检 24 小时后自行取出阴道内全部纱条,注意外阴卫生;②2 周内禁同房和盆浴,避免剧烈活动;③阴道可有少量出血,约 10 天左右停止,若出血量超过月经期最多量时,请随时就诊(或就近急诊随诊);④遵医嘱,带阴道镜检查报告及病理结果复诊,制订下一步处理方案。

四、子宫颈癌确诊后的处理

病理报告提示癌细胞突破基底膜即病理组织学确诊为子宫颈癌。根据 2014 年 WHO 分类,子宫颈癌常见病理类型有浸润性鳞状细胞癌(75%~80%)和腺癌(20%~25%)。浸润性鳞状细胞癌的组织学类型有微小浸润性鳞状细胞癌和浸润性鳞状细胞癌。微小浸润性鳞状细胞癌指在 HSIL(CIN3)基础上镜检发现小滴状、锯齿状癌细胞团突破基底膜,浸润间质。

浸润性鳞状细胞癌指癌灶浸润间质范围超出微小浸润癌,多呈网状或团块状浸润间质。浸润性鳞状细胞癌分为角化型鳞状细胞癌(高分化;约20%)、非角化型鳞状细胞癌(中分化;约60%)和基底细胞样鳞癌(低分化;约20%)。子宫颈腺癌的组织学类型有普通型腺癌和黏液性腺癌。子宫颈癌其他病理类型较少见,包括绒毛状腺癌、子宫内膜样癌、浆液性癌、透明细胞癌、中肾癌、腺癌与神经内分泌混合性癌等。

病理确诊子宫颈癌后,应根据具体情况选择盆腔超声检查、盆腔增强CT或MR、PET/CT、胸部X线或CT平扫等影像学检查及静脉肾盂造影、膀胱镜检查、直肠镜检查等进一步确定临床分期。根据临床分期、患者年龄、生育要求、全身情况、医疗技术水平及设备条件等,综合考虑制订适当的个体化治疗方案。目前临床主要采用手术和放疗为主、化疗为辅的综合治疗。手术的优点是年轻患者可保留卵巢及阴道功能。主要用于早期子宫颈癌(ⅠA~ⅡA期)患者。放射治疗分为根治性放疗、辅助放疗和姑息性放疗。放射治疗包括体外照射和腔内放疗,二者合理结合,使病变部位的剂量分布更符合肿瘤生物学特点,可提高局部控制率。全身治疗包括化疗和靶向治疗、免疫治疗。化疗主要用于晚期、复发转移患者和根治性同期放化疗,也可用于手术前后的辅助治疗。靶向药物主要是贝伐珠单抗,常与化疗联合应用。免疫治疗现在临床试验中。

子宫颈癌治疗后随访与子宫颈癌治疗同等重要。治疗后2年内应3个月复查1次;3~5年内每6个月复查1次;第6年开始每年复查1次。随访内容包括妇科检查、宫颈/阴道脱落细胞学检查、高危型HPV检测、胸部X线摄片、血常规及子宫颈鳞状细胞癌抗原(SCC)、超声、CT或磁共振等。

(赵 健 郭雯雯)

第二节 镜 下 拟 诊

阴道镜检查的主要任务是识别子宫颈癌和子宫颈癌前病变。在镜下,晚期子宫颈癌因出现明显的子宫颈增生组织和异常出血,所以易被裸眼识别;而早期子宫颈癌和子宫颈癌前病变常因没有明显的组织增生和异常出血,所以不易被裸眼识别。在5%醋酸和鲁氏碘液作用下,借助阴道镜的放大功能,通过观察子宫颈上皮组织发生化学反应后的颜色改变以及是否有异常血管出现,并将上述信息进行整合,判断子宫颈是否有早期子宫颈癌和子宫颈癌前病变证据,从而得出阴道镜拟诊结果,称为镜下拟诊。

异常细胞的增殖和异常血管的形成是子宫颈病变发生的基础,所以阴道镜检查中应明确寻找上述表观证据。异常细胞的增殖需要借助醋酸试验和鲁氏碘液试验后通过子宫颈上皮发生的颜色改变而加以判别。而异常血管可以通过生理盐水下子宫颈表面血管富集区域,即红色区域做出初步判断,但单凭这一点进行判断特异性较差,还需要在5%醋酸作用后在醋白上皮中寻找血管图案进行综合判别。由于异常血管在异常厚醋白诊断中不是必要条件,且判断较为困难,所以仅推荐在薄醋白上皮是否为异常醋白上皮时追加补充条件时采用。当异常细胞增殖和异常血管形成的证据同时满足即具备了拟诊子宫颈高级别病变的条件。

一、异常血管形成证据

异常血管突破基底膜进入子宫颈上皮层,呈现不均匀的分布,称之为异形血管。异形血管的数量与病变程度呈正相关。在可见光谱中,红光与绿光互补,在阴道镜下采用绿光可更容易识别出异形血管的区域,因此生理盐水清洁后应分别采集白光图和绿光图,对比观察更利于对异常血管的判别。

Koller O(1963 年)基于对子宫颈血管分布的研究,通过观察发现子宫颈表面血管富集区域是病变的好发区域。北京大学第一医院子宫颈诊疗中心研究团队发现,当子宫颈血管富集区域在子宫颈表面显现成直径 >2mm 的红色瘀斑、瘀片,呈现舌型、半圆形、乳头状、三叶草等不规则、不对称的图案时(图 1-6-1),提示可能存在异常血管,往往与组织学 HSIL 有关。然而受不成熟鳞状上皮化生区域、柱状上皮区域、急性子宫颈炎红色区域的干扰,因此特异性较低,需要通过 5% 醋酸作用后,观察是否有穿越醋白上皮的血管,此种方法特异性较高,但是难度较大,需要仔细甄别。

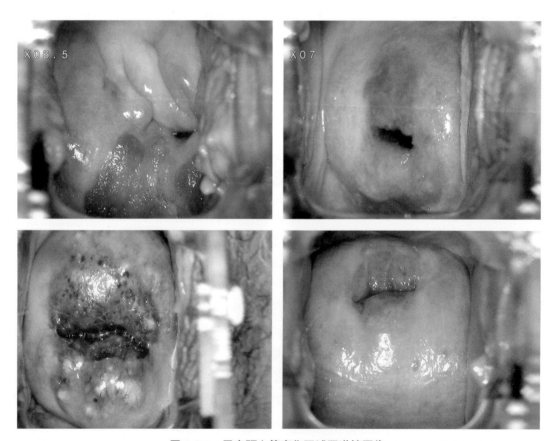

图 1-6-1　子宫颈血管富集区域阴道镜图像

（一）识别子宫颈的R区

一般情况下子宫颈往往由粉色与红色两种颜色构成。由于柱状上皮区域有特殊的排列，阴道镜下在5%的醋酸作用后较易识别，因此独立定义为柱状上皮区域，即C区，其余红色区域定义为R区。根据是否有柱状上皮区域、是否有R区的情况下，可以将子宫颈分为以下四种表观类型（表1-6-1）。

表1-6-1　子宫颈R区的四种表观类型

	第一类型	第二类型	第三类型	第四类型
组成	有R、有C	有R、无C	无R、有C	无R、无C
转化区类型	1或2型	3型	1或2型	3型
子宫颈模拟图				

阴道镜检查中，生理盐水清洁子宫颈后首先明确子宫颈表观类型。具体步骤图（图1-6-2）如下：

第一步：生理盐水下大致区分粉色区域与红色区域。

第二步：5%醋酸作用50秒后观察醋酸2分钟的图像，判断是否有柱状上皮区域。

第三步：结合生理盐水图像，确定子宫颈表观类型。

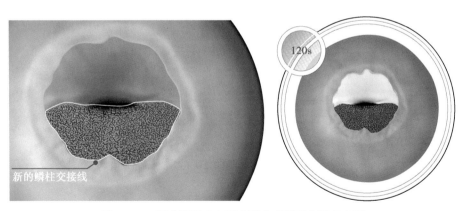

120s

新的鳞柱交接线

图1-6-2　阴道镜下确定子宫颈表观类型步骤示意图

子宫颈表观为第一类型，关键点是除外C区域的占位后，再寻找与成熟鳞状上皮有差别的R区；第二表观类型因为无柱状上皮区域，R区易判读，这两种情况需要严密关注红色区域在5%的醋酸试验和5%鲁氏碘液染色后显现的颜色变化；子宫颈表观为第三类型时因无R区，病变往往发生在原始鳞状上皮区域和/或成熟化生细胞区域，即P区，需要严格把控醋白上皮与碘染色图案的一致性；子宫颈表观为第四类型时，如果有病变往往发生在子宫颈管内，需要结合子宫颈癌筛查结果是否为高级别检查结果，决定是否行子宫颈管搔刮术（ECC）。

血管富集状态大多数情况与异常血管形成有关,但也包括正常的血管,因此仅凭子宫颈表面的红色区域判定是否存在早期子宫颈浸润癌和子宫颈癌前病变条件不充分。但是,在生理盐水下准确圈定 R 区是保证阴道镜检查高准确性的前置条件。

(二)识别醋白上皮中的异形血管

子宫颈高级别病变的发生需要满足异常血管与异常细胞相伴随出现的条件,因为在生理盐水下无法确认血管是伴随异常细胞增生的异常血管,还是伴随正常细胞出现的正常血管,因此应高度关注醋白上皮中出现的异形血管,这样可以初步判断为病变区域。

第一步:生理盐水下绿光图初步观察血管存在的部位和图案。

第二步:5% 醋酸作用 50 秒后观察在醋白上皮区域中是否有镶嵌图案或点状血管图案,出现即可判定为"穿越"血管。最常见的是粗大不均点状血管、粗大不均镶嵌以及其他形态各异的血管。

由于厚醋白病变细胞层数大于 20 层,较易与不成熟化生的鳞状上皮进行鉴别,因此不受穿越异常血管的影响,多数情况结合生理盐水下 R 区就可初步判断。异常薄醋白与不成熟化生的鳞状上皮所形成的醋白很难区别,所以对于异形血管的判别在鉴定异常薄醋白中显示出更重要的作用,穿越血管是薄醋白列为异常醋白上皮的条件之一,因此需要在出现薄醋白时认真观察,常常表现为聚拢的大小不等的黑点,或者表现为大小不等的镶嵌。此处需要掌握血管出现的时机,仔细对比观察,谨慎判断。

二、异常细胞增殖证据

子宫颈上皮内瘤变(CIN)是高危型 HPV 病毒与子宫颈基底层细胞整合后,导致子宫颈上皮出现细胞异常的单克隆增殖,5% 醋酸试验后单克隆增殖的异常细胞因为核质比增加而出现暂时的白色,称为异常醋酸白上皮。阴道镜检查中 5% 醋酸试验后,出现的醋白上皮包括正常不成熟细胞出现的正常醋白上皮和异常细胞出现的异常醋白上皮两种情况。因为异常增殖的细胞属于单克隆增殖,CIN 经 5% 醋酸作用后会出现与周围正常上皮有明显边界的单克隆区域,所以 CIN 显现的异常醋白上皮与正常醋白上皮之间最大的区别在于单克隆边界。寻找异常醋白上皮的步骤如下。

第一步:观察 5% 醋酸溶液作用子宫颈表面 50 秒后是否出现厚醋白上皮或者薄醋白上皮。

第二步:确定醋白上皮边界。

第三步:如果出现薄醋白上皮,观察是否有穿越血管。

厚醋白具有明显的可视化特征,阴道镜下容易被识别。异常厚醋白除具备醋白上皮隆起的特点外还必须有单克隆特征的边界,常见的边界类型有白与粉、厚白与薄白、白与红、卷边。而薄醋白可能出现在病变区域或者正常的不成熟化生区域,因此单纯的薄醋白上皮不能确定为异常醋白上皮。异常薄醋白指有边界有穿越血管的薄醋白,薄醋白的边界往往显现为轻微隆起或凹陷,出现薄醋白时应认真观察其中是否出现穿越血管,如具备上述特点,则判读为异常薄醋白。见图 1-6-3。

另外,如果醋白上皮经 5% 鲁氏碘液染色后呈现碘不着色反应的均匀一致的亮黄或芥末黄或浅棕,并与周围碘着色的正常鳞状上皮有明显界限也判定为异常醋白。

总之,异常醋白上皮指有边界的厚醋白、有边界且出现穿越血管的薄醋白以及有边界且黄色与浅棕均匀一致的醋白上皮三种图案。

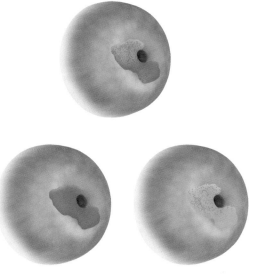

图 1-6-3　异常薄醋白阴道镜图像示意图

三、R-way 阴道镜拟诊 HSIL 标准

（一）R-way 阴道镜诊断系统拟诊子宫颈 HSIL 的标准

直径满足 2mm 以上的 R 区,与异常醋白上皮区域(异常厚醋白、有穿越血管的薄醋白和碘染不着色的薄醋白)两个图案叠加,包括异常醋白区域相容在 R 区,提示该区域同时满足异常血管和异常细胞,符合拟诊 HSIL 条件,初步判断子宫颈 HSIL。R-way 阴道镜拟诊 HSIL 时有如下需要注意的问题。

1.“红厚白”　指生理盐水下 R 区出现一致或者局部的厚醋白,已满足拟诊 HSIL 基本条件,再出现 a 结构是锦上添花,HSIL 准确性更大,建议在该部位取活检。即使没有出现 a 结构同样可以拟诊子宫颈 HSIL。常见的图案有红白一致、醋白靠港以及醋白冰山。

2.“红白 a”　指生理盐水下 R 区出现薄醋白,且醋白中有穿越血管,同样满足诊断 HSIL 条件,此时必须有 a 结构,因异常薄醋白与正常化生细胞所形成的醋白很难区别,所以对于异形血管的判别在鉴定异常薄醋白中显示出重要的作用。常见的图案有蚂蚁、碎冰。

（二）R-way 阴道镜拟诊子宫颈 HSIL 鉴别诊断注意事项

1. 过诊——醋白跨界　正确判断 R 区与异常醋白的关系是阴道镜正确拟诊的关键。图形间的静态关系主要有相容、相接、相叠、相交、相离五种关系,掌握图形关系类型对阴道镜拟诊结果具有决定性作用(如表 1-6-2)。R 区与异常醋白上皮区域的关系可以说明细胞增生是否同时伴有异常血管的新生,在鉴别诊断中的应用就显得尤为重要。R 区与异常醋白上皮的区域相交,是指醋白上皮在正常的血供与血管显现丰富的区域均出现,说明醋白上皮区域不是单独由异常血管所供养,而是正常血供提供的正常细胞的增殖,是子宫颈正常上皮修复的表现,阴道镜检查中表现为异常醋白跨出 R 区,同时占据红色区域和粉色区域,在 R-way 阴道镜诊断中称这种比对图案为醋白上皮跨界,提示异常醋白上皮没有异常血管供养,与正常血管区域共享血供,是子宫颈自我修复的一种表现,不应过度诊断,建议随访。以厚醋白直接拟诊子宫颈 HSIL 出现的过诊,就经常是这种情况。因此不能凭借一幅图确定子宫颈 HSIL 的诊断,应在生理盐水清洁后和 5% 醋酸作用 50 秒后的 2 分钟,分别采集子宫颈全景图及红色区域的局部放大图像,比较盐水图与醋酸图像中红色区域与醋白图案的形状与关联性,如果图案不一致,且醋白跨界,建议拟诊正常阴道镜所见,在细胞学结果未见高危异常时建议随访,避免过度诊断。

表 1-6-2 红色区域与异常醋白区域的关系

类型	定义	示意图	阴道镜拟诊
相容	醋白上皮的图形游离在 R 区之中,与 R 区图形没有交点。R-way 阴道镜技术中指"红海里面的冰山",简称冰山。		HSIL
相接	醋白上皮的图形局限在 R 区图形中,面积小于 R 区,并以点或边与 R 区图形相连接。如船舶停靠在港口,R-way 阴道镜技术中称为醋白靠港。		HSIL
相叠	醋白上皮的图形覆盖在 R 区图形的上方,二者图形一致,提示该区域同时满足异常血管和异常细胞。R-way 阴道镜技术中称为醋白一致。		HSIL
相交	异常醋白上皮的图形与 R 区图形之间有交叠的部分,即异常醋白上皮跨出红色区域,同时占据红色区域和粉色区域,或者异常醋白上皮与 R 区仅有边界相连。提示无异常血管的特征。R-way 阴道镜技术中称为醋白跨界。		正常阴道镜所见
相离	醋白上皮的图形与 R 区图形完全不相交,不存在任何共同的部分。提示仅出现细胞单独增生。		正常阴道镜所见 /LSIL

2. **漏诊——小于 2mm 醋白漏诊、鲁氏碘液试验干扰下的漏诊** 阴道镜下拟诊 HSIL 的标准强调的是异常醋白与红色区域的关系,只要满足异常醋白局限在红色区域中,保证相叠、相接、相容的关系,无论醋白面积大小都应拟诊 HSIL。临床中容易把直径小于 2mm 的异常醋白忽略而造成漏诊。直径小于 2mm 的异常醋白即使面积小,也是异常细胞增殖的表现,只要位于 R 区中,即相容关系就满足与异常血管共存条件,符合拟诊 HSIL 的标准,需要

在异常醋白区域取活检进一步排查。

阴道镜检查中，碘试验在拟诊子宫颈HSIL时不具有特异性。通过红厚白拟诊HSIL时，无需借助碘试验结果，此时即使碘试验阴性，依然诊断HSIL。2011年IFCPC国际阴道镜术语中将5%鲁氏碘液染色列为非特异改变。5%鲁氏碘液染色是根据细胞含有糖原的多少以及含有糖原细胞所占比例的大小决定染色后子宫颈表面的颜色。富含有糖原的成熟细胞量多时，染色后呈深棕色；不成熟鳞化细胞和萎缩细胞糖原不足，染色后呈亮黄。当富含有糖原的成熟细胞所占比例大于不成熟细胞或萎缩细胞时，子宫颈呈现深棕或者浅棕，相反则会呈现亮黄。高级别病变细胞大多胞质不含糖原，显示亮黄或芥末黄，但是有些高级别病变细胞胞质也含有糖原，也可以呈现浅棕甚至深棕，所以对于高级别病变的鉴定，碘试验不具有特异性，不要因为碘试验阴性而漏诊。阴道镜下5%鲁氏碘液染色主要应用于协助判断异常薄醋白和协助拟诊LSIL。

四、R-way阴道镜拟诊LSIL标准

（一）R-way阴道镜诊断系统拟诊子宫颈LSIL的标准

子宫颈P区出现直径>2mm有边界的单克隆醋白上皮，经鲁氏碘液染色后，醋白区域不着色，显色为颜色均一的亮黄（芥末黄）或者浅棕色，拟诊宫颈LSIL。

子宫颈低级别鳞状上皮内病变（LSIL）的中表层细胞核增大，为正常细胞核的2~3倍，核质比增大，醋酸作用后也会出现暂时的单克隆醋白上皮改变。因低级别病变程度轻微，往往尚未发生异常血管的形成，所以应在子宫颈成熟鳞状上皮的粉色区域寻找低级别病变的证据。5%醋酸大纱球作用于子宫颈表面50秒后，在原始鳞状上皮与成熟的化生鳞状上皮区域内出现有边界、隆起、不透明的醋白上皮，此时无须区分醋白上皮是厚醋白还是薄醋白，都应进一步结合碘试验结果加以判断。如果经鲁氏碘液染色后，醋白区域不着色，显色为颜色均一的亮黄（芥末黄）或者浅棕色，且不着色区域的形状与醋白形状完全一致，具备上述条件表明可疑单克隆组织形成，但是缺乏异常血管的证据，阴道镜拟诊宫颈LSIL。

（二）R-way阴道镜拟诊LSIL时需要注意的问题

因为LSIL病变程度轻微，具有很大的逆转可能性，不属于子宫颈癌前病变范畴，不作为子宫颈癌筛查的目标，但是阴道镜下拟诊LSIL时，面积较大的醋白上皮有存在HSIL的可能性。所以阴道镜拟诊宫颈LSIL的目的不是发现组织学的LSIL，而是排查该单克隆组织中是否存在组织学HSIL。因此，阴道镜拟诊宫颈LSIL取活检必须满足的条件是：醋白上皮区域直径大于2mm，碘染不着色且颜色均一，符合上述条件需取活检进一步明确病理组织诊断，排查高级别病变的存在（整个子宫颈直径的1/10大约是2mm，临床上可将醋白上皮直径与其对比，帮助判别是否>2mm）。

综上所述，阴道镜下利用生理盐水、5%醋酸溶液、5%鲁氏碘液这三种不同试剂在子宫颈表面进行试验，通过对不同颜色的识别及不同颜色的组合，逐层判断子宫颈局部异常细胞和异常血管的存无状态，寻找阴道镜拟诊的证据，是R-way阴道镜诊断流程的核心部分。根

据阴道镜拟诊结果,确定子宫颈病变部位,定点活检,进而完成子宫颈病变组织病理学诊断,该方法识别子宫颈高级别病变的特异性在 90% 以上。

（赵　健　郭雯雯）

第三节　二　元　辨　诊

由裸眼识诊到镜下拟诊,获取异常细胞组织和异形血管的证据由全层或者 2/3 上皮层到上皮层内的证据逐渐减少。镜下拟诊中未能获取 CIN2 及以上病变证据,但 ASCCP 阴道镜检查标准强调即使在阴道镜检查结果正常但存在任何程度的醋白、组织变异或其他异常情况下也需要进行活检,以确保不会漏诊 CIN2 及以上病变。因此,R-way 阴道镜诊断流程第三步异常细胞的识别从宫颈癌筛查结果的高级别检查结果入手,异常血管从宫颈出血入手,借力上述二元素,在子宫颈血管富集的区域(子宫颈表面和 / 或子宫颈管内的 R 区 / 出血区)多点活检和 / 或 ECC,称为二元辨诊。如进入阴道镜检查时无子宫颈脱落细胞学结果,应予补查。

一、二元辨诊原因

阴道镜下通过 R 区、异常醋白上皮和鲁氏碘液不着色的判断可以识别大部分子宫颈表面上皮内病变,但是阴道镜检查对识别组织病理学诊断的薄层 HSIL 和局灶 HSIL 以及子宫颈管内病变具有局限性。英国国家卫生服务宫颈筛查计划(NHSCSP)阴道镜检查和计划管理指南要求提供阴道镜检查准确率为 65% 的证据。Zuchna 等人报告,以宫颈锥切手术的病理结果为标准,阴道镜下定位活检多达 3 点以上,阴道镜识别 CIN2 及以上病变的灵敏度为66.2%。在 ASCUS-LSIL 分类研究中,基于低级别检查结果转诊阴道镜的 919 名女性的阴道镜图像,Massad 等人报告识别 CIN2 及以上病变的敏感性为 39%。

1. 阴道镜检查局限性之一是较难发现位于宫颈管内的病变,包括宫颈管内高级别鳞状上皮病变和原位腺癌(adenocarcinoma in situ,AIS)。临床研究发现,许多 HSIL 的漏诊,可能与漏诊宫颈管内的病变(特别是腺上皮的病变)有关。能否观察子宫颈管内病变取决于子宫颈管口是否可以撑开。如果可以撑开,需要用蘸 5% 醋酸的小棉签作用 50 秒后,调整好镜头倍数和聚焦距离观察。子宫颈扩张器是金属的,会有反光,需要避开。大部分情况下不能撑开,无法观察。AIS 被覆肿瘤细胞可呈假复层柱状排列,胞质黏液相对减少,核增大,可呈纺锤形,富于深染的染色质,核分裂和凋亡常见。有时出现杯状细胞,这种分化特征一般提示恶性,但是腺体结构和位置保持正常,一般情况下阴道镜下无法识别。

2. 阴道镜检查局限性之二是较难识别子宫颈组织病理学诊断的薄层 HSIL 和局灶

HSIL。薄层 HSIL 细胞层次不厚,一般不足 10 层,但细胞增殖活性高,异型明显。10 层细胞的异常与周围正常上皮差异不明显,无法形成镜下捕获的醋白上皮。局灶 HSIL,尤其是局灶 CIN2,被炎症或化生上皮包绕和掩盖,往往不出现明显醋白而被忽略。发生上述组织病理学改变时,现有阴道镜检查技术无法识别,但细胞学的异型性可能非常明显,容易被细胞学医生识别,所以高级别检查结果不仅是转诊阴道镜的指征,在阴道镜检查中对高级别病变风险具有提示作用,不应被忽视。

二、借助子宫颈细胞学高级别检查结果辨诊

2019 ASCCP 指南指出 CIN3 及以上病变(CIN3+)即时筛查风险为 4% 是宫颈癌筛查中转诊阴道镜的指征,CIN3+ 即时风险的概率可以分为 3 组:①高级别检查结果[定义为:细胞学检查为 ASC-H,非典型腺细胞(AGC),HSIL 或更高]风险较高(>25%);②低级别检查结果(定义为:在以往筛查史未知的情况下,细胞学检查呈现 HPV 阳性 ASC-US,或 HPV 阳性 LSIL,或者连续 2 年例行体检时发现细胞学检查呈现 HPV 阳性 NILM)风险为 4%;③如果从未进行阴道镜检查或者以往筛查史未知的情况下,细胞学检查结果为 HPV 阳性 NILM、HPV 阴性 LSIL 和 HPV 阴性 ASC-US,CIN3+ 风险低于 4%。

高级别检查结果中发生 CIN3+ 的风险大于 25%,因此在阴道镜检查时,即使未发现异常的情况,也需要取活检。

(一)细胞学高级别检查结果解读

细胞学 HSIL 指宫颈高级别鳞状上皮内病变。大数据显示 HSIL 的平均发生率为 0.4% 和 0.3%。KPNC 队列研究发现 30 岁以上细胞学 HSIL 者 5 年内进展为 CIN3+ 的风险高达 50%,而进展为癌的风险为 7%。HPV 阴性的细胞学 HSIL 者 5 年内发生 CIN3 及以上病变的风险高达 29%,其中 7% 进展为癌。细胞学 HSIL 的患者立即治疗发现组织学 CIN3+ 占 49%~75%。在联合筛查的数据中:细胞学 HSIL,高危型 HPV 阳性,立即确诊 CIN2 及以上病变的概率为 77%,CIN3+ 的概率为 49%;尤其是高危型 HPV16 检测阳性时,立即确诊 CIN2 及以上病变的概率为 77%,CIN3+ 的概率为 60%,子宫颈癌的概率为 8.1%。基于 KPNC 数据,超过 60% 的 CIN3+ 临床病例中,每诊断性锥切 1.7 个患者,就可以发现 1 个 CIN3+,过度治疗发生率较低。因此,细胞学 HSIL 的患者存在严重子宫颈疾病的风险较高,需直接治疗,或者 25 岁以下及妊娠期的女性行阴道镜检查并活检待病理组织学排查。同时需注意阴道壁病变,排查高级别细胞学结果是否由阴道病变所致。

ASC-H 为细胞学形态异常改变,并具有 HSIL 的某些特征,但其又缺乏明确诊断 HSIL 的证据。ASC-H 诊断特异性低,重复性差,容易发生假阳性或者假阴性结果,但无论高危型 HPV 检查是否阳性,ASC-H 都需要转诊阴道镜。在阴道镜检查未发现异常的情况下,要认真区别对待 ASC-H 同时高危型 HPV 阳性与高危型 HPV 阴性的患者。高危型 HPV 阳性的 ASC-H 患者立即确诊 CIN3+ 的风险是 26%,确诊子宫颈癌的风险是 0.92%,即使在阴道镜下未能发现病变也需要活检。但是高危型 HPV 阴性的 ASC-H 患者立即确诊 CIN3+ 的风

险是 3.4%,而患子宫颈癌的风险接近于高危型 HPV 阳性的 ASC-H,风险为 0.69%,因此对于这类患者在阴道镜检查中要认真排查是否当下存在子宫颈癌,如果此时未有子宫颈癌依据,取活检有问题的可能性仅有 3.4%,建议随访 6 个月。因此,对于细胞学提示 ASC-H 患者的临床处理应该更谨慎。

子宫颈腺细胞异常包括 AGC-NOS、AGC-FN、AIS、Adca。AGC 是指子宫颈管上皮或子宫内膜腺细胞的细胞核的非典型性程度明显超出反应性或修复性改变,但又缺乏明确的原位腺癌和腺癌的特点。AGC 分为 AGC 不能明确意义(AGC-NOS)及 AGC 倾向瘤变(AGC-FN)。AIS 指子宫颈原位腺癌,Adca 指子宫颈腺癌。AGC 细胞学诊断重复性差且不常见,发病率为 0.13%~2.5%。KPNC 队列研究表明年龄 >30 岁的细胞学 AGC 者 5 年内发生 CIN3+ 的风险为 9%,发生子宫颈癌的风险为 3%;尽管 <30 岁的细胞学 AGC 者 5 年内发生子宫颈癌的风险(1.1%)较低,但发生 CIN2 及以上病变的风险较高(21~24 岁者 6.9%,25~29 岁者 14%)。AGC 经组织病理学诊断 AIS 占 3%~4%,CIN2 及以上病变占 9%,宫颈癌占 2%~3%。在 KPNC 数据库中联合筛查的数据显示,高危型 HPV 阳性的 AGC-FN 或腺癌立即确诊发现 CIN3+ 的概率为 55%。细胞学 AGC 高危型 HPV 阳性立即确诊发现 CIN3+ 的概率为 26%,而 HPV 阴性的患者仅为 1.1%。在阴道镜检查中未发现异常,需要在 R 区取活检,尤其是必须行 ECC。对于高危型 HPV 阴性的 AGC 患者需要考虑子宫内膜癌、输卵管癌、卵巢癌,也可来源于生殖道外肿瘤,如结肠癌、胰腺癌等,其涉及范围从正常到浸润性病变。因此,应行相应分段诊刮,或者相对应部位的癌症排查。子宫颈非典型腺细胞异常的患者不论年龄大小都应谨慎评估。

以上宫颈癌筛查高级别检查结果均提示发生子宫颈癌前病变和子宫颈癌的风险较高,为保证子宫颈癌筛查质量,在阴道镜检查未见病变时需要取活检进行病理组织学排查。

(二)宫颈癌筛查高级别检查结果下的阴道镜拟诊及处理

对于子宫颈筛查高级别检查结果的患者,如阴道镜下未能获取拟诊子宫颈高级别或低级别病变证据,阴道镜拟诊为阴道镜检查未见病变(高级别检查结果 high-grade test results),简称 NCF(HGTR)。以细胞学结果 HSIL 为例,若阴道镜下未见异常醋白上皮,或者无醋白,阴道镜拟诊为阴道镜检查未见病变(细胞学 HSIL),简称 NCF(HSIL)。若镜下拟诊中已获取子宫颈高级别或低级别病变证据,按照镜下诊断标准拟诊即可,无需借助细胞学结果。

宫颈癌筛查高级别检查结果提示发生子宫颈癌及癌前病变的风险较高,推荐在高风险区域取活检待病理组织学排查。高级别检查结果的细胞具有核质比倒置的特点,是一类未成熟的细胞,常来源于血供较为丰富的区域,所以在转化区内子宫颈表面血管富集的区域进行连续活检,和 / 或在子宫颈管内实施 ECC,可提高获取病变的概率,必要时行诊断性锥切。

北京大学第一医院子宫颈诊断中心研究显示,借助高级别检查结果,可补充发现 17.16% 的组织学 CIN2 及以上病变的患者。阴道镜检查联合高级别检查结果识别高级别病变的能力提升,共识别出 92.31% 的 CIN2 及以上病变的患者,漏诊率仅为 7.69%。

2019 年 ASCCP 风险管理共识指南重申,应根据 ASCCP 阴道镜检查标准进行阴道镜检查。阴道镜检查低危人群定义为细胞学检查低于 HSIL、没有 HPV 16/18 感染的证据、阴道镜检查完全正常(即没有醋白、组织变异或其他可见异常,并且鳞状上皮交接处完全可见)。由于低危人群隐形 CIN 2+ 的风险为 1%~7%,CIN3+ 的风险小于 1%,因此不建议活检。

（三）特殊人群高级别检查结果处理

1. 妊娠期女性　首次阴道镜检查怀疑 CIN3 或癌应行活检;阴道镜下未能识别 HSIL,不能借力高级别检查结果行宫颈活检,禁止 ECC。在之后随访中,阴道镜检查或细胞学诊断癌症时,才能推荐诊断性锥切手术或重复活检。证据显示妊娠期活检是无害的。妊娠期高度病变的妇女应由有经验的阴道镜医生来检查。

2. <25 岁女性　出现 ASC-H、HSIL、AGC,阴道镜下未能识别 HSIL,同样在子宫颈血管富集区域行多点活检和 / 或 ECC,禁止诊断性锥切。

三、借助子宫颈活动性出血表现辨诊

阴道镜检查中若发现子宫颈表面或者子宫颈管内有活动性出血,5% 醋酸作用后出血持续未减少,应高度怀疑可能存在脆性血管、坏死、坏死性溃疡,是子宫颈病变存在的风险因素之一,此时即使子宫颈筛查细胞学检查结果正常或低级别检查结果,也需要在子宫颈表面出血部位连续取活检,或者子宫颈管内出血行颈管诊刮术。

阴道镜下拟诊子宫颈出血的标准为:在无法获取异常细胞和异常血管证据及宫颈癌筛查未有高级别检查结果的前提下,生理盐水清洁后在子宫颈转化区直径 2mm 以上的红色区域有活动性出血,5% 醋酸作用后出血无减少趋势或出血量增多,此时阴道镜拟诊子宫颈出血,推荐在出血部位活检和 / 或 ECC,送检进行病理诊断。子宫颈出血的诊断需要动态对比观察生理盐水图像和醋酸 2 分钟图像,若二者图像中子宫颈出血状态未同时存在,或醋酸后出血量减少,考虑因炎症、操作或醋酸刺激导致的出血,可暂不拟诊子宫颈出血,推荐随访观察。

引起子宫颈出血的原因很多,与炎症及创伤有关的子宫颈出血可见于急、慢性子宫颈炎,子宫颈糜烂样改变,子宫颈溃疡,子宫颈息肉等,一般出血量少;与全身性疾病有关的出血如血小板量和质的异常,凝血、抗凝血功能障碍包括血小板减少性紫癜、严重肝病以及弥散性血管内凝血等疾病均引起子宫颈出血。临床上对于子宫颈出血这一体征,除了借助阴道镜和活检排除子宫颈癌和子宫颈癌前病变外,还需要通过临床表现和其他辅助检查综合评判鉴别。

2019 年 ASCCP 再次重申当阴道镜检查不充分,即宫颈出血、炎症、瘢痕时,未发现病变的风险最低的非孕妇患者,ECC 是首选。在 R-way 阴道镜诊断流程中阴道镜检查有出血需要取活检,尤其同时具有细胞学 ASC-H、高危型 HPV 阴性,细胞学正常、高危型 HPV18 阳性时,由于立即活检确诊宫颈癌的概率分别为 0.69%、0.2%,需要在宫颈出血面活检和 / 或

ECC,可以及早发现早期宫颈癌和原位腺癌。

综上,在阴道镜检查中,即使5%的醋酸作用后,子宫颈表面未出现醋白上皮,无法获得子宫颈高级别或低级别病变拟诊证据,此时在红色区域或子宫颈活动性出血部位依然有高级别病变的可能性,需要借助宫颈癌筛查高级别检查结果和子宫颈出血表现,在血管富集的区域(包括颈管内的红色区域),做连续活检和/或子宫颈管 ECC,可以进一步发现浅小或隐匿较深的病变,完成 R-way 阴道镜诊断流程中的第 4NCF(HGTR)和第 5 宫颈出血诊断,避免阴道镜检查不足带来的漏诊。

常见问题与解析

1. 一定需要没有阴道流血,才能做阴道镜检查吗

不一定,阴道镜检查前的病史询问和查体非常重要,因为有时候患者无法辨别阴道流血是正常月经还是异常出血,所以应该进行内诊检查,如果高度可疑宫颈浸润癌,应尽快安排活检,明确诊断,切不可盲目等待,延误病情;若排除宫颈癌的可能性,应严格做好阴道镜检查前的准备,以提高阴道镜检查的真实性和准确性。

2. 碘不着色区域提示是病变所在吗

不一定,因为碘染色的情况因细胞胞质分化程度的不同会出现不同程度的着色表现,在宫颈 HSIL、LSIL 的判读中,应该强调注意碘染色区域与醋白上皮的一致性,尤其在边界、形状、染色均匀方面。碘不着色可见于炎症、萎缩、宫颈 SIL、宫颈癌等,为非特异性改变。

3. 如何把控醋酸试验的质量

主要有以下三方面的注意事项:①醋酸的浓度建议为 5%;②检查当天新鲜配置,放置时间过长,可能导致醋酸浓度不稳定,影响检查效果;③醋酸和宫颈充分接触 50 秒,避免接触时间过长或过短。只有注重细节,才能提高检查的可靠性。

4. 裸眼可识诊的可疑宫颈浸润癌,出血有什么特点

基于肿瘤发生的二元学理论,宫颈浸润癌的出血表现出容易、持续、夸张、鲜红的特点,也预示肿瘤发展的严重程度,是阴道镜检查裸眼即可识别可疑浸润癌的重要信号。如宫颈表面可见不规则增生,强调在增生物上的特征性出血尤为有意义;如是表面光滑的桶状宫颈、尤其绝经期女性,出现异常特征的出血时,一定警惕有内生型宫颈浸润癌的可能。

5. 裸眼识诊的可疑宫颈浸润癌,检查阴道壁有何必要性

一方面为宫颈癌的临床分期提供有价值的诊断依据,肿瘤病灶侵犯阴道上 2/3 为Ⅱ期,如肿瘤累及阴道下 1/3 为Ⅲ期;另一方面指导手术切除范围,避免阴道残端癌灶的残留。

6. 阴道镜下可疑宫颈浸润癌与组织病理学会不一致吗

可能会的,主要考虑是活检方法不恰当所致,所以强调:①在可控制出血的情况下要多点活检;②在增生最明显的,且相对新鲜的区域活检,避免在附着有脓苔、颜色污浊的地方活检,如果取到的是坏死组织,会出现病理阴性结果;③如果宫颈表面光滑,宫颈管内持续性出

血,高度怀疑内生型病变时,一定要在宫颈管内取材。

7. 红色区域的识别应在观察醋白上皮之前还是之后

在宫颈浸润醋酸之前,即应该积极寻找R区,尤其>2mm的R区,因为它是异常血管富集区域,是最容易发生宫颈病变的区域,增加宫颈SIL识别的准确性;在宫颈浸润醋酸之后,更应该仔细判断R区与醋白上皮之间的关系,有效的避免漏诊和过诊。R区与异常醋白上皮,是异常血管与异常细胞增殖的表现,是提高阴道镜诊断准确性的根基。

8. 是不是有醋白上皮,就一定有宫颈病变的存在

不是,宫颈病变发生的基础是异常的细胞增殖和异常的血管形成,阴道镜检查就是仔细观察、寻找二者的表观证据,从而精准识别出宫颈SIL的患者。无边界的醋白上皮,见于正常不成熟细胞;有边界薄醋白上皮出现穿越血管,见于宫颈HSIL;与红区相交的厚醋白上皮,见于子宫颈正常上皮的修复;有边界且与红区一致的厚醋白,见于宫颈HSIL。所以,阴道镜下见到醋白上皮,要分析它的边界、血管等特点,才能做出正确的判断。

9. 柱状上皮与红色区域的区别

二者在生理盐水下均表现红色,但二者有本质上的区别。柱状上皮为单层排列,所以易于显露间质部的血管而表现红色,在浸润醋酸后阴道镜下观察表现为绒毛状、石榴籽状改变,且白色改变在醋酸后1分钟、2分钟图像对比时明显消退,其实质是宫颈正常上皮;R区是异常增殖血管突破基底膜进入上皮层,局部富集形成的除柱状上皮以外的红色区域,常与异常增殖的细胞相伴而生,是宫颈病变的好发部位。

10. 是否醋白上皮面积越小,病变越轻微

不是,一般情况下,异常醋白上皮的面积越大,预示宫颈HSIL的风险越大、程度越重,但是临床中绝不能忽略直径<2mm的异常醋白上皮,即使其面积很小,但只要位于红区中,就满足异常细胞与异常血管共存的条件,应该取活检,避免宫颈病变的漏诊。

11. 是不是所有的HSIL都应取活检,LSIL则不需要取活检

依据同等风险、同等管理的原则,CIN3+即刻风险的不同有不同的处理,若为HSIL+HPV16(+),CIN3+即刻风险≥60%,可以不活检,而在阴道镜评估指引下选择快速治疗;若HSIL+HR-HPV(+)/(−)或ASC-H/AGC/AFC-FN+HR-HPV(+),CIN3+即刻风险为25%~59%,可以选择快速治疗或阴道镜下活检,即便阴道镜未发现异常,也应该在R区连续多点活检。而LSIL,并不是宫颈癌筛查的目标人群,阴道镜下只有在醋白上皮区域直径>2mm,碘染色阴性且颜色均匀时拟诊宫颈LSIL,需要取活检,以排查高级别病变的存在。

12. 如何提高宫颈管内病变诊断的准确率

宫颈为一长约2.5~3.0cm的圆柱状结构,宫颈管内被覆单层高柱状上皮,有黏液栓堵塞,自然处于相对闭合的状态,是肉眼及阴道镜检查的盲区,但绝不是宫颈检查可以忽略的部分。要注意做到以下几点,才能有效减少宫颈管病变的漏诊:①检查技巧方面,在不损伤宫颈上皮的前提下,也可以用长棉签协助尽可能暴露宫颈管;②用蘸5%醋酸的小棉签或小棉球,有意识地置于宫颈管内充分接触,避免因为颈管内未浸润醋酸而遗漏可疑病变;③重

视异常阴道排液的临床症状,有可能与宫颈管腺上皮的病变有关;④在阴道镜检查过程中,尤其重视颈管内持续异常出血,必要时行 ECC;⑤当阴道镜检查未见异常时,如果出现细胞学 HSIL,尤其 AGC/AGC-FN/AIS,应选择行 ECC 排除颈管内病变。只有注意到多方面的蛛丝马迹,才能提高宫颈管内病变诊断的阳性率及准确率。

13. 阴道镜检查结果与细胞学检查结果不一致怎么办

①阴道镜未见病变,但细胞学 HSIL:阴道镜检查的过程及判读在一定程度上受人为主观因素的影响,同时宫颈病变表现的复杂性及多样性,如薄层 HSIL 和局灶 HSIL,都会在阴道镜时未能发现病变存在,这是阴道镜检查的局限性之一,但脱落细胞学检查的高特异性恰好可以弥补这一缺点,所以一定要重视细胞学 HSIL,即便阴道镜未发现异常,也应该行多点活检,必要时 ECC,避免漏诊。②阴道镜 HSIL,但细胞学 NILM,这种情况的出现可能与脱落细胞取材不充分、细胞学医生经验不足等情况有关,应相信阴道镜表征,给予可疑区域多点活检。"细胞学 +HPV →阴道镜检查→组织病理学检查"的三阶梯诊断,是国际公认的宫颈癌筛查模式及技术。

14. 什么时候需要做宫颈活检

①可疑宫颈浸润癌;②阴道镜拟诊 HSIL;③阴道镜拟诊 LSIL;④宫颈赘生物 / 增生物;⑤阴道镜检查未见病变(细胞学高级别检查结果);⑥宫颈表面或宫颈管活动性出血。

(赵 健 郭雯雯)

参 考 文 献

［1］OLUSOLA P, BANERJEE HN, PHILLEY JV, et al. Human Papilloma Virus-Associated Cervical Cancer and Health Disparities. Cells, 2019, 8 (6): 622.

［2］BALASUBRAMANIAM SD, BALAKRISHNAN V, Oon CE, et al. Key Molecular Events in Cervical Cancer Development. Medicina (Kaunas), 2019, 55 (7): 384.

［3］REBECCA B, PERKINS, RICHARD S, GUIDO, PHILIP E, et al. 2019 ASCCP Risk-Based Management Consensus Guidelines for Abnormal Cervical Cancer Screening Tests and Cancer Precursors. J Low Genit Tract Dis, 2020, 24 (2): 102-131.

［4］KHAN MJ, WERNER CL, DARRAGH TM, et al. ASCCP Colposcopy Standards: Role of Colposcopy, Benefits, Potential Harms, and Terminology for Colposcopic Practice [J]. Journal of lower genital tract disease, 2017, 21 (4): 223-229.

［5］赵健 . 妇产科医生在宫颈癌筛查中的作用 . 中华预防医学杂志 , 2019, 53 (3): 241-246.

［6］WENTZENSEN N, SCHIFFMAN M, SILVER MI, et al. ASCCP Colposcopy Standards: risk-based colposcopy practice. J Low Genit Tract Dis, 2017, 21 (4): 230-234

［7］PERKINS RB, GUIDO RS, CASTLE PE, et al. 2019 ASCCP Risk-BasedManagement Consensus Guidelines for Abnormal Cervical Cancer Screening Tests and Cancer Precursors. J Low Genit Tract Dis, 2020, 24 (2): 102-131.

［8］LUESLEY, D. NHS cervical screening programme: colposcopy and programme management. NHSCSP

Publication, 2016: p. 65.

［9］RAMOS RIVERA G. KHADER SN. LAJARA S, et al. The ATHENA HPV study underrepresents "other" high-risk HPV genotypes when compared with a diverse New York City population. Cytopathology, 2017, 28 (5): 413-418.

第七章
R-way 阴道镜诊断流程质量控制

阴道镜检查技术是宫颈病变诊断的关键技术,在宫颈癌筛查与精准治疗中发挥桥梁的作用,其检查质量好坏,直接影响到宫颈癌筛查的最终结果。为保证阴道镜检查结果的准确性、可靠性和一致性,需要从阴道镜检查的规范化、程序化、标准化入手,建立阴道镜检查流程的质量控制体系,使其"简单、统一、协调、优化",形成可操作、可追溯、可复制、可推广的标准化流程,进而有利于提高医院的工作及管理效率。R-way 阴道镜诊断质量控制标准的内容至少应包括检查设备、操作流程、R-way 过程控制标准、R-way 质量评价标准。

一、设备物品要求

1. 仪器设备 妇科检查床;功能正常的阴道镜,保证图像清晰、色彩不失真(阴道镜的放大倍数一般为 5~30 倍);其光源为冷光源,强度可调节;配置包括计算机和彩色打印系统,以满足彩色图文报告的打印机,阴道镜报告需包含阴道镜模板中的内容;物理治疗仪;高频电刀仪;资料柜;试剂台;操作台。

2. 常用器械及敷料 一次性或高温消毒的妇科检查器械(阴道窥器、手套、臀垫)、器械台、长棉签、无菌大棉球、带绳止血棉塞、消毒的长钳或长镊子、活检钳和颈管刮匙、子宫颈固定钩、子宫颈扩张器、弯盘、纱布、装有 10% 中性甲醛溶液的标本瓶、取标本后处理工具(小纸片、牙签)、消毒液或肥皂、大小垃圾桶各一个、黄色医用垃圾袋等。

3. 常用试剂 生理盐水(每日需换)、5% 冰醋酸(每日新鲜配制)、5% 鲁氏碘液(据保质期及时更换)、碘伏、酒精灯。

4. 基本急救设备 血压计、体温计、听诊器、注射器、吸氧设备、止血物品、输液器、常用急救药品等。

二、阴道镜室工作人员的资历

对阴道镜检查专业医师的要求:专业从事阴道镜检查工作的医师应相对固定,并且每年接受子宫颈细胞学检查异常而转诊的新病例不少于 150 例。申请从事阴道镜检查专业技术工作的医师,执业前应到具备阴道镜专业医师培训资格的培训基地接受至少为期 1~3 月的专业技术培训,或至少参加一次 R-way 阴道镜基础培训班和高级培训班。

专人负责病例登记、随访记录、质量控制数据记录以及疑难病例会诊讨论记录。

三、R-way 阴道镜检查流程

（一）患者信息登记

病史采集与医患沟通：全面了解患者年龄、月经史、性生活开始时间、孕产史、避孕方式、末次妇科检查情况、子宫颈癌筛查史（尤其是末次筛查的时间和结果）、家族肿瘤病史、其他系统疾病史（尤其是免疫系统疾病史）、是否服用免疫抑制剂等，录入阴道镜软件系统，向患者讲明阴道镜检查的目的和意义，术前签订阴道镜检查知情同意书，尤其是妊娠期女性。

（二）阴道镜检查指征

1. 高危型人乳头状瘤病毒（HR-HPV）阳性，且子宫颈细胞学检查提示不明确意义的非典型鳞状上皮细胞（ASC-US）。

2. 连续 2 次（至少间隔 6 个月）细胞学检查结果为 ASC-US。

3. 非典型鳞状上皮细胞不除外高度鳞状上皮内病变（ASC-H）。

4. 低度鳞状上皮内病变（LSIL）、高度鳞状上皮内病变（HSIL）。

5. 非典型腺细胞（AGC），AIS，癌。

6. 无临床可疑病史或体征，HR-HPV 阳性持续 1 年者。

7. HPV16 或 18 型阳性者。

8. 肉眼可见的子宫颈溃疡、包块（肿物）或赘生物，肉眼可疑或其他检查可疑癌，病史可疑不明原因的下生殖道出血。

9. 子宫内己烯雌酚暴露史。

10. 宫颈或阴道上皮内病变治疗后随访。

11. 与宫颈癌相关的其他宫颈病变，如尖锐湿疣。

12. 外阴或阴道壁存在 HPV 相关疾病。

（三）阴道镜检查前准备及检查时间选择

1. 非月经期，最好在月经干净 3~7 天进行，并排除急性炎症，如有感染，需抗感染治疗后再检查。

2. 24 小时内避免阴道操作。检查前任何的经阴操作均可影响宫颈表面血管、上皮等结构的观察，造成阴道镜检查结果的异常，因此，建议检查前 1~2 天禁止性生活及经阴操作、阴道内放药等。

3. 绝经后女性阴道萎缩严重者，如无明显雌激素的应用禁忌证，可提前局部使用 1~2 周雌激素。

4. 怀疑宫颈癌者，原则上尽快安排宫颈活检。

5. 特殊情况，如需要观察宫颈管内病变者，建议排卵期检查，因为排卵期宫颈管口稍松弛，易于同时观察宫颈管内结构。

6. 有心脏病、高血压、精神方面等病史者检查前务必告诉医生。

（四）阴道镜检查的步骤要求

全面评价,仔细观察,图像采集应清晰,做出阴道镜拟诊及处理计划,如随诊、子宫颈多点活检或诊断性锥切术等。

阴道镜检查流程如下:

1. 排尿后取膀胱截石位(头部略高15°~25°)。

2. **裸眼识诊**　放入阴道窥器前:首先观察外阴、会阴体及肛周、前庭、阴道,察看有无赘生物、溃疡、创伤和抓痕,以及皮肤和黏膜有无色素减退等。放窥器时,暴露子宫颈,同时转动窥器,从而全面观察整个阴道壁的色泽和薄厚,是否有赘生物、脆性血管、溃疡等特征。可疑宫颈癌者,不推荐再进行醋酸试验和鲁氏碘液试验,可直接实施宫颈活检,活检时尽量避免在坏死、感染区取活检。

3. **镜下识别**

(1)原始图采集:用生理盐水擦拭宫颈表面(生理盐水不仅可以清除宫颈表明的分泌物等杂质,同时可以明显增加光的介导作用,便于在应用5%醋酸溶液前阴道镜下比较清晰地、初步地观察宫颈表面的颜色和血管),清除宫颈黏液及阴道分泌物,清洁后再用干纱球擦干,将放大倍数从6倍增大到30倍,图像清晰后确定焦距,分别采集白光图和绿光图,有助于更清晰地观察上皮下血管结构。

(2)醋酸图采集:告知患者随后的操作可能伴有阴道刺激不适感,用饱蘸3%~5%冰醋酸溶液的棉球贴覆在子宫颈表面,让子宫颈表面、阴道穹窿及阴道壁受到醋酸溶液的充分作用,30~60秒后开始观察子宫颈上皮、血管及阴道黏膜的变化,同时确定转化区的类型、病灶大小、位置、面积和程度。在低倍镜下检查后,应在高倍镜下仔细观察病变的细节,以确定可能的病变程度,同时采集原始醋酸作用1分钟、1分钟半、2分钟图片并存储。

醋酸溶液作用的时间及观察醋白上皮的控制时间:当5%的醋酸溶液作用50秒的时候可以渗透宫颈鳞状上皮约15层细胞,撤掉5%醋酸溶液的棉球,因为惯性作用,会继续渗透剩下的4~5层上皮细胞。由此可见,30秒的接触时间细胞渗透作用不够,而超过60秒又可能会使细胞发生不可逆的改变。因此把醋酸溶液作用时间定为30~60秒,并且把观察时间控制在2分30秒内,3分钟之后绝大多数醋白上皮会不同程度地消失。

(3)碘图采集:使用鲁氏碘液涂抹子宫颈表面、阴道穹窿及阴道壁可能存在病变的区域,作用20秒以后观察碘染色的程度,采集碘染色图并存储。

4. **R-way镜下评估**　参照第六章节R-way镜下评估进行评估。

5. **活检及注意事项**

(1)在阴道镜的指导下在可疑病变最重的部位取材。多点活检可降低漏诊,一般建议取1~4点,依病变级别而定。通常在阴道镜低倍视野下进行活检,取材应满足组织学诊断需要,一般取3.0~5mm深度的组织。必要时需要进行子宫颈管搔刮。将标本按照不同部位分别放入装有甲醛溶液的容器中固定,并标识清楚患者的相关信息及取材部位。

(2)对可疑子宫颈高度病变、可疑腺性病变或可疑癌变者,建议阴道镜引导下在病变重的部位多点活检,每一次活检的组织块放进保存液中需要明确组织是否新鲜。对于子宫颈浸润癌,应注意观察是否存在阴道壁受累,必要时对阴道壁取活检。取完活检后,先用大棉签压迫止血,待无活动性出血后用顶端沾有碘伏液的带尾纱条填塞阴道,进一步压迫止血,嘱患者 24 小时后自行取出。

(3)子宫颈管搔刮术(endocervical curettage,ECC)的指征如下:①转化区为 3 型或 AGC时;②细胞学结果阴道镜检查不符:如子宫颈细胞学结果可疑存在子宫颈高度病变(如ASC-H、HSIL、非典型腺细胞倾向瘤变和 AIS 等),阴道镜检查所见部位未发现可疑相应程度的病变时,首先尽量暴露子宫颈管观察,同时注意对阴道穹窿及阴道壁的观察。如果仍未发现可疑异常病变,建议多点活检并行 ECC。

(4)注明是否活检的理由:对于不取活检的病例,可以注明“根据患者的病史、体征、辅助检查和阴道镜检查所见,目前未发现子宫颈 HSIL 或更严重疾病,未取活检”;对于阴道镜印象 NILM 取活检的病例,应注明理由;对于阴道镜印象 LISL 的病例,可根据患者和医疗机构的情况个体化决定。

6. 阴道镜检查及活检注意事项

(1)阴道镜拟诊可疑宫颈癌时,建议在阴道镜指引下在病变重的部位多点活检。另外必须观察活检后的出血情况,如果出血严重,组织满足病理学诊断即可,应停止再次活检。同时需要注意观察是否存在阴道壁受累,必要时取阴道壁活检。取完活检后,先用大棉签压迫止血,待无活动性出血后用顶端沾有碘伏液的带尾纱条填塞阴道,进一步压迫止血,嘱患者24 小时后自行取出。

(2)活检后嘱患者稍事休息,无头晕,心慌和出汗等不适后再起身,如有以上不适,则嘱患者躺下并将双腿抬高,休息后上述症状多能慢慢缓解。

(3)活检 24 小时后患者自己取出阴道全部纱布,注意外阴卫生。

(4)活检后 2 周内禁同房和盆浴,避免剧烈活动。

(5)活检后阴道可有少量出血,约 10 天左右停止,若出血量超过月经期最多量时,请随时就诊(或看急诊)。

(6)按照医嘱服用抗炎、止血药。

(7)遵医嘱,带病理结果复诊,制订下一步治疗方案。

(五)阴道镜检查报告的必备要素

1. 阴道镜评价

(1)检查充分或不充分,评估有无存在影响阴道镜检查客观性、全面性的因素,如:子宫颈暴露困难;炎症、出血、瘢痕或药物残渣等因素;解剖学因素影响病变识别、观察或者取材等,应予以注明,必要时待去除原因后再复查阴道镜。

(2)转化区类型(1、2、3 型):按照 2011 年国际宫颈病理与阴道镜联盟(IFCFC)公布的阴道镜术语将宫颈转化区类型分为三型。

(3)鳞柱交接的可见性:全部可见、部分可见或不可见。

(4)描述应包括的内容:判读病变程度的依据;病变和转化区的关系;病变部位和累及范围;病变是否向子宫颈管内延伸以及是否可见病变的内侧缘(靠近子宫颈管侧边缘);是否存

在阴道壁病变和病变程度。

2. 根据 R-way 诊断流程填写对应的诊断结果　按照 2011 年国际宫颈病理与阴道镜联盟（IFCFC）公布的阴道镜术语对阴道镜图像做出描述：

（1）正常阴道镜所见：①成熟鳞状上皮；②柱状上皮（外移）；③正常转化区（包括化生鳞状上皮、子宫颈腺囊肿、腺体开口隐窝）；④萎缩鳞状上皮；⑤妊娠期蜕膜。

（2）异常阴道镜所见：①应描述病变部位（转化区内、外，可以时钟作为标识）；②病变范围以及大小（病变累及的象限和所占子宫颈表面面积的百分比）。

（3）可疑癌：①非典型血管、脆性血管；②病变表面不规则；③外生型病变、坏死、溃疡；④肿瘤和/或新生肿物等。

（4）其他：①湿疣；②炎症；③息肉；④宫颈治疗后的改变（如狭窄、变形、扭曲、瘢痕、增厚或者黏膜脆性增加）；⑤宫颈内异症等。

（5）阴道镜拟诊：根据 R-way 二元辨诊、裸眼识别、镜下识别流程诊断出拟诊结果：①子宫颈未见上皮内病变或恶性变；②子宫颈鳞状上皮低度病变（LISL）；③子宫颈鳞状上皮高度病变（HSL）；④可疑子宫颈癌；⑤可疑子宫颈腺性病变；⑥其他：包括湿疣、炎症或息肉，以及治疗子宫颈后的改变，如狭窄、变形、扭曲、瘢痕、增厚或者黏膜脆性增加以及子宫颈子宫内膜异位等。

阴道镜拟诊可疑宫颈癌的标准：①宫颈组织表面不规则，凹凸不平或宫颈增生组织凸出外生，形成肿瘤和/或新生肿物；②该组织有出血或坏死表现；同时具备以上这两个指标，阴道镜拟诊可疑宫颈癌。

（6）应附 1~4 张清晰的图像：能反映检查重点所见。

（7）阴道镜检查后的处理建议。

四、R-way 阴道镜流程过程质量评价标准

1. 试剂　5% 冰醋酸溶液，5% 鲁氏碘液，注意是否在保质期范围内，醋酸溶液打开后使用期为当天。

2. 阴道镜设备　阴道镜设备图像清晰，颜色不失真。

3. 采集图像　按照质控要求采集图像，生理盐水原始图 1 幅，绿光图 1 幅，醋酸作用 1 分钟、2 分钟图各 1 幅，醋酸作用下绿光图 1 幅，碘图 1 幅，按照质控要求，至少采集 6 幅图。醋酸溶液作用 50 秒，鲁氏碘液作用 20 秒。

4. 随访管理　宫颈癌治疗后 2 年内应 3 个月复查 1 次；3~5 年内每 6 个月复查 1 次；第 6 年开始每年复查 1 次。

五、R-way 阴道镜检查的质量评价标准

1. 符合阴道镜检查报告具备的基本要素。

2. 对组织学确诊 HSIL（CIN2 及以上病例）的阳性预测不应低于 65%。

3. >90% 的病理检查标本（直接活检或者切除性活检）符合病理检查的需要。

4.＞95% 的阴道镜检查具有明确指征。

附：阴道镜检查质量控制与管理记录表

质控内容					
阴道镜检查指征	筛查异常				
	体征可疑				
	病史可疑				
阴道镜检查前的准备	手术时间选择				
	检查器械及试剂				
	病史采集与医患沟通				
R-way 阴道镜检查的步骤要求	体位				
	裸眼观察				
	镜下识别	生理盐水试验			
		酸染色试验			
		碘染色试验（必要时使用）			
	阴道镜评估（二元辨诊）				
	子宫颈和阴道活检				
	子宫颈创面的处理				
	书写并打印阴道镜检查报告单				
	详细填写病理申请单				
阴道镜检查及活检后的指导	向患者解释阴道镜检查对病变的基本印象（阴道镜拟诊）				
	标本固定并送病理检查				
	向患者解释活检后的注意事项				
阴道镜检查报告的必备要素	评估有无存在其他因素而影响阴道镜检查的客观性				
	转化区类型（1、2、3 型）				
	鳞柱交接的可见性				
	描述应包括的内容				
	应附 4 张标准化图像				
	阴道镜拟诊（印象）				
	阴道镜检查后的处理建议				

质控指标(每月、每季度、每年统计上报,病例讨论,整改方案)		每月	每季度	每年
阴道镜检查的质量评价标准	考核指标			
过程质量	试剂配比和保质期			
	阴道镜设备质量			
	图像采集规范性			
	随访管理的规范性			
检查质量	符合阴道镜检查报告具备的基本要素			
	对组织学确诊 HSIL(CIN2 及以上病例)的阳性预测不应低于 65%			
	>90% 的病理检查标本(直接活检或者切除性活检)符合病理检查的需要			
	>95% 的阴道镜检查具有指征			

常见问题与解析

一、影响阴道镜检查准确性的主要因素

1. 阴道镜检查的充分性　是否存在子宫颈管内病变和是否按需进行 ECC,评估有无存在影响阴道镜检查客观性、全面性的因素,必要时待去除原因后再复查阴道镜。

2. 活检的数量　多点活检可降低漏诊,一般建议取 1~4 点。

3. 子宫颈病变累及的范围大小　病变范围小的隐匿性病变更难以诊断。

4. 患者年龄及激素水平影响鳞状上皮厚度　围绝经期或激素水平较低时鳞状上皮较薄,漏诊 HSIL 的风险增加。

5. 腺上皮病变的隐匿性与不显著性　可导致子宫颈原位腺癌易漏诊,且多与子宫颈管内病变有关,不易发现。

6. 阴道镜检查的准确性　与阴道镜医师的资历、经验和规范性有关。

二、阴道镜检查的目标

1. 检查子宫颈及阴道。

2. 全方位识别鳞柱状上皮交接部以及转化区。

3. 确定阴道镜检查是否充分。

4. 通过病变的大小、范围、严重程度识别及评估可疑的瘤样病变。

5. 需要时应用宫颈管刮匙、毛刷进行子宫颈管取样。

6. 识别最严重的病变并取活检。

7. 综合细胞学检查结果、宫颈活检以及阴道镜印象,确定适宜患者的处理方案。

三、妊娠期阴道镜检查

妊娠期阴道镜检查的主要目的是发现和排除宫颈浸润癌。妊娠期与非妊娠期女性的阴道镜检查方法相同,检查步骤如常。需要注意的是妊娠期女性的阴道镜检查需要由识别图像更有经验的阴道镜医师来完成。当阴道镜检查发现宫颈高级别病变时推荐子宫颈活检,但要尽可能取少量的组织送检。活检部位的选择要有代表性,同时要求取材量和体积尽可能小,使用小的活检钳比大的活检钳可以降低严重阴道出血的风险,并于活检后迅速止血。要特别注意的是妊娠期禁止做宫颈管搔刮,因为该操作有胎膜早破、感染、早产和无法控制的出血等风险。由于妊娠期宫颈淤血、增大,阴道壁松弛、皱襞增多,脱垂加重,使宫颈暴露和观察变得困难,可以借助棉签、阴道侧壁牵开器、套有避孕套的窥器等辅助操作,对于黏稠的宫颈黏液遮挡宫颈,可以用棉签蘸生理盐水轻轻擦拭或者通过涂抹 5% 醋酸去除。整个操作过程动作要轻柔,尽量减少患者的不适,避免任何过多擦碰以免造成出血影响观察。

(隋　龙　李长忠)

参 考 文 献

［1］魏丽慧、吴久玲 . 子宫颈癌检查质量保障及质量控制指南 . 北京 : 人民卫生出版社 , 2018: 46-58.

［2］WRIGHT TC. The new ASCCP colposcopy standards. J Low Genit Tract Dis, 2017, 21 (4): 215.

［3］魏丽惠 , 赵昀 , 沈丹华 , 等 . 中国子宫颈癌筛查及异常管理相关问题专家共识 (一). 中国妇产科临床杂志 , 2017, 18 (2): 190-192.

［4］魏丽惠 , 沈丹华 , 赵方辉 , 等 . 中国子宫颈癌筛查及异常管理相关问题专家共识 (二). 中国妇产科临床杂志 , 2017, 18 (3): 286-288.

［5］魏丽慧 、赵昀 . 现代阴道镜学 . 3 版 . 北京 : 北京大学医学出版社 , 2016: 132-163.

第八章
阴道镜检查手术操作

明确宫颈可疑的病变位置,获取必需的宫颈病变组织实施病理诊断,是开展临床工作的先决条件。宫颈活检就是通过各种方法从宫颈上取下少量活组织,经过处理制成组织切片,在显微镜下进行病理诊断。宫颈活检常用的方法有活检钳定位活检、宫颈管搔刮术(endocervical curettage,ECC)、宫颈锥形切除术。上述操作属于阴道镜医师的基本操作技能,均为侵入性操作,应严格掌握指征,避免过度诊断。

一、宫颈活检

宫颈活检指在肉眼观察或阴道镜检查时,利用活检钳(见图 1-8-1)在发现的宫颈病变部位取少量组织(间断或连续)。活检组织需马上用福尔马林固定,再经过切片制作、染色后,在显微镜下观察,从而做出病理诊断。宫颈活检可用于宫颈可疑癌变、或是宫颈细胞学高危异常、宫颈赘生物等。

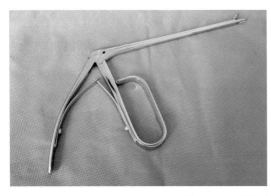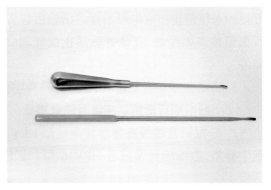

图 1-8-1　常用的活检钳及小号刮匙

(一) 基本原则及方法

活检总原则为在病变最高级别的区域取活检。活检方式包括单点活检和多点活检,如行多点活检,先取宫颈后唇,再取前唇,以免前唇活检创面流出的血液遮蔽后唇。如取溃疡部位的活检,则必须包括毗邻溃疡周边的异常上皮,因为坏死的、非诊断性的组织往往占据溃疡的中心。

宫颈活检的准确性受取材部位、范围、深浅、样本量及取材方法的影响,与患者的年龄、宫颈转化区的类型及宫颈病变的类型也密切相关,2014 年 Wentzensen、Walker 等一项对 690 名宫颈筛查异常的患者进行多点活检的研究发现,较单一活检而言,2~3 处活检可将检测 HSIL 的灵敏度自 60.6% 提升至 85.6%~95.6%,因此,推荐阴道镜下的多点活检。此外,宫颈活检的准确性亦受到阴道镜医师的专业知识和活检次数影响,2017 年 Khan 等的一项涉及 4 项研究的综述显示,不同的操作医师造成阴道镜活检假阴性率(遗漏 HSIL 或侵袭性癌症)可达 13%~69%,所以以严格的操作培训、规范操作及应用标准阴道镜术语非常重要。

（二）选择活检的宫颈病变类型

按阴道镜检查操作流程,对宫颈依次使用生理盐水擦洗、5% 醋酸试验及鲁氏碘液染色,以下五种情况均应行宫颈活检。

1. 生理盐水观察到可疑宫颈癌,确定病变区域,取活检。

2. 阴道镜下拟诊 HSIL/LSIL,确定病变区域,取活检。

3. 未发现病变,借助细胞学高级别检查结果,如宫颈表面有 R 区域,则在 R 区域连续取活检;如宫颈表面无 R 区域则建议行宫颈管搔刮术。

4. 宫颈表面超过 2mm 的红色区域或者宫颈管有持续性出血,在出血处取活检和 / 或 ECC。

5. 宫颈赘生物或者宫颈增生物取活检。

（三）注意事项

1. 靠近宫颈口的活检,活检钳的固定钳头需伸进宫颈管,活动钳头在宫颈口之外,活检钳有各种不同的形状和尺寸,多数情况下宫颈活检深度仅需 2~3mm。

2. 活检导致的宫颈组织缺失通常不需要治疗,如果出现持续性出血,可予阴道内填塞带尾纱条压迫止血或电凝治疗。活检后应告知患者术后注意事项及观察阴道流血情况,若流血量增多如经量,应就近急诊止血处理。若出血不多,于 24 小时后自行取出填塞纱条即可。

3. 务必告知患者复诊取病理报告的时间,及时针对病理结果进行下一步治疗。

（四）妊娠期行活检适应证及注意事项

1. 妊娠期宫颈筛查异常如高危型 HPV 阳性的细胞学 ASC-US、LSIL 及以上的鳞状细胞学异常,腺细胞异常或者 HPV16 和 / 或 18 阳性时应行阴道镜检查,如可疑宫颈癌需行活检。

2. 不能解释的非产科因素的阴道出血或肉眼可疑宫颈肿物也应行阴道镜检查,必要时进行宫颈活检。

Fader 等研究了 1 079 例妊娠期出现异常宫颈细胞学结果的患者,89 例患者经过阴道镜评估后进行活检,结果显示,阴道镜评估为正常或 CIN1 的患者中有 83% 活检同阴道镜结果一致,阴道镜评估为 CIN2 或 3 的患者中 56% 的活检同阴道镜评估一致,此外,该团队同时对 615 例患者进行了大于 6 个月的随访,61% 的患者细胞学恢复正常,仅 1 例患者进展为微浸润性癌。

所以妊娠期妇女应由有经验的阴道镜医生进行充分的评估,判断是否有侵袭性特征,如果没有癌症特征,可避免活检以及重复评估;若必须进行活检,则动作轻柔,活检组织适可而止,避免引起大出血。此外,妊娠期禁忌 ECC。

（五）针对细胞学结果为 ASC-US 患者的诊治策略

ASC-US 是指在形态学上较良性反应性改变明显,但在数量和程度上又不足以诊断为鳞状上皮内病变的一组阴道、子宫颈的细胞病理改变。多组数据显示,细胞学 ASC-US 经阴道镜下多点活检及病理结果提示 CIN2 及 CIN3 的发生率差异巨大,为 3%~68%,SCC 的发生率为 0.1%~0.3%,半数为慢性宫颈炎。因此,如果在阴道镜下发现病变,定点取活检;如未发现病变,建议随访,慎重行多点活检或 ECC。

（六）针对细胞学结果为 LSIL 时的诊治策略

LSIL 中表层核增大为正常中层鳞状上皮细胞核的 3 倍以上,70% 病理学结果为 CIN 1 和尖锐湿疣病变。CIN 2 及 CIN3 的发生率为 15%~30%;SCC 的发生率为 0.1%。因此,细胞学结果为 LSIL,应结合患者 HPV 感染的类型和时间、宫颈局部是否做过治疗、阴道壁及穹窿是否存在病变等充分进行阴道镜评估,如果在阴道镜下发现病变,定点取活检;如未发现病变,建议随访,慎重行多点活检或 ECC。

Pretorius 等一项涉及 364 位诊断为 CIN2 及更高级别病变患者的研究显示,若细胞学显示为 ASC-US 伴 HPV 阳性或仅为 LSIL,对阴道镜下未发现病变的宫颈取随机活检,检出 CIN2 及以上病变的概率分别仅为 1.7% 和 3.6%。2017 年美国阴道镜和宫颈病理学会系统回顾了 4 项研究,宫颈癌前病变低风险的人群包括:细胞学结果小于 HSIL、无 HPV16/18 感染、阴道镜表现完全正常等。

二、宫颈搔刮术

宫颈管搔刮术是用细小刮匙（见图 1-8-1）深入宫颈管全面搔刮宫颈管 1~2 周,所得组织送病理检查,是一种诊断宫颈管内病变的活检方法。标本应准确、全面、无遗漏,避免同一部位二次搔刮。ECC 常常用于细胞学检查为非典型腺细胞、阴道镜下无法获知颈管内病变情况,特别是细胞学反复高危异常或者颈管内有出血者。

2003 年 Pretorius 等评估了 364 位患者的 ECC 结果,研究显示,即使在阴道镜检查满意的情况下,细胞学呈 ASC-US 伴 HPV 阳性（15.6%）或 LSIL（14.8%）的患者依旧可通过 ECC 检测出 CIN2 及以上级别的宫颈病变。2015 年该学者对 18 537 人次阴道镜检查进行了关于 ECC 适应证的研究,建议 25 岁及以上患者若细胞学异常伴或不伴 HPV 感染应行 ECC。

尽可能降低对组织的损伤与破坏是开展 ECC 的原则。另外,妊娠期是 ECC 的绝对禁忌证。ECC 是对单纯宫颈定位活检漏诊的一个有效补充,但仍存在一定的局限性。对于年龄较大,尤其是绝经时间较长的女性,锥切术后及宫颈发育异常的女性,ECC 往往取材效果不理想。

三、宫颈锥切术

宫颈锥切术是利用各种方法将宫颈由外向内圆锥形切除部分宫颈组织的宫颈活检术，因切除的宫颈标本呈圆锥形而得名。

（一）宫颈锥切术分类

根据器械不同分为宫颈环形电切术（loop electrosurgical excision procedure，LEEP）和宫颈冷刀锥切术（cold knife conization，CKC）（图 1-8-2）。

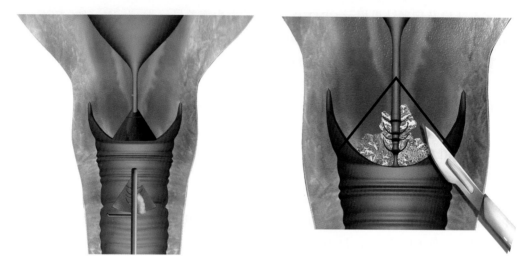

图 1-8-2　不同锥切方法示意图

根据治疗目的不同，宫颈锥切分为诊断性锥切和治疗性锥切。诊断性锥切可以连续完整切除标本，取材的部位、范围、深度及标本量充足，可以克服和弥补 ECC 的局限性，是降低宫颈病变漏诊率的有效补充方法。同时，通过了解切缘的病理情况，可以判断病变是否完整切除，具有同时治疗的作用。进行诊断性锥切的时候，应该根据病变部位、范围选择合适的切除方法（图 1-8-3）。LEEP 术是常用的诊断性锥切的方法。LEEP 术有时可以检出点活检未发现的微小浸润癌（包括 AIS 和 / 或早期腺癌）以及未能被阴道镜检查发现的宫颈管内或隐窝处的病变。

（二）锥切术的原则

切除的原则是尽可能一次性完整切除病变，Papakonstantinou 及 Kyrgiou 等曾在 92 位 CIN 患者中比较了宫颈锥切术后切缘情况对 CIN2 及以上病变复发的影响，切缘为阴性的患者更能保持无病状态，阳性组累积复发率为 6.4%，阴性组则为 2.7%，其中 31% 的切缘阳性组患者需要进一步手术治疗，而阴性组仅为 11.1%。此外，研究显示，切缘阳性组更易在宫颈管内复发（宫颈管内复发率为 66.6%，宫颈阴道部复发率为 33.4%）。

对于有生育要求的妇女，在手术时应充分考虑对其未来妊娠结局的影响。2016 年 Kyrgiou 等进行的纳入 71 项研究，共计 6 338 982 人次的荟萃分析显示，宫颈的手术治疗，尤其是 LEEP 及冷刀锥切术，可能增加早产、胎膜早破、低出生体重等不良产科结局的风险，且早产风险增加程度与切除组织的深度及体积有关,与切除深度呈"剂量反应",<10mm 即可增加早产风险,当切除深度大于 20mm 时,可最多增加 5 倍的风险。因此如果病变区横向范围较大时,应选择切除和消融相结合,避免过度治疗,以保护宫颈的生物学功能,尽量降低手术对年轻妇女未来妊娠造成的潜在负面影响。

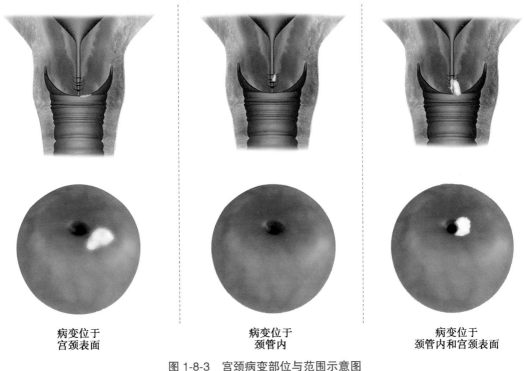

病变位于
宫颈表面
　　　　　　病变位于
颈管内
　　　　　　病变位于
颈管内和宫颈表面

图 1-8-3　宫颈病变部位与范围示意图

（三）诊断性宫颈锥切术适应证

1. 多次细胞学报告为阳性,阴道镜下活检为阴性或不能观察到全部移行带或阴道镜下活检和 ECC 阴性者。

2. 高级别的宫颈病变延伸至宫颈管内者。

3. 阴道镜下定点活检、ECC 与细胞学结果不符或不能解释其原因者。

4. 怀疑腺癌者。

5. 怀疑有早期浸润者。

（四）宫颈锥切的适应证

1. 宫颈活检提示为宫颈高级别上皮内病变者。

2. 年轻 CIN3 或原位癌患者要求保留生育功能者。

3. 宫颈细胞学多次阳性,但阴道镜及活检未能发现病变者。

4. 宫颈细胞学、阴道镜和病理可疑,宫颈浸润癌需进一步明确者。

5. 子宫颈不典型细胞或有症状的宫颈外翻者。

6. 主要病灶在子宫颈管超出阴道镜观察范围者。

（五）LEEP 治疗的指征

1. 低级别病变持续 2 年者。

2. 宫颈高级别上皮内病变者。

（六）LEEP 术的标准化流程

1. 术前超声检查充分评估宫颈管长度,阴道镜检查充分评估病变的范围,有无穹窿及阴道壁的累及。

2. 在患者月经干净 3~7 天进行手术。

3. 没有再次阴道镜评估条件的,术前用鲁氏碘液染色显示病变部位,切割范围确定为碘不着色区域及以外 3~5mm,一般切除深度为宫颈管长度的 1/2,宫颈组织厚度达 5~7mm,依据上述尺寸选择合适的锥形刀头(图 1-8-4)。

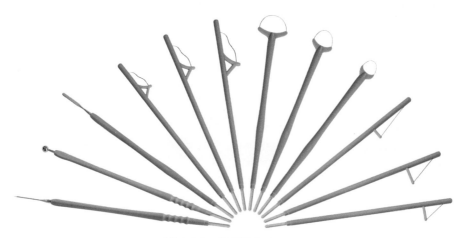

图 1-8-4　常用的 LEEP 刀

4. 有再次阴道镜评估条件的,依据转化区的类型和病变的范围决定切除的深度和范围。CIN1 型切除通常需要达到的深度为 7~10mm,2 型切除通常需要达到的深度为 10~15mm,3 型切除通常需要达到的深度为 15~25mm。另外,需要注意特殊人群如宫颈局部治疗史、年龄过大或绝经、疑存在腺上皮病变者,应针对性的进行个体化的切除,必要时进行深度补切及 ECC。

5. 术前严格局部消毒,使用高频电刀,电切的功率设置在 40~60W,电凝的功率设置在 20~40W。

6. 用球形电极或电凝棒止血,放置带尾碘伏纱条压迫止血,嘱患者于术后 24 小时内自行取出,必要时可以缝扎止血。

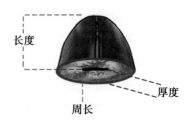

图 1-8-5　锥切标本的标记

7. 切除后的标本应做好记录和标记(图 1-8-5),必要时可以应用染色剂进行标记,记录应包括切除组织的长度(最远端 / 外界至近端 / 内界的距离)、厚度(间质边缘至切除标本表面的距离)及周径(切除组织标本的周长)。标记的部位应记录清晰,利于病理医生的处理,提高病理诊断的准确性和全面性,尤其是切缘情况判定的准确性。

8. 术后的随访很重要,病变治疗后应随访 20 年。Kreimer 团队对 610 名 CIN2 及以上且至少进行过一次 LEEP 术的患者进行随访,研究显示 LEEP 术后 36.9% 的患者致癌性 HPV 阳性,且其中 61% 的患者与术前 HPV 感染类型相同,所有致癌性 HPV 中,16 型的两年风险最为显著(37.0%)。LEEP 术后 33.7% 的患者出现细胞学异常,CIN2 及以上宫颈病变两年累积发生率为 7.0%。

目前,术后随访的方式主要有细胞学检查、高危型 HPV 检测及阴道镜检查三种方式,每种方式都有一定的局限性,三者需要有效地结合,根据原则制订个体化的随访方案。对于 HPV 阳性的患者,Wentzensen 等前瞻性观察 1 509 位患者,予 P16/Ki-67 细胞学双染法筛查宫颈病变,该方法用于检测 CIN 2 及以上时,相较常规的细胞学检测,具有相似的灵敏度,但具有更高的特异度(58.9% *vs.* 49.6%)、阳性预测值(21.0% *vs.* 16.6%)及阴性预测值(96.4% *vs.* 94.2%),在筛查 CIN3 及以上方面也有相同结果,对于 HPV 阳性患者,具有良好的风险分层作用。因此,如果有条件开展细胞学双染,将这种方法用于术后患者的随访也可能是一个有潜在意义的选择,但这种方法的有效性还需要进一步的研究与探索。

四、宫颈手术知情同意书

妇科门诊手术志愿书

患者姓名:　　　　　年龄:　　　　　门诊号:

手术适应证:　　　　　　　　手术日期:　　年　　月　　日

拟行手术名称:宫颈活检宫颈管搔刮宫颈息肉摘除

　　　　　　LEEP 手术　　　　　　锐扶刀手术

麻醉方式:

本人同意手术,对于以下可能出现之并发症表示理解:

1. 术中、术后出血,如对症治疗无效时,有转开腹手术之可能。

2. 术中刺激迷走神经兴奋可能出现人流综合征。

3. 术后感染。

4. 术后有宫颈管狭窄、宫颈机能不全、粘连及不孕的可能。术后妊娠有流产、早产、宫颈性难产的可能,需对症治疗。

5. 术后可能出现阴道分泌物增多,甚至大量水样排液现象,术后 1~2 周可有少许出血。若出血过多则需门诊治疗,严重者需住院治疗。

6. 术后有复发和二次治疗的可能,术后根据病理结果有补充治疗的可能。

7. 在充分满足诊断和治疗的前提下,剩余组织标本可能作为医疗废弃物处理或捐献科研。

8. 麻醉者有出现麻醉意外的可能。

9. 其他异常(药物过敏等)。

出现上述并发症需对症治疗。

需补充交代内容:

受术者或家属签字:

施术者签字:

离体标本:

患者或家属签字: 时间: 年   月   日

(牛菊敏　范江涛)

参 考 文 献

[1] KHAN MJ, WERNER CL, DARRAGH TM, et al. ASCCP Colposcopy Standards: Role of Colposcopy, Benefits, Potential Harms, and Terminology for Colposcopic Practice. J Low Genit Tract Dis, 2017, 21 (4): 223-229.

[2] WENTZENSEN N, SCHIFFMAN M, SILVER MI, et al. ASCCP Colposcopy Standards. Journal of Lower Genital Tract Disease, 2017, 21 (4): 230-234.

[3] KYRGIOU M, ATHANASIOU A, PARASKEVAIDI M, et al. Adverse obstetric outcomes after local treatment for cervical preinvasive and early invasive disease according to cone depth: systematic review and meta-analysis. BMJ, 2016, 354: i3633.

第九章
阴道镜检查异常结果的管理

阴道镜检查是发现宫颈癌筛查异常结果后的初始评估手段，用以评估和排外下生殖道和肛周区域癌前病变和浸润性癌的风险。阴道镜检查时需要识别鳞柱交接（squamous and columnar junction，SCJ）和转化区是否完全可见，然后辨识阴道镜征象是否正常，若存在异常，应判断分析病变严重程度和范围，并在阴道镜指导下取活体组织行病理检查。当明确下生殖道和肛周区域癌前病变和浸润性癌时，通过阴道镜检查描述病变的大小、位置、轮廓、边界和严重程度，为后续治疗提供个体化方案。子宫颈癌发展过程中存在较长时间的可逆性癌前病变期，优化子宫颈癌前病变的管理和干预是阻止浸润癌发生的重要环节。最合适治疗方式的选择取决于病变严重程度、鳞柱交接的可见性、病变有无侵犯宫颈管内或累及阴道等其他邻近部位。

依据 2021 年世界卫生组织（World Health Organization，WHO）女性生殖系统肿瘤的组织病理学分类，宫颈癌前病变包括高级别鳞状上皮内病变（HSIL）和原位腺癌。高级别鳞状上皮内病变包括 CIN2 和 CIN3，如果组织学 HSIL 无法详细界定 CIN2 或 CIN3 时，病理学可以笼统报告为组织学 HSIL 或组织学 HSIL（CIN2/3），当 HSIL 无法排除 CIN3 时，临床上将视为存在 CIN3，按照 CIN3 进行管理。组织学 LSIL/CIN1 发展为 CIN3+ 可能性相对较低，不作为宫颈癌前病变处理，但需结合细胞学检查结果进行共同决策。

宫颈癌前病变的管理分为一般人群的管理，即 25 岁及以上患者的管理，和特殊人群的管理，包括 25 岁以下、妊娠期患者的管理。

一、CIN1 的临床处理

1. 诊断性锥切和观察 组织学 LSIL/CIN1 是 HPV 感染的组织学表现。CIN1 无论是在子宫颈管取样所得，或是在转化区活检中发现，其后续诊断 CIN2+ 很少见。一项研究针对连续 2 年随访监测为 CIN1 而接受 LEEP 治疗的妇女，共纳入 126 名患者，研究结果发现，87% 的患者为 CIN1 或阴性病理结果（通常报告为宫颈慢性炎症），而 13% 的患者组织学结果为 HSIL（CIN2+）。美国北加州凯撒医疗集团（KPNC）数据显示，当 HPV 阳性、细胞学 ASC-US 或 LSIL，阴道镜活检为 CIN1 或未发现病变时，发生 CIN3+ 的 5 年风险率约为

2%。因此,多数情况下以随访为主,酌情处理。细胞学 HSIL/ASC-H 阴道镜活检为诊断的 LSIL/CIN1,应再次评估细胞学、组织学和阴道镜检查结果,如果评估结果发生了修改,则应按照修订后的结果进行临床管理。

2. CIN1 处理时兼顾的因素

(1)细胞学结果显示为 HSIL,组织学为 LSIL/CIN1:这种情况阴道镜下未发现 CIN2+ 并不意味着已排除 CIN2+ 病变,1 年 CIN3+ 风险为 3.9%,推荐立即进行诊断性锥切,或间隔 1 年进行基于 HPV 的检测和阴道镜检查。采用 1 年后 HPV 联合阴道镜随访,所需满足的前提是先前阴道镜检查鳞柱交接和病变上缘完全可见,且子宫颈管取样(如果收集到)的结果应低于 CIN2。值得注意的是,在所有阴道镜检查中,当子宫颈没有发现病变时,必须检查阴道和外阴是否同时存在上皮内瘤变。

(2)细胞学结果显示为 ASC-H,组织学为 LSIL/CIN1:这种情况下 1 年内发生 CIN3+ 风险为 1.4%,如果阴道镜检查新鳞柱交接和病变上缘完全可见,且子宫颈管取样(如果收集到)为阴性,则推荐间隔 1 年进行基于 HPV 的检测,不推荐进行诊断性切除。

(3)至少 2 年持续组织学诊断的 LSIL/CIN1:首选观察,但治疗也是可接受的手段。若选择治疗,当阴道镜下鳞柱交接和所有病变均完全可见,宫颈锥切或消融治疗都可以接受。

二、CIN2 的临床处理

有研究对 1973 年至 2016 年的数据进行了系统回顾和 Meta 分析,结果表明,在保守处理的 CIN2 中,50% 自然消退,32% 病变持续,18% 进展为 CIN3+。值得注意的是,大多数消退发生在前 12 个月内,而进展率会随着时间的推移持续增加。年龄小于 30 岁的女性中的消退率更高(60%)。KPNC 最近的一项研究纳入 2 417 名患者,中位随访时间为 48 个月,在间隔 6 个月进行的阴道镜检查和联合检查中发现了相似的结果:50% 的患者消退至 CIN1 或更低水平,尽管对持续 HPV 阳性的患者保持严密的监测,仍有 30% 的人因持续阳性或进展而接受治疗,20% 的患者回归常规筛查。

有关 CIN2 能否保守治疗,不同国家或地区的意见尚未统一,以下情况所诊断的 CIN2 不能保守治疗:>40 岁、HPV 16/18 阳性、吸烟(60%)、免疫相关问题和大病灶的妇女。以英国阴道镜和宫颈病理学会指南制定时的表决结果为例,75.9% 的学会成员倾向于选择 6 个月随访监测后再治疗,在切除作为选项时,80.2% 的人倾向于切除,鉴于 CIN2 和 CIN3 都是高级别宫颈上皮内瘤变,多数情况下以手术切除为主。

阴道镜专家在制定正式指南时,对 CIN2 的处理意见相对保守,但需要注意的是,治疗的选择标准应该基于多中心前瞻性临床研究(RCT)为证据,迄今尚缺乏有力的 RCT 依据最强证据为 15 项研究的 Meta 分析结果,22% 未经治疗的 CIN2 进展为 CIN3,仅有 5% 进展为浸润性癌。

推迟 CIN2 治疗的主要原因是基于宫颈病变治疗后存在有产科不良结局的潜在风险,但风险的大小仍有争议。因此对于 CIN2 的患者,如果对治疗影响未来妊娠的担忧超过了对癌症的担忧,那么观察和治疗都是可以接受的,前提是鳞柱交接可见,并且子宫颈管取样未发现 CIN2+ 或未分级的 HSIL。如果 CIN2 持续 2 年,则推荐治疗,治疗的方法和手段需结合病变的大小与部位。

三、CIN3 的临床处理

CIN3 被认为是一种直接的癌前病变,约有 45% 的 CIN3 患者会进一步发展,23% 的患者疾病稳定,32% 的患者逆转正常。因此,宫颈 CIN3 患者推荐积极治疗。治疗方法依据病变的位置分为三类:病变仅位于宫颈表面、病变仅位于颈管内、病变在颈管内和宫颈表面同时存在。

（一）病变仅位于宫颈表面

宫颈表面任意的点活检提示 HSIL,同时阴道镜提示 1 型转化区,或颈管诊刮术后组织病理学确诊无上皮内病变。该类情况可以应用药物治疗或消融治疗两种方法。

1. 以外用红色诺卡氏菌细胞壁骨架为代表的药物治疗为例,应用方法如下 生理盐水棉球清洗宫颈表面,干棉球蘸取多余的液体,再用 5% 醋酸溶液作用宫颈表面 50 秒,取出醋酸棉球后,加热棒接近但不接触病变部位(图 1-9-1),待病变部位黏膜起皱,移走加热棒,外科手术镊将起皱的黏膜撕开,裸露黏膜下组织(图 1-9-2),再以饱蘸药液的带尾线棉球或纱布置于裸露部位并按压 1 分钟以上,留置尾纱,嘱患者 24 小时后自行取出。

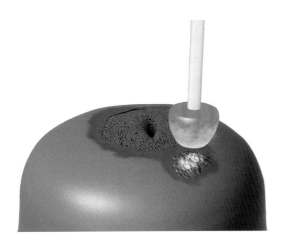

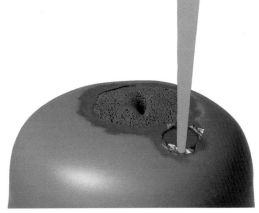

图 1-9-1　加热棒接近但不接触病变部位　　　　图 1-9-2　外科手术镊将起皱的黏膜撕开,
　　　　　　　　　　　　　　　　　　　　　　　　　　　　　　裸露黏膜下组织

2. 消融治疗 用 5% 的鲁氏碘液均匀涂布宫颈表面,指导确定碘不着色区域,选择头端直径 5mm 的热凝棒加热至 100℃,置于宫颈表面,作用 45 秒(图 1-9-3),或每次持续 20 秒,重复 1 次(图 1-9-4);消融治疗的破坏深度不小于 4mm。病灶面积较大者,可以分数次实施。特别注意的是,消融应从碘不着色区域外 3mm 处开始,覆盖所有不着色区域(图 1-9-5)。

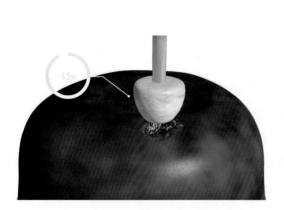

图 1-9-3　热凝棒加热至 100℃,置于宫颈
　　　　　表面,作用 45 秒

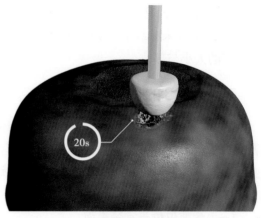

图 1-9-4　热凝棒加热至 100℃,
　　　　　每次持续 20 秒,重复 1 次

(二)病变仅位于宫颈管内

任何年龄的患者一经证实颈管内存在宫颈癌前病变,均应进行 LEEP 手术,切除宫颈病变的厚度约 7mm,范围一般在 12mm(图 1-9-6)。LEEP 手术前,常规超声测量宫颈管长度,依据超声结果选择 1/2 颈管长度的三角刀头,用于锥形切除术。

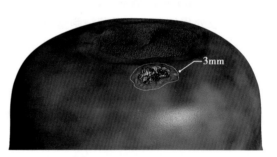

图 1-9-5　消融应从碘不着色区域外
3mm 处开始,覆盖所有不着色区域

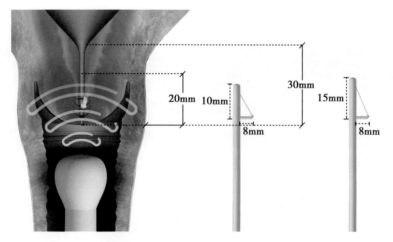

图 1-9-6　切除宫颈病变的厚度约 7mm,范围一般在 12mm

(三)宫颈表面及宫颈管内均有病变

对于有生育要求的女性,根据病变的位置和范围,治疗的选择包括锥型切除术(图 1-9-7)、或消融治疗;无生育要求的女性首选大锥切,依据病理结果,决策后续治疗。

在阴道镜指导下的宫颈病变精准诊断基础上,依据阴道镜所见,实行个体化治疗和分级定位精准治疗,以期达到最大限度保护宫颈解剖结构和功能(视频 2)。

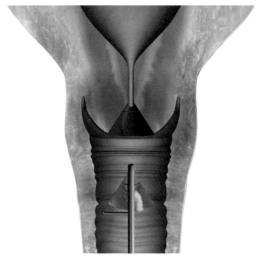

视频 2
宫颈癌前病
变分级定位
精准治疗

图 1-9-7　锥型切除术

四、原位腺癌的处理

推荐对所有子宫颈活检确诊为 AIS 的患者进行诊断性切除手术,以排除浸润性腺癌,即使明确计划要切除子宫者也应如此。切除手术应最大限度地完整切除标本,以便准确判断切缘状态。首选的标本切除长度至少为 10mm,对于不担心治疗影响未来妊娠结局的患者,长度可以增加到 18 至 20mm。锥切长度不受是否进行子宫全切术而受限。在原位腺癌(AIS)保守治疗后手术边缘阴性的妇女中,持续性宫颈肿瘤的风险尚不确定。一项研究针对澳大利亚西部妇女接受 CKC 或 LEEP 治疗的 AIS 者进行了回顾性研究,该队列包括 360 名女性,其中 175 名(48.6%)最初接受 CKC 治疗,185 名(51.4%)接受 LEEP 治疗。患者接受切除治疗时的中位年龄为 30.0 岁(18~64 岁),中位随访时间为 3.9 年(6 个月 ~12.2 年)。在随访和监测期间,7 名妇女(1.9%)被诊断为 CIN2/3,10 名(2.8%)被诊断为 AIS,1 名(0.3%)被诊断为宫颈腺癌。因此切缘阴性的有生育要求的妇女在严密随访的情况下可以保留子宫。对于确诊为 AIS 但切缘阳性的患者,即使计划进行子宫全切术,也应首选再次锥切以获得阴性切缘。如果在尝试最大限度的切除术后仍不能获得阴性切缘,则不推荐保留生育功能,子宫切除方式可选择改良广泛性子宫全切术或筋膜外子宫全切术,依据 2020 年 SGO 建议,该类患者也可同时评估淋巴结。对于接受保留生育功能管理的患者,推荐至少 3 年内每 6 个月进行一次联合检查和子宫颈管取样监测,然后每年一次至少 2 年、或者直到子宫切除。对于连续 5 年联合检查和子宫颈管取样结果均阴性的患者,从监测的第 6 年开始可以将随访监测间隔延长至每 3 年一次。

五、特殊人群的管理

(一)25 岁以下女性

在 25 岁以下的女性中,高危型 HPV 感染率和组织学高级别病变发生率较高,但是宫颈癌并不常见。年轻患者 CIN2 自然消退率较高,进展为浸润性癌症的风险较低。因此,对于年龄小于 25 岁的组织学未特指为 CIN2 或 CIN3 的 HSIL,首选观察,治疗也可接受。

CIN3 是宫颈癌的前驱病变,任何年龄的患者都应接受治疗。即使年龄小于 25 岁 CIN3 患者,也推荐治疗,观察是不可接受的。

年龄小于 25 岁、组织学结果 CIN2 及以下者可以随访观察,包括每 6 个月一次的阴道镜检查和细胞学检查。如果在组织学 CIN2 监测期间,在第 6 个月和第 12 个月时,所有细胞学结果均低于 ASC-H,且组织学结果低于 CIN2,则后续随访监测应在第二次评估后 1 年时进行。如果 CIN2 或未特指的组织学 HSIL 结果持续 2 年,推荐治疗。当鳞柱交接或所有病变未完全可见时,推荐切除治疗。

(二)妊娠期宫颈活检确诊的宫颈癌前病变

妊娠期患者被认为是一个特殊群体,需要权衡母胎风险与漏诊癌症风险来制订管理和治疗方案。妊娠期癌前病变的患癌风险并未增加,癌症的进展速度并无不同,但宫颈充血和妊娠期的其他生理变化可能会影响癌前病变和癌症的检出率,从而增加漏诊癌症的风险。在妊娠期进行阴道镜检查时,需要有经验的阴道镜医师进行评估。对于妊娠期阴道不规则出血、阴道排液的孕妇,在常规筛查不满意、又不能完全排除宫颈癌诊断的情况下,需结合无创检查手段如超声、MRI。

妊娠期 CIN 的发生率约每 100 000 妊娠 2 000~8 000 例。有研究报道 10 年期间 215 例妊娠期妇女通过阴道镜下取活检被诊断为 CIN2+(75 例 CIN2 140 例 CIN3),平均年龄 30.4 岁;其中 187 例高危型 HPV 感染(76 例为 HPV16、18)。终止妊娠前未给予任何处理,妊娠结束后 160 例妇女取活检发现逆转为正常 43 例、CIN1 10 例、CIN2 15 例、CIN3 89 例、宫颈癌 3 例。通过多因素分析发现妊娠期高危型 HPV 的持续感染是 CIN2+ 病变持续存在的独立高危因素(OR 5.09;95% CI 2.15~12.05;$P<0.001$)。因此在妊娠期间组织学 HSIL(CIN2 或 CIN3)的不建议治疗。如果在妊娠期诊断为 AIS,由有经验的阴道镜医生和妇科肿瘤医生共同管理。妊娠结束后联合 HPV 检测和阴道镜检查评估。

在妊娠期第一次阴道镜检查时组织学诊断为 HSIL(CIN2 或 CIN3),首选每 12 进行一次阴道镜检查,但产后再进行阴道镜检查也是可以接受的。如果怀疑有浸润癌或随访中有病变加重,建议再次活检。

对于妊娠期组织学诊断为 HSIL(CIN2 或 CIN3)的患者,如果在产后 4 周阴道镜检查中发现病变,建议切除治疗或宫颈细胞学、HPV 和阴道镜检查全面诊断评估。如果阴道镜检查未发现病变不建议快速治疗,推荐宫颈细胞学、HPV 和阴道镜检查进行全面诊断评估。

六、组织学 CIN 随访检测

（一）组织学 HSIL 短期随访检测

有证据显示宫颈癌前病变治疗后 HPV 检测可以最准确地预测治疗效果，所以首选基于 HPV 的检测（联合检查或单一 HPV 检测）。尽管病变切除术后，手术切缘阳性患者发生持续或复发的组织学 HSIL（CIN2+）的相对风险是切除术后手术切缘阴性患者的 5 倍（*RR* 4.8；95% *CI* 3.2~7.2），但手术切缘阳性只能预测 56%（95% CI 49%~66%）的持续性 / 复发性癌前病变。手术切缘情况对持续性 / 复发性癌前病变的预测性较差，仅仅通过切缘状态无法决定后续随访。相比之下，基于 HPV 的检测能预测 91%（95% *CI* 82%~96%）的持续性 / 复发性组织学 HSIL（CIN2+），在切缘阳性和阴性患者之间无显著差异。切缘阳性者发生持续 / 复发组织学 HSIL（CIN2+）的绝对风险为 17%（95% *CI* 13%~22%），综合考虑患者年龄、组织学 HSIL、HPV 感染的持续状态、治疗对未来妊娠的影响以及随访依从性后，再次切除手术是可以接受的。治疗后无论手术切缘状态如何，首选 6 个月时行基于 HPV 的检测，如果检测结果阳性，应进行阴道镜检查和必要时 ECC。

25 岁及以上 CIN2+ 患者，如不考虑治疗对未来妊娠的影响，手术切缘阳性或 ECC 结果示 CIN2+ 时，再次行切除手术或观察均可接受。如果手术切除后组织学仍为 HSIL（CIN2+），且不愿或无法再次行切除手术则推荐子宫全切术。如选择观察，首选 6 个月内进行基于 HPV 的检测；在阴道镜检查时 ECC 也可以接受。

对于 25 岁以下或担心治疗会影响未来妊娠结局的患者，推荐随访观察。

（二）组织学 HSIL 长期随访检测

根据 KPNC 数据，CIN3 治疗后患者如第 1、2、3 次联合检查阴性 5 年发生 CIN3+ 的风险分别为 1.7%、0.68% 和 0.35%，CIN3 治疗后患者如第 1、2、3 次选择单独 HPV 初筛阴性 5 年发生 CIN3+ 风险分别 2.0%、0.91%、0.44%，因此推荐每年进行联合检查或 HPV 检测随访，直到获得 3 次阴性结果。KPNC 数据表明，在第 3 次基于 HPV 检测阴性后，5 年发生 CIN3+ 风险仍然高于回到常规筛查的 0.15% 阈值（以 5 年为间隔基于 HPV 的宫颈筛查）。长期跟踪研究证实，组织学 HSIL 接受治疗后宫颈癌风险持续增加两倍。风险至少持续 25 年，50 岁以上的患者风险增加。因此推荐每 3 年监测一次，至少持续 25 年。由于这些患者宫颈癌风险仍高于一般人群，只要患者身体允许，可接受 25 年后继续筛查。如果患者的预期寿命有限，则推荐停止筛查。推荐根据组织学或细胞学异常的最高级别病变进行管理。

（三）组织学 LSIL 长期随访检测

组织学 LSIL 后持续随访监测结果为阴性的患者中，只有极少数诊断为 CIN3+，数据显示阴道镜检查时未发现 CIN2+ 的组织学 LSIL 患者，在随后的 3 轮联合筛查结果阴性时，该组患者 5 年 CIN3+ 风险为 0.03%（95% *CI* 0~0.19%），因此建议初次组织学诊断为 LSIL 的患者，建议根据随后的筛查数据得出的评估风险继续监测。

七、CIN 治疗失败的原因

CIN2/CIN3 经过 LEEP 治疗后随访 10 年,显示 HR-HPV 阳性、边缘受累、年龄超过 35 岁的妇女复发率更高。ECC 结果异常和治疗后 HPV 持续感染是 LEEP 术后残留病变的预测因素,综合上述因素助于风险分层和管理方法的选择。绝经后 CIN2+ 阳性边缘和术后持续 HPV 感染可能是宫颈浸润癌的高危因素。一项 Meta 分析纳入 44 446 名接受宫颈癌前病变治疗的妇女,切缘阳性的比例为 23.1%(95% CI 20.4%~25.9%),治疗方式与切缘阳性率密切相关,LEEP 的阳性率为 17.8%(95% CI 12.9%~23.2%),激光锥切为 25.9%［95% CI 22.3%~29.6%］,切缘阳性与病变的严重程度密切相关。CIN2+ 的病变残留或复发的总风险为 6.6%(95% CI 4.9%~8.4%),阴性切缘为 4.8%(95% CI 3.2%~7.2%),阳性切缘者复发率增加。治疗后高危 HPV 阴性者和切缘阴性者 CIN2+ 的发病风险分别为 0.8% 和 3.7%。因此,CIN2+ 治疗后 HPV 的持续感染更能准确地预测残留病灶或复发的风险。

常见问题及解析

1. 妊娠期组织活检的注意事项

答:在妊娠期不建议宫颈管搔刮、子宫内膜活检和不经活检的治疗;仅当根据细胞学、阴道镜检查或组织学怀疑有癌症时,才建议诊断性切除手术或重复活检。

2. 哪些情况慎选消融治疗

答:①病变延伸到子宫颈管内,或者鳞柱交接或病变的上缘不能完全可见;或者子宫颈管取样被诊断为 CIN2+ 或无法分级的 HSIL;②当病变超过子宫颈表面积的 75% 或超过冷冻头使用范围以外时;③既往 CIN2+ 接受过治疗;④子宫颈活检不足以确定组织学诊断;⑤怀疑癌症的情况下。

3. 宫颈锥切术后 HPV 感染的危险因素有哪些

目前缺乏前瞻性的研究报道宫颈锥切术的手术方式对术后 HPV 持续性感染的影响,既往文献报道冷刀、LEEP 和激光锥切治疗后 HPV 持续性感染率大约分别为 18%、18%、21%。但术后 HPV 持续性感染与切缘阳性、术前 HPV 病毒高载量和同时合并阴道和 / 或外阴上皮内瘤变相关。绝经也被认为是术后 HPV 持续性感染的高危人群。生育年龄女性 HPV 清除率明显增高。

4. 宫颈锥切术后可否接种 HPV 疫苗

HSIL 治疗后接种 HPV 疫苗可有效降低复发的风险。回顾性研究表明,接种疫苗与未接种者相比,降低 HPV16/18 相关 HSIL 病变风险为 70.6%。前瞻性随机对照研究显示,23~44 岁有子宫颈鳞状上皮内病变治疗史的女性,接种四价疫苗与未接种者相比,显著降低复发风险($P<0.05$)。基于以上研究结果,推荐既往 HSIL 接受过消融或切除性治疗的适龄女性接种 HPV 疫苗。

（古扎丽努尔　张师前）

参 考 文 献

［1］ SOL É-SEDENO JM, MANCEBO G, MIRALPEIX E, et al. Utility of Human Papillomavirus Geno-typing in the Management of Low-Grade Squamous Intraepithelial Lesions. J Low Genit Tract Dis, 2018, 22 (1): 13-16.

［2］ MADELEINE M, JOHN HF, SMITH B, et al. Tidya and Julia E. Palmer Conservative management of CIN2: National Audit of British Society for Colposcopy and Cervical Pathology members' opinion. J Obstet Gynaecol, 2017, 37 (4): 591-597.

［3］ YAMILÉE HR, BECERRA N. ChaucaI Efficacy and safety of cryotherapy, cold cone or ther-mocoagulation compared to LEEP as a therapy for cervical intraepithelial neoplasia: Rev Saude Publica, 2020, 54 (27): 1-13.

［4］ DEMATRCO M, CHEUNG LC, KINNEY WK, et al. Low Risk of Cervical Cancer/Precancer Among Most Women Under Surveillance Postcolposcopy. J Low Genit Tract Dis, 2018, 22 (2): 97-103.

［5］ MEGAN A. CLARKE, ELIZABETH R. Unger, Rosemary Zuna, et al. A Systematic Review of Tests for Postcolposcopy and Posttreatment Surveillance Journal of Lower Genital Tract Disease, 2020, 24 (2): 148-156.

［6］ MUNRO A, CODDE J, SPILSBURY K, et al. Risk of persistent or recurrent neoplasia in conservatively treated women with cervical adenocarcinoma in situ with negative histological margins. Acta Obstet Gynecol Scand, 2017, 96 (4): 432-437.

［7］ DA KYUNG HONGA, L, SEON AH KIMA, L, KYUNG TAEK LIMA, et al. Clinical outcome of high-grade cervical intraepithelial neoplasia during pregnancy: A 10-year experience Eur J Obstet Gynecol Reprod Biol, 2019, 85: 236-251.

［8］ FERNÁNDEZ-MONTOLÍ ME, TOUS S, MEDINA G, et al. Long-term predictors of residual or recurrent cervical intraepithelial neoplasia 2-3 after treatment with a large loop excision of the transformation zone: a retrospective study. BJOG, 2020, 127 (3): 377-387.

［9］ ARBYN M, REDMAN CWE, VERDOODT F, et al. Incomplete excision of cervical precancer as a predictor of treatment failure: a systematic review and meta-analysis. Lancet Oncol, 2017, 18 (12): 235-238.

［10］ PERKINS RB, GUIDO RS, CASTLE PE, et al. 2019 ASCCP Risk-Based Management Consensus Guide-lines Committee. 2019 ASCCP Risk-Based Management Consensus Guidelines for Abnormal Cervical Cancer Screening Tests and Cancer Precursors. J Low Genit Tract Dis. 2020, 24 (2): 102-131.

第一章
可疑宫颈浸润癌案例及解析

可疑宫颈浸润癌的阴道镜图像特点包括宫颈外观形态失常或显著不对称,增生组织表面"粗糙",凹凸不平,向宫颈表面突出和/或向宫颈管内突出,常常伴有出血、坏死、溃疡;上述图像的出现符合肿瘤"二元学说"理论,即细胞增生和血管再生。阴道镜图像提示宫颈全部或者局部组织增生伴有出血,阴道镜拟诊可疑宫颈浸润癌。

肿瘤组织越大,获取的组织特征越全面,宫颈浸润癌诊断的准确性就越高。裸眼可识别的红色增生组织直径从 7mm(超过镜下早期浸润癌)到 4cm,甚至更大。最常见到的红色增生组织外观呈乳头状、息肉状、菜花状,可向阴道内突出生长,红色增生组织由于生长迅速,表面可出现出血、溃疡、坏死。同时,红色增生组织基底部也深入间质呈浸润性生长,后者往往需要借助影像学检查发现。

阴道镜图像提示可疑宫颈浸润癌的鉴别诊断主要与宫颈赘生物伴有出血进行鉴别,本章最后一个案例就是赘生物伴有出血,可以直接诊断赘生物出血。总之,红色增生物伴有出血、坏死性溃疡是阴道镜拟诊可疑宫颈浸润癌的重要依据。

在阴道镜下利用生理盐水充分暴露视野,只要发现上述特征即可拟诊可疑宫颈浸润癌,需在非坏死区域立即活检新鲜肿瘤组织以便早确诊,减少后面环节,避免延时造成宫颈癌患者身体不适。碘试验的意义在于鉴别可疑宫颈浸润癌是否累及阴道壁。

阴道镜无法确定拟诊可疑宫颈浸润癌是何种组织来源,而须依靠组织病理学。本章列举 8 个病例,组织病理学类型各异,涉及鳞状细胞癌、腺癌、子宫内膜癌、淋巴瘤等,但其阴道镜拟诊可疑宫颈浸润癌的诊断要点和图像特征具有共性。以下进行逐一分析阐述,以便读者理解掌握。

案例 1　宫颈中分化鳞状细胞癌（ⅠA 期）（图 2-1-1）

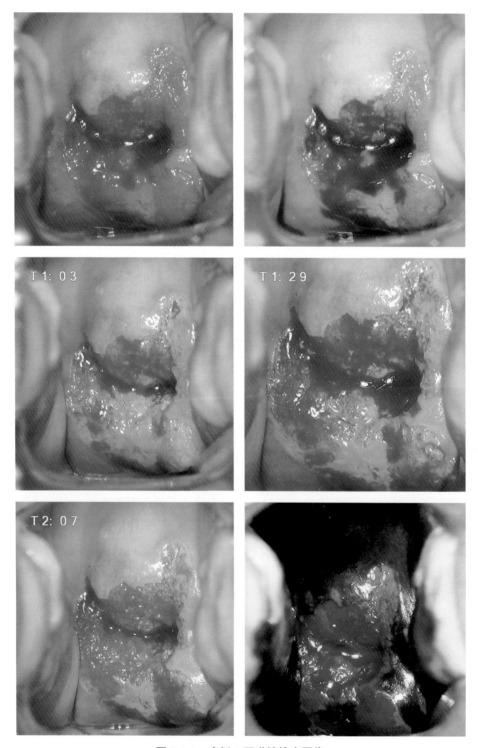

图 2-1-1　案例 1 阴道镜检查图像

【转诊阴道镜检查指征】

46 岁,接触性出血 3 月余,宫颈癌筛查异常。

TCT:高级别鳞状上皮内病变(HSIL)。

HPV 检测:HPV 16 型(+),非 16/18 型的其他 12 种高危型 HPV(+)。

【阴道镜拟诊思路】

第一步:生理盐水下见宫颈形态失常,宫颈前唇与后唇不对称,可见前唇子宫颈管组织向内突出,表面粗糙呈粗颗粒状且凹凸不平(增生);增生组织表面及子宫颈管出血;可见杂乱分布的粗大点状血管。

第二步:生理盐水图像结合醋酸 2 分钟图像未发现柱状上皮区域。

第三步:子宫颈管周边为红色区域。

第四步:醋酸作用后宫颈未发现明显醋白上皮,出血未止;醋酸试验后血管更为明显:宫颈 5 点、6 点等区域可见不均匀分布、粗大点状血管,宫颈 1 点区域可见镶嵌血管。

第五步:粉色区域未发现异常醋白上皮。

第六步:阴道镜拟诊为可疑宫颈浸润癌。

【组织病理学结果】

(宫颈 1 点、5 点、6 点、7 点、12 点)鳞状上皮黏膜组织,上皮呈高级别鳞状上皮内病变(HSIL,CIN Ⅲ),局灶间质浸润,考虑为鳞状细胞癌(中分化),请结合临床综合分析。IHC(7点):P16 阳性,Ki67 60%。

【疾病诊断】

宫颈中分化鳞状细胞癌(ⅠA 期)。

【学习要点】

阴道镜可疑宫颈浸润癌的识别特征包括外生性 / 内生性生长、出血、坏死性溃疡。本案例符合宫颈异常增生伴出血;增生组织表面粗糙、不平整,尤其 12 点局部区域凹陷明显,考虑溃疡可能,因此拟诊可疑宫颈浸润癌。在组织新鲜、血管较密集的区域取活检。

可疑宫颈浸润癌阴道镜图像需与宫颈增生物、宫颈炎鉴别。宫颈增生物往往表面光滑,不伴出血;宫颈炎往往可见异常分泌物,病变累及整个宫颈甚至阴道,充血且多为触血(+),可有发热、乏力等症状,抗感染治疗后好转,可帮助鉴别。对于难以鉴别者,需谨记宫颈癌筛查的目的是不漏诊宫颈癌、及早发现宫颈癌前病变。因此,对于具备上述特征的案例或难以鉴别者均应在可疑部位多点活检,宁愿"过度诊断"而不漏诊。

案例 2 宫颈中分化鳞状细胞癌（ⅠB1 期）（图 2-1-2）

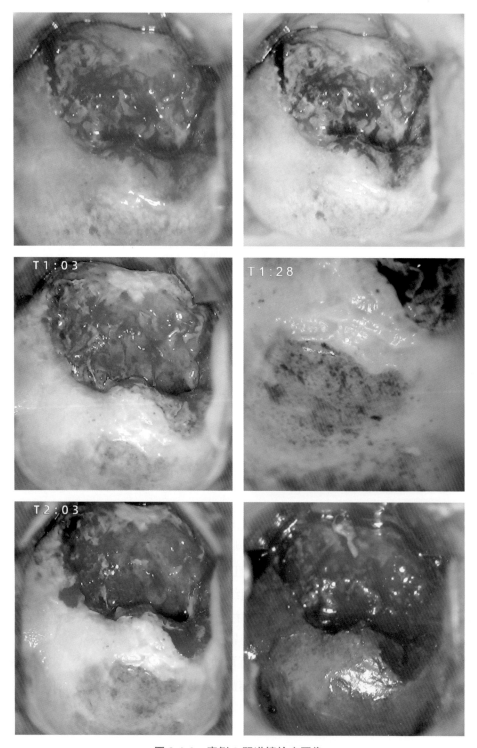

图 2-1-2 案例 2 阴道镜检查图像

【转诊阴道镜检查指征】

60 岁,阴道分泌物异常近 1 个月,宫颈细胞学异常。

TCT:高级别鳞状上皮内病变(HSIL)。

HPV 未检测。

【阴道镜拟诊思路】

第一步:生理盐水下可见宫颈形态失常、前唇与后唇显著不对称,前唇宫颈组织增生明显、向阴道突出(增生);表面粗糙且杂乱分布点状、树枝状、蝌蚪状等血管,同时伴出血。宫颈后唇亦可见杂乱分布血管。

第二步:生理盐水清洁分泌物后采集的图像,结合 5% 醋酸作用 2 分钟后的图像,未发现明显柱状上皮区域。

第三步:子宫颈管周围为红色区域。

第四步:5% 醋酸作用 50 秒,2 分钟与 1 分钟图像比较,未发现异常醋白上皮。

第五步:粉色区域未发现异常醋白上皮。

第六步:阴道镜拟诊为可疑宫颈浸润癌。

【组织病理学结果】

(宫颈 1 点、12 点)鳞状细胞癌(中分化)。IHC(1 点):P16 +++,Ki67 80%。

【疾病诊断】

宫颈中分化鳞状细胞癌 I B1 期。

【学习要点】

患者定期宫颈癌筛查,2 年前曾有宫颈癌筛查异常,即细胞学为 ASCUS,阴道镜活检诊断慢性宫颈炎。1 年前细胞学再次提示 ASCUS,患者未就诊而失访。近期因阴道少量血性分泌物就诊,细胞学提示 HSIL,电话催促就诊。本案例提示严格按医嘱随访的重要性。2019 美国阴道镜及宫颈病理学会(American Society for Colposcopy and Cervical Pathology,ASCCP)指南明确指出宫颈癌筛查的管理方法包括随访观察和治疗。随访观察是筛查处理的方法之一,可以解释为没有强调随访就相当于没有处理。

案例3 宫颈中低分化鳞状细胞癌（ⅠB1 期）（图 2-1-3）

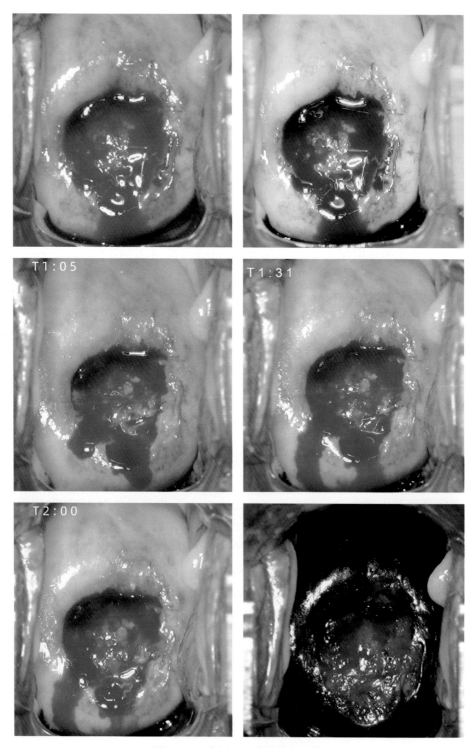

图 2-1-3 案例 3 阴道镜检查图像

【转诊阴道镜检查指征】

36 岁,接触性出血,阴道排液 1 年余,有异味,伴间断腹痛,宫颈癌筛查异常。

TCT:可疑宫颈浸润癌(SCC)。

HPV 检测:16 型(+)。

【阴道镜拟诊思路】

第一步:生理盐水下见宫颈形态失常,前唇与后唇显著不对称,后唇增生组织表面粗糙不平,同时伴子宫颈管及宫颈表面持续出血。

第二步:生理盐水图像结合醋酸 2 分钟图像未发现明显柱状上皮区域。

第三步:子宫颈口周围为红色区域,尤以后唇为著。

第四步:5% 醋酸作用 50 秒,2 分钟与 1 分钟图像比较,未发现异常醋白上皮。出血不止。

第五步:粉色区域未发现异常醋白上皮。

第六步:阴道镜拟诊为可疑宫颈浸润癌。

【组织病理学结果】

(宫颈 6 点、7 点)鳞状细胞癌(中 - 低分化)。IHC(6 点):P16 +++,Ki67 80%。

【疾病诊断】

宫颈中低分化鳞状细胞癌 I B1 期。

【学习要点】

本案例再次强调阴道镜下拟诊可疑宫颈浸润癌的特征:突向子宫颈管的异常增生伴出血。尽管异型血管是诊断宫颈癌的特征性征象,但由于宫颈持续出血而难以识别,如在出血部位周围仍可见杂乱异型血管,可有助于可疑宫颈浸润癌的诊断。在临床工作中,妇产科医生、阴道镜医生有时会误以为是宫颈炎性组织伴有出血,需结合患者临床表现及病史加以鉴别;若难以鉴别,宁可过度诊断,不漏诊。为减少漏诊及增加活检准确率,可在“最异常”部位取 2~4 块活检,必要时行子宫颈管搔刮(ECC)。本案例于宫颈“最异常处”即增生组织出血部位连续取活检 2 块;考虑其足以诊断故无需行 ECC,避免增加患者痛苦及负担。后续还需进一步行盆腔超声(注意子宫颈管情况)及盆腔 MRI 明确病变范围及受累情况。

案例4 宫颈中分化鳞状细胞癌（ⅡB 期）（图 2-1-4）

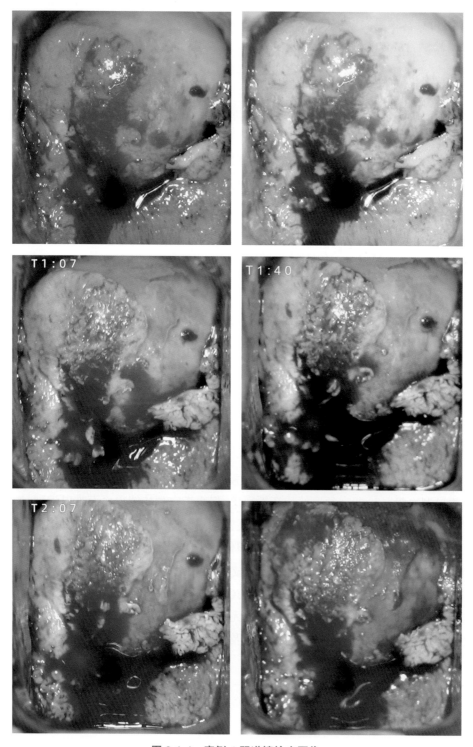

图 2-1-4 案例 4 阴道镜检查图像

【转诊阴道镜检查指征】

53 岁,绝经 4 年,阴道出血 1 周。
TCT 及 HPV 检测均未检查。

【阴道镜拟诊思路】

第一步:宫颈暴露不完全,阴道镜检查不充分;在生理盐水下可见宫颈形态失常,前唇与后唇显著不对称,宫颈 11 点、4 点区域表面见明显异常增生组织及异型血管,伴持续出血。

第二步:生理盐水图像结合醋酸 2 分钟图像宫颈口未发现柱状上皮区域。

第三步:宫颈口周围为红色区域。

第四步:5% 醋酸溶液作用 50 秒,2 分钟与 1 分钟图像比较,未发现异常醋白上皮。仍持续出血。

第五步:粉色区域未发现异常醋白上皮。

第六步:阴道镜拟诊为可疑宫颈浸润癌。

【组织病理学结果】

(宫颈 11 点、12 点)鳞状细胞癌(高 - 中分化)。IHC(11 点):P16 阳性,Ki67 鳞状上皮全层阳性。

【疾病诊断】

宫颈高 - 中分化鳞状细胞癌ⅡB 期。

【学习要点】

本案例强调在宫颈癌筛查现场,或者在妇产科门诊,裸眼发现异常增生组织伴出血者,建议立即转诊阴道镜检查并活检,无需等待宫颈细胞学或者 HPV 检测结果。

案例5 子宫内膜癌（ⅣB 期透明细胞癌）（图 2-1-5）

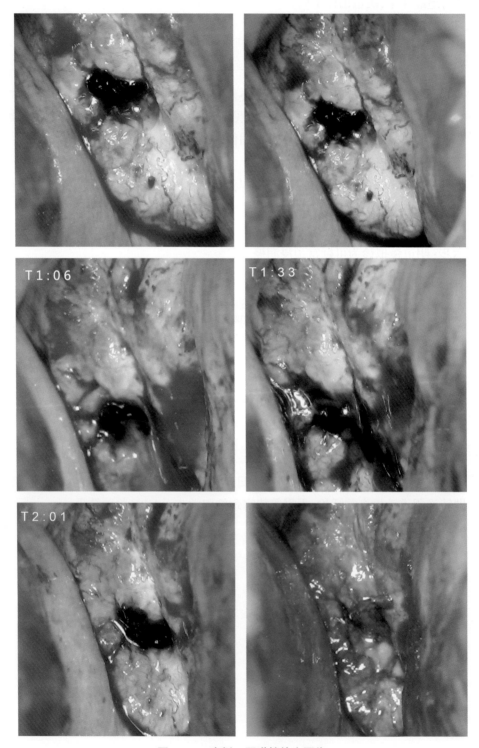

图 2-1-5 案例 5 阴道镜检查图像

【转诊阴道镜检查指征】

66 岁,绝经后阴道出血 8 个月,淋漓不净。

TCT 及 HPV 未查。

【阴道镜拟诊思路】

第一步:宫颈无法完全暴露,阴道镜检查不充分;生理盐水下宫颈表面不规则、凹凸不平,宫颈表面广泛分布树枝状杂乱血管;宫颈管空洞状。

第二步:生理盐水图像结合醋酸 2 分钟图像宫颈口周围未发现柱状上皮区域。

第三步:子宫颈管周围为增生组织。

第四步:5% 醋酸溶液作用 50 秒,2 分钟与 1 分钟图像比较,未发现异常醋白上皮。宫颈表面仍出血不止。

第五步:粉色区域未发现异常醋白上皮。

第六步:阴道镜拟诊为可疑宫颈浸润癌。

【组织病理学结果】

(宫颈 2 点、3 点)纤维组织内可见肿瘤细胞浸润性生长,部分呈腺样、巢团状或条索状,部分胞质透明,核中度异型。IHC:(2 点)P16 阳性,Ki67 40%。综上,符合腺癌,部分呈透明细胞癌,活检组织有局限性,详待手术完整切除后再评估。

【疾病诊断】

子宫内膜癌ⅣB 期(透明细胞癌)。

【学习要点】

本案例强调在宫颈癌筛查中,妇科检查非常重要,如果检查中发现异常增生组织伴出血者,尤其结合临床表现和病史考虑宫颈癌时,建议立即转诊阴道镜检查并活检,无需等待宫颈细胞学或者 HPV 检测结果。

阴道镜医生利用特有的手段,依据镜下所见,可初步判断肿瘤组织对宫颈及阴道的侵袭范围,并可进一步通过活检组织病理证实,从而有助于妇科肿瘤医生制定治疗计划。

鳞状细胞癌是宫颈癌最常见的组织学类型,其次为腺癌。该病例为子宫内膜透明细胞癌的转移。如前文所述,各种组织来源宫颈癌往往阴道镜图像相似而无法区分。宫颈癌常常表现为突向阴道的外生型、不对称的异常增生,或突向子宫颈管的异常增生(可见桶形宫颈和空洞),伴持续出血。

案例 6　子宫内膜癌（浆液性癌）（图 2-1-6）

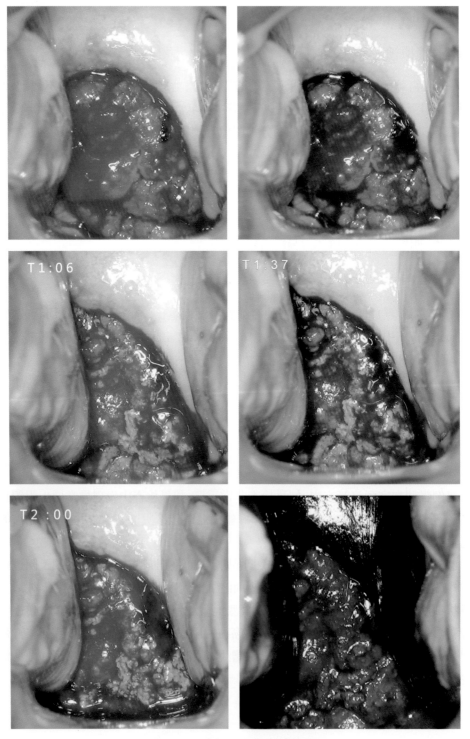

图 2-1-6　案例 6 阴道镜检查图像

【转诊阴道镜检查指征】

47 岁,阴道不规则出血 4 个月余。宫颈癌筛查异常。

TCT:非典型子宫颈管腺细胞,无具体指定(AGC-NOS)。

HPV 检测:(−)。

【阴道镜拟诊思路】

第一步:宫颈暴露不完全,阴道镜检查不充分;生理盐水下见宫颈饱满,子宫颈口充满异常增生组织,色红,表面粗糙、不平,伴持续出血和坏死。

第二步:生理盐水图像结合醋酸 2 分钟图像宫颈口周围未发现柱状上皮区域。

第三步:宫颈口为红色区域。

第四步:5% 醋酸溶液作用 50 秒,2 分钟与 1 分钟图像比较,未发现异常醋白上皮。出血未止。

第五步:粉色区域未发现异常醋白上皮。

第六步:阴道镜拟诊为可疑宫颈浸润癌。

【组织病理学结果】

(宫颈增生物 1、宫颈增生物 2)子宫颈腺体异型增生,相互融合,乳头状,局部间质浸润,为子宫颈腺癌,形态呈浆液性癌。IHC(宫颈增生物 1):P16 +++,Ki67 50%。

【疾病诊断】

子宫内膜癌(浆液性癌)

【学习要点】

通常,宫颈增生物与宫颈赘生物可通过以下方法进行鉴别:使用棉签沿增生物或赘生物根蒂部检查,如果根蒂较粗、与宫颈固定而无法活动者考虑宫颈增生物;如果根蒂较细,与宫颈连接较少,可 360° 活动者为宫颈赘生物。异常增生,无论是增生物还是赘生物,均可能伴发出血,但良性增生往往表面光滑;而恶性病变常常表面粗糙、有时可见坏死、溃疡。对于伴发临床症状者,如接触性出血、下腹不适、阴道分泌物异常者,均需活检或切除增生物或赘生物。

本案例实则为子宫内膜赘生物突入子宫颈管,由于根蒂较粗,按上述方法诊断为增生物。一则,阴道镜下该增生物表面粗糙伴持续出血;二则,患者近 4 个月阴道间断性、不规则出血,故而行活检以明确诊断。

一般宫颈赘生物可使用卵圆钳或活检钳摘除或钳取干净。但本案例中患者于阴道镜检查前行盆腔 MRI 提示该增生物源于子宫内膜,故仅可活检钳取部分组织明确诊断,根据病理结果决定进一步治疗方案。

案例 7　非霍奇金淋巴瘤 A 组 Ⅳ 期；弥漫大 B 细胞淋巴瘤（非生发中心型）（图 2-1-7）

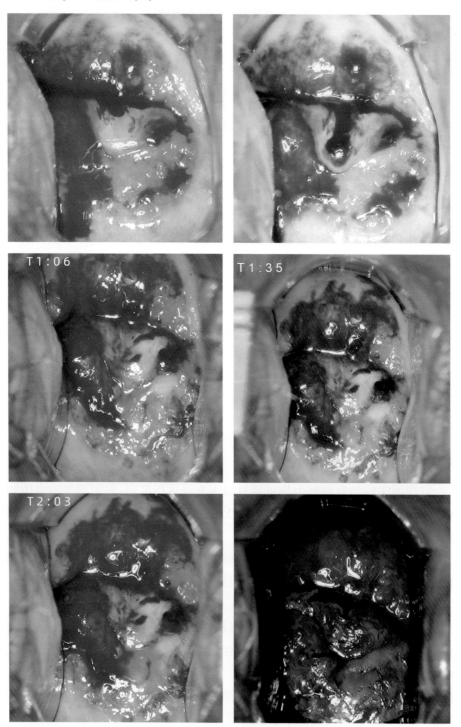

图 2-1-7　案例 7 阴道镜检查图像

【转诊阴道镜检查指征】

55 岁,子宫颈接触性出血 3 年余,宫颈癌筛查异常。

TCT:无上皮内病变及恶性改变(NILM)。

HPV 检测:非 16/18 型的其他 12 种高危型 HPV(+)。

【阴道镜拟诊思路】

第一步:宫颈暴露不完全,阴道镜检查不充分;生理盐水下可见宫颈形态失常,表面粗糙,可见杂乱分布异形血管,伴出血。

第二步:生理盐水图像结合醋酸 2 分钟图像宫颈口周围未发现柱状上皮区域。

第三步:宫颈口周围为红色区域。

第四步:5% 醋酸溶液作用 50 秒,2 分钟与 1 分钟图像比较,未发现异常醋白上皮。宫颈表面仍出血不止。

第五步:粉色区域未发现异常醋白上皮。

第六步:阴道镜拟诊为可疑宫颈浸润癌。

【组织病理学结果】

(宫颈 8 点、9 点)宫颈黏膜固有层内见大量型淋巴细胞弥漫成片浸润,核泡状,核仁明显,呈免疫母细胞样,黏膜糜烂。IHC:AE1/AE3−,LCA+++,Vimentin+++,P53++,CD3−,CD20+++,CD10−,BCL6+,MUMI+,BCL 230%,c-Myc 40%,CD138+,P16−,Ki67 80%,CK5/6−,P40−,P63−。ISH:EBV(EBER)−。综上,符合弥漫大 B 细胞淋巴瘤,非生发中心 B 细胞型。

【疾病诊断】

非霍奇金淋巴瘤 A 组 IV 期;弥漫大 B 细胞淋巴瘤(非生发中心型)。

【学习要点】

作为宫颈癌筛查手段,宫颈细胞学和 HPV 检测主要针对的是宫颈黏膜上皮形态学变化和病毒定性检测,当上皮缺失或取样不当(取样部位不当、样本量不足)时,可出现宫颈细胞学正常或轻度异常,和 / 或 HPV 阴性的结果。因此,宫颈癌的筛查需结合病史、临床表现、妇科检查、宫颈细胞学和 HPV 检测结果,综合分析确定筛查对象宫颈病变风险以决定是否需进一步阴道镜检查。

案例 8 子宫内膜癌 IB 期(图 2-1-8)

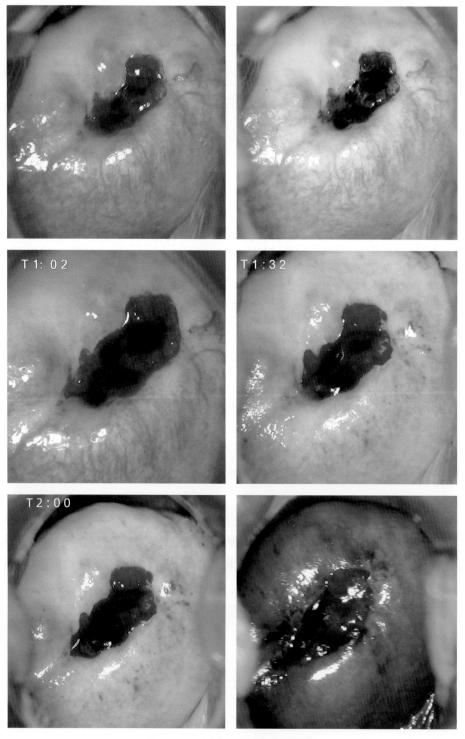

图 2-1-8 案例 8 阴道镜检查图像

【转诊阴道镜检查指征】

72 岁,绝经 18 年,绝经后阴道出血 1 年余。宫颈癌筛查异常。

TCT:非典型腺细胞,倾向瘤变(AGC-FN),不能确定来源。

HPV 检测:(-)。

【阴道镜拟诊思路】

第一步:生理盐水下宫颈口第一象限可见赘生物伴出血。

第二步:生理盐水图像结合醋酸 2 分钟图像宫颈口未发现柱状上皮区域。

第三步:子宫颈口周围为红色区域。

第四步:5% 醋酸溶液作用 50 秒,2 分钟与 1 分钟图像比较,未发现异常醋白上皮。出血未止。

第五步:粉色区域未发现异常醋白上皮。

第六步:阴道镜拟诊为可疑宫颈浸润癌。

【组织病理学结果】

(宫颈赘生物、ECC)腺癌,核级别高,结合宫腔内占位考虑子宫内膜来源,并倾向 Ⅱ 型癌。IHC(宫颈赘生物):CK7+++,ER+++,PR-,Vimentin++,P53 大于 60% 细胞阳性,PAX8+++,PTEN-(可见阳性内对照),Calretinin+,P16 散在 +,Ki67 80%~90%。

【疾病诊断】

子宫内膜癌 Ⅰ B 期。

【学习要点】

本案例涉及宫颈增生物出血与宫颈赘生物出血的鉴别诊断,使用棉签沿宫颈口旋转 360°,突出的红色组织与宫颈可以分开,即宫颈赘生物。宫颈癌常常呈现增生物特征,但不绝对;当宫颈赘生物伴持续出血,尤其赘生物组织糟脆时,需考虑宫颈浸润癌可能。

(赵健　张岩　冯慧)

第二章
宫颈高级别病变案例及解析

　　在阴道镜检查过程中,未发现第一章描述的红色增生物伴有出血的图像,则进入本章的阴道镜图像拟诊环节,继续寻找宫颈癌及癌前病变,忽略宫颈正常组织区域。阴道镜下拟诊宫颈 HSIL 图像的共同特点是宫颈红色区域在 5% 醋酸作用后出现异常醋白上皮,图像类型包括有边界的厚醋白上皮、有边界有 a 图案的薄醋白上皮和有边界且碘不着色的薄醋白上皮,简称红厚白、红白 a、红白黄。

　　红厚白图像指生理盐水下出现红色区域,在该区域上以 5% 醋酸作用后出现有边界的厚醋白上皮,可以一致,也可以在红色区域内。在阴道镜检查中,由于有边界的厚醋白上皮比较容易识别,诊断困难不大,但是此类图像往往容易过度诊断,与红色区域相交,或与红色区域无关,均不拟诊宫颈 HSIL。红厚白图像强调红色区域大于或等于厚醋白区域,厚醋白上皮局限在红色区域之内。常见的厚醋白上皮在红色区域内可以靠边,可以游离在里面,也可以散落在里面。

　　红白 a 图像指生理盐水下出现红色区域,在该区域上 5% 醋酸作用后出现有边界的薄醋白上皮,其中薄醋白上皮有穿越血管图案,即点状图案和 / 或镶嵌图案。在阴道镜检查中这组图案不容易识别,过度诊断与漏诊都可能出现。红白 a 过度诊断常常是薄醋白上皮超越红色区域,漏诊常常是忽略了薄醋白上皮中的图案,尤其是点状图案。

　　红白黄图像指生理盐水下的红色区域,5% 醋酸作用后出现有边界的薄醋白上皮,在薄醋白上皮上认真观察未发现图案,但碘试验后出现黄颜色,包括浅棕和亮黄或芥末黄,且与薄醋白图案一致,碘染均匀。由于黄颜色易识别,所以这类图案容易判别,诊断过程中需要仔细观察黄色与醋白图案是否一致,碘染色是否均匀,避免造成过度诊断。

　　本章以红色区域作为重点观察区域展开论述。阴道镜下判定宫颈 HSIL 图像的关键点之一是准确确定红色区域,若图像中有柱状上皮区域时需要正确排除柱状上皮区域的干扰;关键点之二是红色区域中出现异常醋白上皮(有边界的厚醋白上皮、有边界有 A 结构的薄醋白上皮、有边界且碘不着色的薄醋白上皮),并明确异常醋白上皮局限在红色区域中。

　　阴道镜下出现上述图案时均需要取活检,建议在异常区域中连续取活检,一般取 2~4 点。宫颈上同时出现不同级别的宫颈病变时,以最高级别病变做出诊断,并在最高级别病变处取活检送检。

案例 1 宫颈 HSIL 阴道镜图像（图 2-2-1）

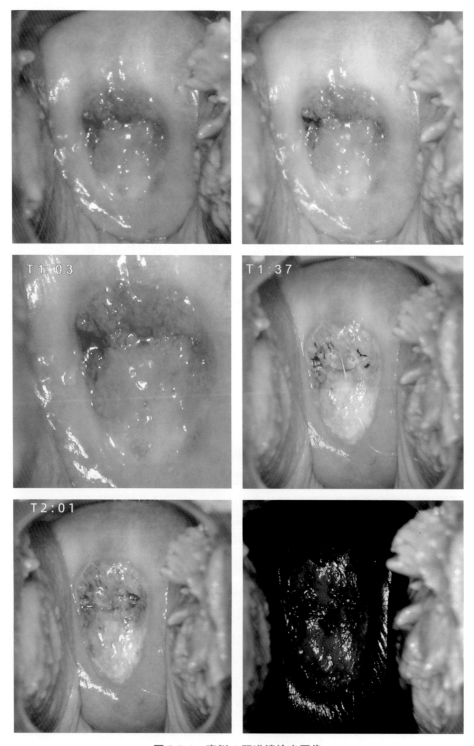

图 2-2-1 案例 1 阴道镜检查图像

【转诊阴道镜检查指征】

年龄 31 岁,体检发现宫颈癌筛查结果异常,既往无宫颈癌前病变及宫颈癌病史。

TCT:非典型鳞状细胞,不能除外高级别鳞状上皮内病变(ASC-H)。

HPV 检测:非 16/18 型的其他 12 种高危型 HPV(+)。

【阴道镜拟诊思路】

第一步:生理盐水下未发现增生伴出血。

第二步:生理盐水图像结合醋酸 2 分钟图像判断前唇为柱状上皮区域。

第三步:后唇为红色区域。

第四步:5% 醋酸溶液作用后,红色区域有醋白上皮出现,2 分钟醋白上皮与 1 分钟醋白上皮比较,醋白上皮增厚,符合红厚白。

第五步:粉色区域未发现异常醋白上皮。

第六步:阴道镜拟诊为宫颈 HSIL。

【组织病理学结果】

(宫颈 4 点、5 点、6 点、7 点)慢性宫颈炎,伴急性炎症、腺上皮鳞化及不全鳞化,腺体扩张,黏液潴留。(4 点、5 点、6 点)呈高级别鳞状上皮内病变(HSIL、CIN Ⅱ及湿疣病变),并累及腺体。IHC(5 点):P16 阴性,Ki67 鳞状上皮下 1/2、局灶近全层散在阳性。

【学习要点】

本案例有柱状上皮区域,通过 2 分钟醋酸图像,可以清楚看到红色颗粒样柱状上皮区域,剔除后,圈定红色区域。醋白上皮为有边界的厚醋白上皮,异常醋白上皮区域与红色区域一致,阴道镜图像表现为红厚白,阴道镜拟诊为宫颈 HSIL。

案例 2 宫颈 HSIL 阴道镜图像（图 2-2-2）

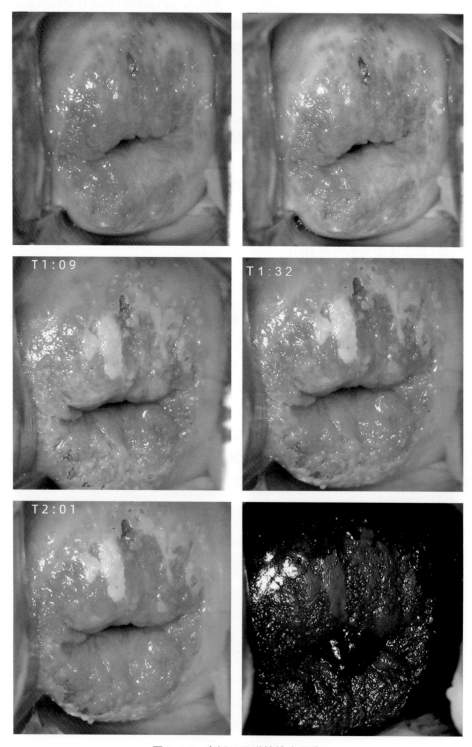

图 2-2-2 案例 2 阴道镜检查图像

【转诊阴道镜检查指征】

年龄 28 岁,体检发现宫颈癌筛查结果异常,既往无宫颈癌前病变及宫颈癌病史。

TCT:高级别鳞状上皮内病变(HSIL)。

HPV 检测:非 16/18 型的其他 12 种高危型 HPV(+)。

【阴道镜拟诊思路】

第一步:生理盐水下未见增生伴出血。

第二步:生理盐水图像结合醋酸 2 分钟图像判断宫颈口周围可见完整的鳞柱交接线。

第三步:11~12 点为红色区域。

第四步:5% 醋酸溶液作用后,11~12 点红色区域有醋白上皮出现,2 分钟醋白上皮与 1 分钟醋白上皮比较,醋白上皮厚度一致、持续,符合红厚白。

第五步:粉色区域未见异常醋白上皮。

第六步:阴道镜拟诊为宫颈 HSIL。

【组织病理学结果】

(宫颈 11 点、12 点)慢性宫颈炎,湿疣病变及高级别鳞状上皮内病变(HSIL,CIN Ⅱ)。IHC(12 点):P16 阳性,Ki67 鳞状上皮下 1/3 层阳性。

【学习要点】

本病案有柱状上皮区域,Ⅰ 型转化区。红色区域直径大于 2mm,在 11 点红色区域出现一致的厚醋白上皮,阴道镜图像表现为红厚白,阴道镜拟诊为宫颈 HSIL。

案例 3　宫颈 HSIL 阴道镜图像（图 2-2-3）

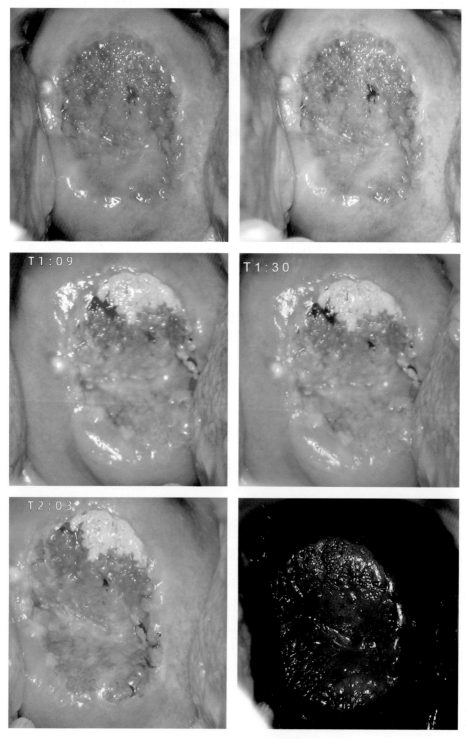

图 2-2-3　案例 3 阴道镜检查图像

【转诊阴道镜检查指征】

年龄 31 岁,白带有血丝 3⁺月,既往无宫颈癌前病变及宫颈癌病史。
TCT:NILM(无上皮内病变及恶性改变)。
HPV 检测:HPV16 型(+)。

【阴道镜拟诊思路】

第一步:生理盐水下未发现增生伴出血。
第二步:生理盐水图像结合醋酸 2 分钟图像可见明显柱状上皮区域。
第三步:前唇为红色区域。
第四步:5% 醋酸溶液作用后,红色区域 1 点处有醋白上皮出现,2 分钟醋白上皮与 1 分钟醋白上皮比较,醋白上皮增厚,位于红色区域的边缘,属于靠港关系,属于红厚白。
第五步:粉色区域未发现异常醋白上皮。
第六步:阴道镜拟诊为宫颈 HSIL。

【组织病理学结果】

(宫颈 1 点、12 点)慢性宫颈炎,局灶急性炎症,高级别鳞状上皮内病变(HSIL,CIN Ⅱ),累及腺体。IHC(12 点):P16 阳性,Ki67 鳞状上皮下 1/2 层阳性。

【学习要点】

严格按照阴道镜检查标准化流程完成每一步操作。在图像判断上,剔除对红色区域有干扰作用的柱状上皮区域。本案例柱状上皮区域在醋酸 2 分 3 秒图像上可清楚识别。

案例 4 宫颈 HSIL 阴道镜图像（图 2-2-4）

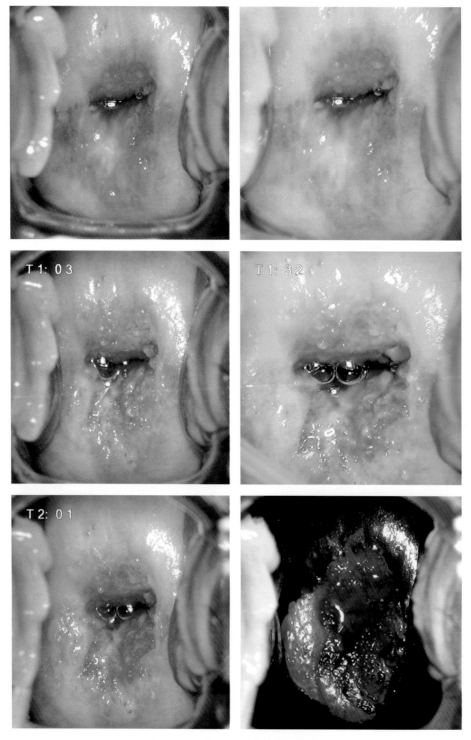

图 2-2-4 案例 4 阴道镜检查图像

【转诊阴道镜检查指征】

年龄 33 岁,体检发现宫颈癌筛查结果异常,既往无宫颈癌前病变及宫颈癌病史。

TCT:低级别鳞状上皮内病变(LSIL)。

HPV 检测:HPV16 型(+)。

【阴道镜拟诊思路】

第一步:生理盐水下未见增生伴出血。

第二步:生理盐水图像结合醋酸 2 分钟图像,宫颈口可见柱状上皮区域。

第三步:宫颈后唇 9 点为红色区域。

第四步:5% 醋酸溶液作用后,红色区域有醋白上皮出现,但 2 分钟醋白上皮与 1 分钟醋白上皮比较,醋白上皮变薄,该醋白上皮区域碘染不着色,故为红白黄。

第五步:粉色区域未发现异常醋白上皮。

第六步:阴道镜拟诊为宫颈 HSIL。

【组织病理学结果】

(宫颈 7 点、8 点、9 点)急慢性宫颈炎,腺上皮鳞化及不全鳞化,高级别鳞状上皮内病变(HSIL,CIN Ⅱ~Ⅲ)。IHC(9 点):P16 阳性,Ki67 鳞状上皮下 2/3~ 全层阳性。

【学习要点】

本案例剔除柱状上皮区域,在 9 点附近出现红色区域。但是醋白上皮在红色区域持续存在,边界显示不清楚,此时碘试验价值较大,碘染色与红色区域的醋白上皮一致,染色均匀。本案例确定为红白黄。

案例5 宫颈 HSIL 阴道镜图像（图 2-2-5）

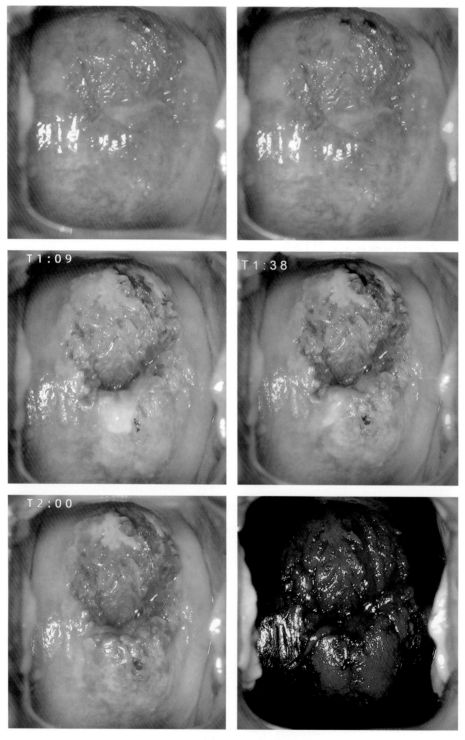

图 2-2-5 案例 5 阴道镜检查图像

【转诊阴道镜检查指征】

年龄 24 岁,同房接触性出血 2 次,既往无宫颈癌前病变及宫颈癌病史;性伴侣有尖锐湿疣病史。

TCT:高级别鳞状上皮内病变(HSIL)。

HPV 检测:非 16/18 型的其他 12 种高危型 HPV(+)。

【阴道镜拟诊思路】

第一步:生理盐水下未见增生伴出血。

第二步:生理盐水图像结合醋酸 2 分钟图像宫颈口可见柱状上皮区域。

第三步:宫颈前唇为红色区域。

第四步:5% 醋酸溶液作用后,红色区域 12 点中环有醋白上皮出现,2 分钟醋白上皮与 1 分钟醋白上皮比较,醋白上皮增厚,位于红色区域边缘,像一艘轮船停泊在港口中。

第五步:粉色区域未发现异常醋白上皮。

第六步:阴道镜拟诊为宫颈 HSIL。

【组织病理学结果】

(宫颈中环 11 点)慢性宫颈炎,呈高级别鳞状上皮内病变(HSIL,CIN Ⅱ～Ⅲ),并累及腺体。IHC:P16 阳性,Ki67 鳞状上皮下 1/2 层阳性。

【学习要点】

本案例在剔除柱状上皮区域后,醋白上皮的边界出现了白与红,厚白与薄白相接的边界,图像似靠港。

案例 6　宫颈 HSIL 阴道镜图像（图 2-2-6）

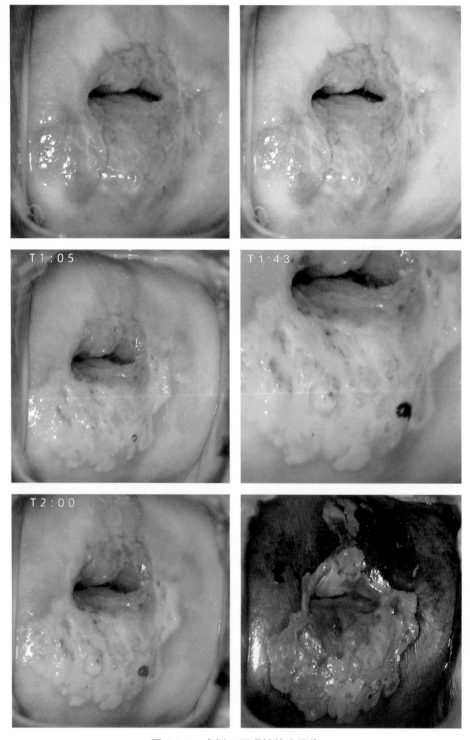

图 2-2-6　案例 6 阴道镜检查图像

【转诊阴道镜检查指征】

年龄 46 岁,体检发现宫颈癌筛查结果异常,既往无宫颈癌前病变及宫颈癌病史。

TCT:高级别鳞状上皮内病变(HSIL)。

HPV 检测:HPV16 型(+)。

【阴道镜拟诊思路】

第一步:生理盐水下未见增生伴出血。

第二步:生理盐水图像结合醋酸 2 分钟图像可见柱状上皮区域。

第三步:后唇为红色区域。

第四步:5% 醋酸溶液作用后,红色区域有醋白上皮出现,2 分钟醋白上皮与 1 分钟醋白上皮比较,醋白上皮增厚,红色区域与醋白上皮为重叠关系,符合红厚白。

第五步:粉色区域未发现异常醋白上皮。

第六步:阴道镜拟诊为宫颈 HSIL。

【组织病理学结果】

(宫颈 5 点、6 点、7 点)慢性宫颈炎,局灶急性炎症,呈高级别鳞状上皮内病变(HSIL,CIN Ⅱ~Ⅲ),并累及腺体。IHC(6 点):P16 阳性,Ki67 局部鳞状上皮全层阳性。

【学习要点】

本案例剔除柱状上皮区域,红色区域容易诊断,厚醋白上皮边界清楚,容易做出判断。

案例 7 宫颈 HSIL 阴道镜图像（图 2-2-7）

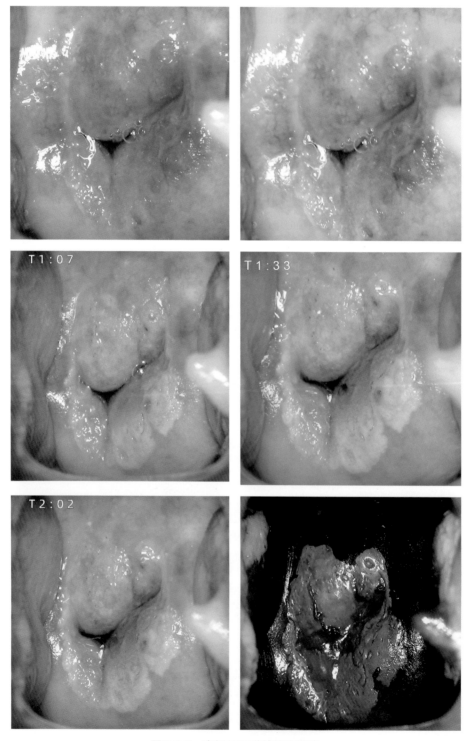

图 2-2-7 案例 7 阴道镜检查图像

【转诊阴道镜检查指征】

年龄 47 岁,体检发现宫颈癌筛查结果异常,既往无宫颈癌前病变及宫颈癌病史。

TCT:低级别鳞状上皮内病变(LSIL)。

HPV 检测:非 16/18 型的其他 12 种高危型 HPV(+)。

【阴道镜拟诊思路】

第一步:生理盐水下未见增生伴出血。

第二步:生理盐水图像结合醋酸 2 分钟图像宫颈口未发现柱状上皮区域。

第三步:宫颈 1 点、4 点为红色区域。

第四步:5% 醋酸溶液作用后,4 点红色区域有醋白上皮出现,2 分钟醋白上皮与 1 分钟醋白上皮比较,醋白上皮厚度一致、持续,符合红厚白。6 点红色区域有异常醋白上皮出现,2 分钟醋白上皮与 1 分钟醋白上皮比较,醋白上皮变薄,但有镶嵌图案,符合红白 a。

第五步:粉色区域未发现异常醋白上皮。

第六步:阴道镜拟诊为宫颈 HSIL。

【组织病理学结果】

(宫颈 1 点、4 点、5 点、6 点、12 点)慢性宫颈炎,散在急性炎症,伴湿疣病变,呈高级别鳞状上皮内病变(HSIL,CIN Ⅱ~Ⅲ),(1 点、4 点、6 点、12 点)累及腺体。IHC(6 点):P16 阳性,Ki67 鳞状上皮下 1/2 层至全层阳性。

【学习要点】

本案例无柱状上皮区域。红色区域容易识别,对比 1 分钟与 2 分钟醋白上皮可以发现,醋白上皮变薄,在薄醋白上皮中出现镶嵌的图案,有图案的薄醋白上皮位于红色区域内,因此通过红白 a 图像拟诊宫颈 HSIL。

案例 8 宫颈 HSIL 阴道镜图像（图 2-2-8）

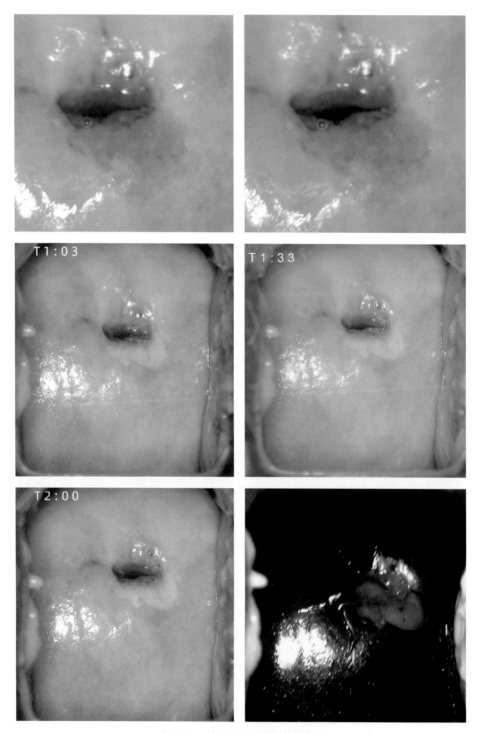

图 2-2-8 案例 8 阴道镜检查图像

【转诊阴道镜检查指征】

年龄 37 岁,体检发现宫颈癌筛查结果异常,既往无宫颈癌前病变及宫颈癌病史。

TCT:高级别鳞状上皮内病变(HSIL)。

HPV 检测:包括 HPV16 型、18 型在内的 14 种高危型(+)。

【阴道镜拟诊思路】

第一步:生理盐水下未发现增生伴出血。

第二步:生理盐水图像结合醋酸 2 分钟图像未发现完整柱状上皮区域。

第三步:宫颈后唇为红色区域。

第四步:5% 醋酸溶液作用后,5 点红色区域有醋白上皮出现,2 分钟醋白上皮与 1 分钟醋白上皮比较,醋白上皮厚度一致、持续,符合红厚白,醋白位于红色区域的边缘为靠港关系。

第五步:粉色区域未发现异常醋白上皮。

第六步:阴道镜拟诊为宫颈 HSIL。

【组织病理学结果】

(宫颈 5 点、6 点、7 点)慢性宫颈炎,局灶急性炎症,腺上皮鳞化及不全鳞化,腺体扩张,黏液潴留。呈高级别鳞状上皮内病变(HSIL,CIN Ⅱ~ Ⅲ),(6 点)累及腺体。(ECC)凝血中可见少许黏液及子宫颈管黏液柱状及鳞状上皮组织。IHC(6 点):P16 阳性,Ki67 鳞状上皮全层阳性。

【学习要点】

本例无柱状上皮区域。属于厚醋白上皮,边界清楚,由白与粉、白与红相接的边界构成。

案例 9 宫颈 HSIL 阴道镜图像(图 2-2-9)

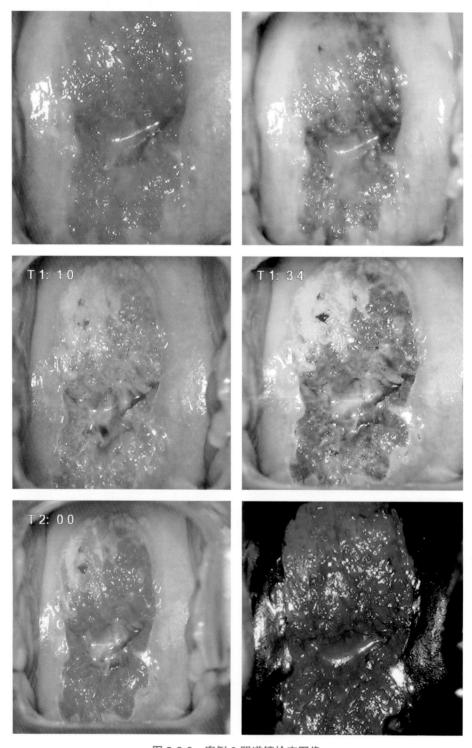

图 2-2-9 案例 9 阴道镜检查图像

【转诊阴道镜检查指征】

年龄 31 岁，HPV（+）1^+ 年，用药治疗后复查，既往无宫颈癌前病变及宫颈癌病史。

TCT：无上皮内病变及恶性改变（NILM）。

HPV 检测：非 16/18 型的其他 12 种高危型 HPV（+）。

【阴道镜拟诊思路】

第一步：生理盐水下未见增生伴出血。

第二步：生理盐水图像结合醋酸 2 分钟图像判断宫颈口可见完整柱状上皮区域。

第三步：宫颈前唇 11 点周围为红色区域。

第四步：5% 醋酸溶液作用后 50 秒，11 点红色区域有醋白上皮出现，2 分钟醋白上皮与 1 分钟醋白上皮比较，醋白上皮变薄，但可见蚂蚁样点状血管，红白 a。

第五步：粉色区域未发现异常醋白上皮。

第六步：阴道镜拟诊为宫颈 HSIL。

【组织病理学结果】

（宫颈 1 点、11 点、12 点）慢性宫颈炎，间质大量淋巴细胞及浆细胞浸润。（12 点）呈高级别鳞状上皮内病变（HSIL，CIN Ⅱ～Ⅲ）。IHC（12 点）：P16 阳性，Ki67 鳞状上皮近全层阳性。

【学习要点】

本案例柱状上皮区域易识别，属于 Ⅰ 型转化区。剔除柱状上皮区域后，圈定红色区域在宫颈前唇。在红色区域出现醋白上皮后，2 分钟变薄，仔细辨认在薄醋白上皮中有点状图案，阴道镜图像表现为红白 a，阴道镜拟诊宫颈 HSIL。

案例 10　宫颈 HSIL 阴道镜图像（图 2-2-10）

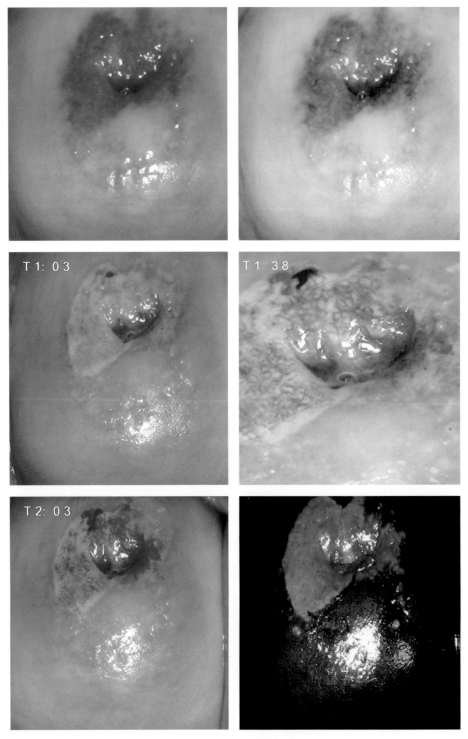

图 2-2-10　案例 10 阴道镜检查图像

【转诊阴道镜检查指征】

年龄 26 岁,体检发现宫颈癌筛查结果异常,既往无宫颈癌前病变及宫颈癌病史。

TCT:非典型鳞状细胞,不能除外高级别鳞状上皮内病变(ASC-H)。

HPV 检测:HPV16 型、非 16/18 型的其他 12 种高危型 HPV(+)。

【阴道镜拟诊思路】

第一步:生理盐水下未见增生伴出血。

第二步:生理盐水图像结合醋酸 2 分钟图像宫颈口未发现柱状上皮区域。

第三步:宫颈第三、四象限为红色区域。

第四步:5% 醋酸溶液作用后 50 秒,红色区域有醋白上皮出现,2 分钟醋白上皮与 1 分钟醋白上皮比较,醋白上皮变薄,可见镶嵌图案,红白 a。

第五步:粉色区域未发现异常醋白上皮。

第六步:阴道镜拟诊为宫颈 HSIL。

【组织病理学结果】

(宫颈 1 点、8 点、9 点、10 点、12 点)慢性宫颈炎,散在急性炎症,呈高级别鳞状上皮内病变(HSIL,CIN Ⅱ~Ⅲ),并累及腺体。IHC(12 点):P16 阳性,Ki67 鳞状上皮下 2/3~ 全层阳性。

【学习要点】

本案例无柱状上皮区域,红色区域易识别。在红色区域内薄醋白上皮上出现镶嵌图案,阴道镜图像表现为红白 a,阴道镜拟诊宫颈 HSIL。

案例 11 宫颈 HSIL 阴道镜图像（图 2-2-11）

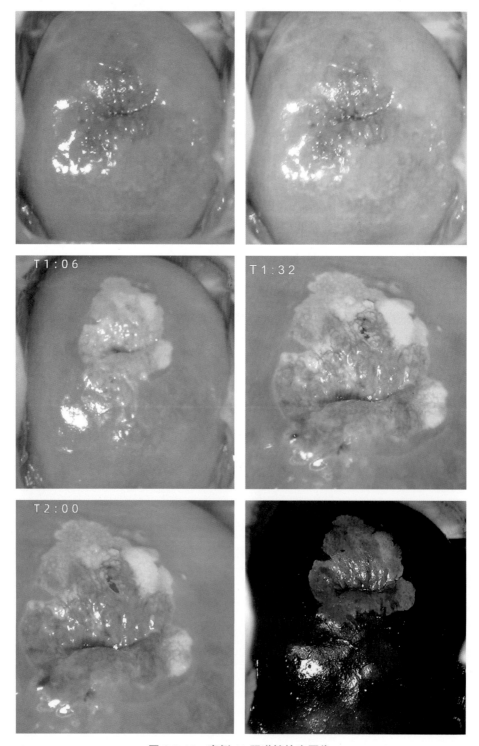

图 2-2-11 案例 11 阴道镜检查图像

【转诊阴道镜检查指征】

年龄 25 岁,体检发现宫颈癌筛查结果异常,既往无宫颈癌前病变及宫颈癌病史。

TCT:无上皮内病变及恶性改变(NILM)。

HPV 检测:HPV16 型、非 16/18 型的其他 12 种高危型 HPV(+)。

【阴道镜拟诊思路】

第一步:生理盐水下未见增生伴出血。

第二步:生理盐水图像结合醋酸 2 分钟图像未发现完整柱状上皮区域。

第三步:生理盐水宫颈口周围均为红色区域。

第四步:5% 醋酸溶液作用后,红色区域 1 点、4 点有醋白上皮出现,2 分钟醋白上皮与 1 分钟醋白上皮比较,1 点醋白上皮增厚,符合红厚白,4 点醋白上皮变薄,出现粗大不均镶嵌图案,符合红白 a。

第五步:粉色区域未发现异常醋白上皮。

第六步:阴道镜拟诊为宫颈 HSIL。

【组织病理学结果】

(宫颈 1 点、4 点、12 点)慢性宫颈炎,均可见高级别鳞状上皮内病变(HSIL,CIN Ⅱ~Ⅲ),并累及腺体。IHC(1 点):P16 阳性,Ki67 鳞状上皮下 1/2 层阳性。

【学习要点】

本案无柱状上皮区域。红色区域易识别。在红色区域内出现厚醋白上皮,边界由厚白与薄白相接构成,另外一处出现薄醋白上皮,薄醋白上皮上出现镶嵌。阴道镜图像表现为红厚白与红白 a,阴道镜拟诊宫颈 HSIL。

案例 12 宫颈 HSIL 阴道镜图像(图 2-2-12)

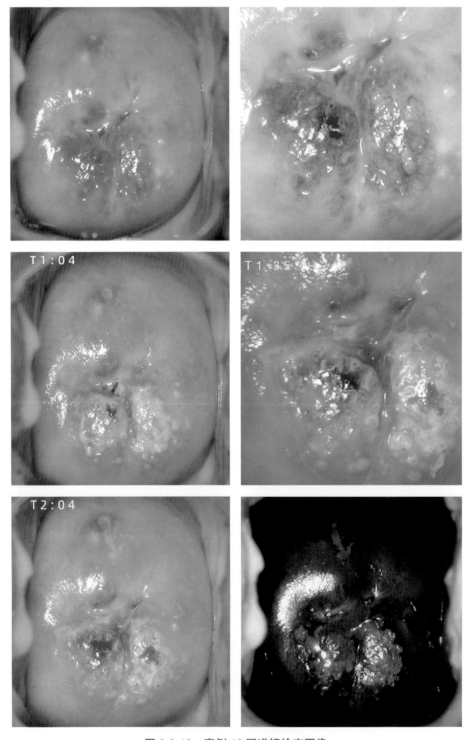

图 2-2-12 案例 12 阴道镜检查图像

【转诊阴道镜检查指征】

年龄 26 岁,体检发现宫颈癌筛查结果异常,既往无宫颈癌前病变及宫颈癌病史。

TCT:高级别鳞状上皮内病变(HSIL)。

HPV 检测:HPV DNA 检测(+)。

【阴道镜拟诊思路】

第一步:生理盐水下未见增生伴出血。

第二步:生理盐水图像结合醋酸 2 分钟图像宫颈口未发现柱状上皮区域。

第三步:宫颈后唇 5~6 点,7~8 点两处为红色区域。

第四步:5% 醋酸溶液作用后,红色区域有醋白上皮出现,2 分钟醋白上皮与 1 分钟醋白上皮比较,醋白上皮变薄,7 点及 5 点处均可见蚂蚁状血管,红白 a。

第五步:粉色区域未发现异常醋白上皮。

第六步:阴道镜拟诊为宫颈 HSIL。

【组织病理学结果】

(宫颈 7 点)慢性宫颈炎,高级别鳞状上皮内病变(HSIL,CIN Ⅲ)并累及腺体。IHC:P16 阳性,Ki67 鳞状上皮全层阳性。

【学习要点】

本案例无柱状上皮区域,红色区域貌似蝴蝶。在醋白上皮变薄的过程中,可以看到醋白上皮卷边,醋白上皮卷边是界定醋白上皮边界的一种方法。其余尚未卷边的薄醋白上皮中可见点状图案,阴道镜图像为红白 a,阴道镜拟诊宫颈 HSIL。

案例 13　宫颈 HSIL 阴道镜图像（图 2-2-13）

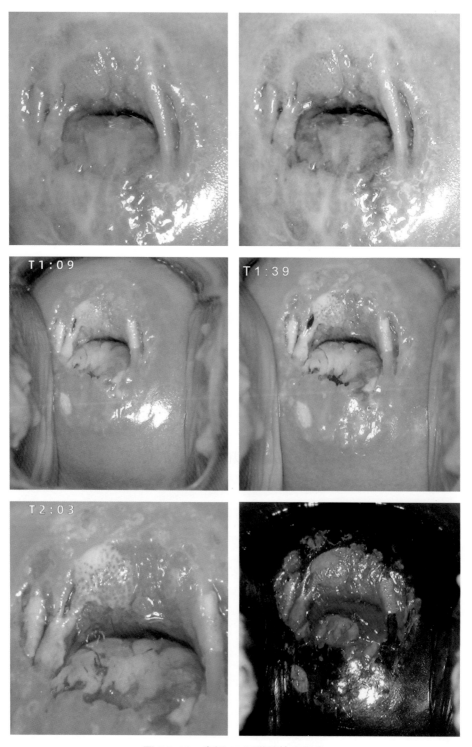

图 2-2-13　案例 13 阴道镜检查图像

【转诊阴道镜检查指征】

年龄 28 岁,体检发现宫颈癌筛查结果异常,既往无宫颈癌前病变及宫颈癌病史。

TCT:高级别鳞状上皮内病变(HSIL)。

HPV 检测:HPV16 型(+)。

【阴道镜拟诊思路】

第一步:生理盐水下未见增生伴出血。

第二步:生理盐水图像结合醋酸 2 分钟图像宫颈口可见柱状上皮区域,位于前唇。

第三步:宫颈后唇为红色区域。

第四步:5% 醋酸溶液作用后 50 秒,红色区域有醋白上皮出现,2 分钟醋白上皮与 1 分钟醋白上皮比较,8 点处醋白上皮厚度一致、持续,符合红厚白;11 点处醋白上皮薄,但是醋白中出现点状血管图案,红白 a。

第五步:粉色区域未发现异常醋白上皮。

第六步:阴道镜拟诊为宫颈 HSIL。

【组织病理学结果】

(宫颈 6 点、7 点、9 点、11 点、中环 7 点)高级别鳞状上皮内病变(HSIL,CIN Ⅱ～Ⅲ)。

IHC(6 点):P16 阳性,Ki67 鳞状上皮下 2/3 层阳性。

【学习要点】

本案例柱状上皮区域位于前唇 9 点到 10 点处,剔除柱状上皮后,红色区域易识别。在宫颈中环 11 点处,薄醋白上皮上出现明显点状图案,在第三象限出现持续厚醋白上皮,阴道镜图像为红厚白、红白 a,阴道镜拟诊宫颈 HSIL。

案例 14 宫颈 HSIL 阴道镜图像（图 2-2-14）

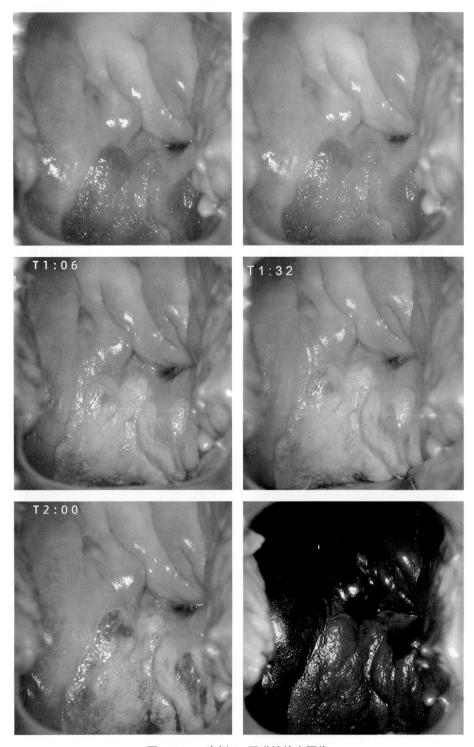

图 2-2-14 案例 14 阴道镜检查图像

【转诊阴道镜检查指征】

年龄 43 岁,因 CIN Ⅲ 行宫颈冷刀锥切术后 5 年(术后病理不详),术后持续 HPV(+),反复 TCT 异常。

TCT:非典型鳞状细胞,不能除外高级别鳞状上皮内病变(ASC-H)。

HPV 检测:HPV16 型(+)。

【阴道镜拟诊思路】

第一步:生理盐水下未见增生伴出血。

第二步:生理盐水图像结合醋酸 2 分钟图像宫颈口未发现柱状上皮区域。

第三步:宫颈后唇 4~7 点中环红色区域。

第四步:5% 醋酸溶液作用后,红色区域有醋白上皮出现,2 分钟醋白上皮与 1 分钟醋白上皮比较,醋白上皮变薄,但可见蚂蚁状血管,红白 a,全部位于红色区域内。

第五步:粉色区域未发现异常醋白上皮。

第六步:阴道镜拟诊为宫颈 HSIL。

【组织病理学结果】

(宫颈 5 点、6 点)慢性宫颈炎,上皮乳头状增生,伴高级别鳞状上皮内病变(HSIL,CIN Ⅲ),并累及腺体。IHC(5 点):P16 阳性,Ki67 鳞状上皮全层阳性。

【学习要点】

本案例为宫颈治疗后改变,因此出现红色区域远离子宫颈口,常常称此类图案为"红色漂移"。在薄醋白上皮内出现点状图案、"S"形图案、水波纹图案,都是新生的异常血管,阴道镜图像为红白 a,阴道镜拟诊宫颈 HSIL。

案例 15 宫颈 HSIL 阴道镜图像（图 2-2-15）

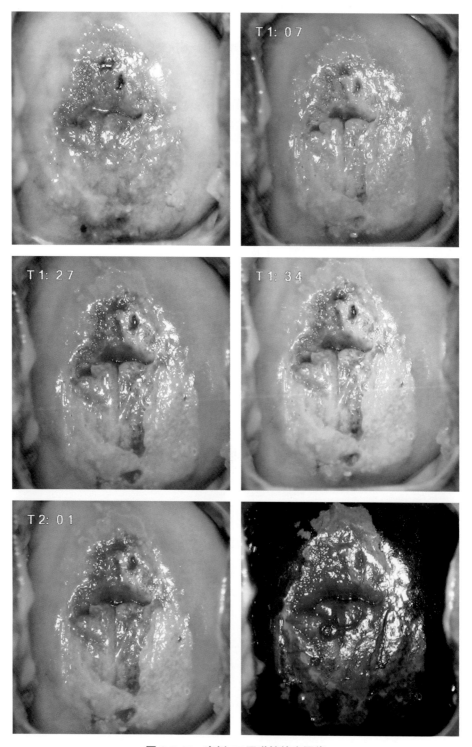

图 2-2-15 案例 15 阴道镜检查图像

【转诊阴道镜检查指征】

年龄 35 岁,体检发现宫颈癌筛查结果异常,既往无宫颈癌前病变及宫颈癌病史。

TCT：低级别鳞状上皮内病变(LSIL)。

HPV 检测：非 16/18 型的其他 12 种高危型 HPV(+)。

【阴道镜拟诊思路】

第一步：生理盐水下未发现增生伴出血。

第二步：生理盐水图像结合醋酸 2 分钟图像判断最红的第四象限为柱状上皮区域。

第三步：宫颈口第一、第二象限为红色区域。

第四步：5% 醋酸溶液作用后 50 秒,红色区域 2 点、1 点有异常醋白上皮出现,2 分钟醋白上皮与 1 分钟醋白上皮比较,醋白上皮变薄,可见蚂蚁状血管,红白 a。

第五步：粉色区域未发现异常醋白上皮。

第六步：阴道镜拟诊为宫颈 HSIL。

【组织病理学结果】

(宫颈 1 点、2 点、12 点)慢性宫颈炎,散在急性炎症,腺上皮鳞化及不全鳞化,腺体扩张,黏液潴留。(1 点、2 点)呈高级别鳞状上皮内病变(HSIL,CIN Ⅱ~Ⅲ),并累及腺体,(12 点)局灶呈低级别鳞状上皮内病变(LSIL,CIN Ⅰ)。IHC(1 点)：P16 阳性,Ki67 鳞状上皮下 1/2 至近全层阳性。

【学习要点】

本案例有柱状上皮区域,剔除柱状上皮区域后圈定红色区域。在薄醋白上皮中出现点状图案,阴道镜图像为红白 a,阴道镜拟诊宫颈 HSIL。

案例 16 宫颈 HSIL 阴道镜图像(图 2-2-16)

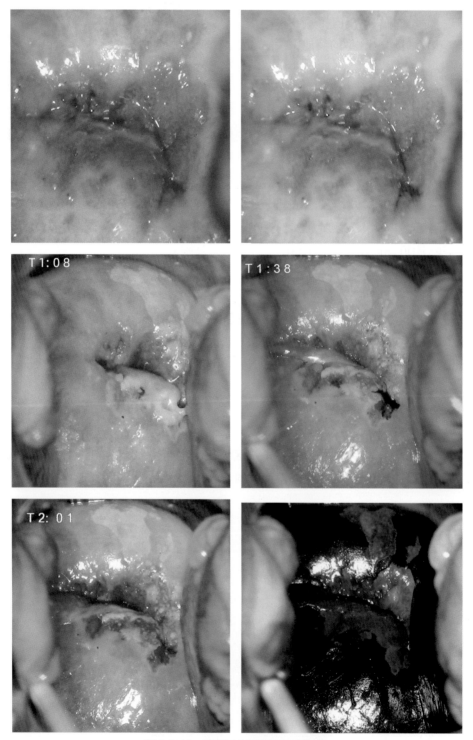

图 2-2-16 案例 16 阴道镜检查图像

【转诊阴道镜检查指征】

年龄 31 岁,体检发现宫颈癌筛查结果异常,既往无宫颈癌前病变及宫颈癌病史。

TCT:非典型鳞状细胞,不能除外高级别鳞状上皮内病变(ASC-H)。

HPV 检测:HPV16 型(+)。

【阴道镜拟诊思路】

第一步:生理盐水下未见增生伴出血。

第二步:生理盐水图像结合醋酸 2 分钟图像判断子宫颈管口 11 点为是柱状上皮区域。

第三步:红色区域位于第二、三象限。

第四步:5% 醋酸溶液作用后 50 秒,后唇红色区域有醋白上皮出现,2 分钟醋白上皮与 1 分钟醋白上皮比较,醋白上皮变薄,可见多个小碎冰、蚂蚁状血管,符合红白 a。

第五步:粉色区域 12 点也可见醋白上皮,但以较重部位诊断。

第六步:阴道镜拟诊为宫颈 HSIL。

【组织病理学结果】

(宫颈 4 点、5 点、6 点)呈高级别鳞状上皮内病变(HSIL,CIN Ⅲ),并累及腺体。IHC(6 点):P16 阳性,Ki67 鳞状上皮近全层阳性。

【学习要点】

本案例柱状上皮区域剔除。需要关注红色区域,在红色区域内的薄醋白上皮出现点状图案,阴道镜图像红白 a,阴道镜拟诊宫颈 HSIL。在粉色区域出现明显的醋白上皮,碘染色边界清楚,但碘染色不均匀,该区域阴道镜拟诊正常上皮区域。需要在最高级别病变处取活检,而不应在该处取活检。

案例 17 宫颈 HSIL 阴道镜图像（图 2-2-17）

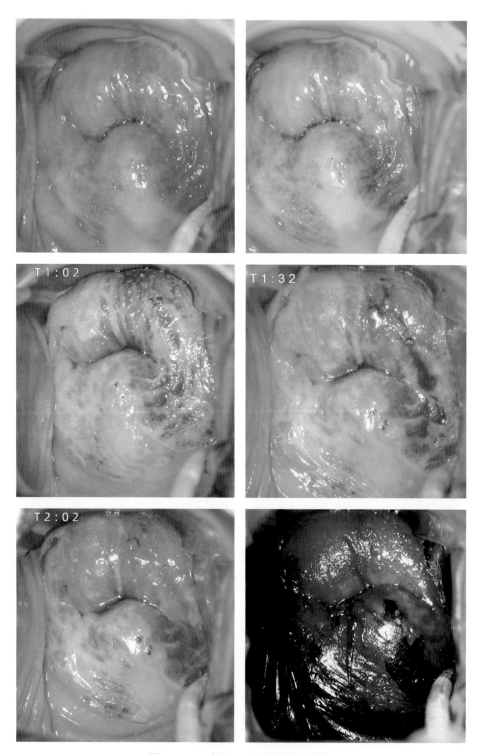

图 2-2-17 案例 17 阴道镜检查图像

【转诊阴道镜检查指征】

年龄24岁,分泌物增多半年,既往无宫颈癌前病变及宫颈癌病史。

TCT:无上皮内病变及恶性改变(NILM)。

HPV检测:HPV16型(+)。

【阴道镜拟诊思路】

第一步:生理盐水下未发现增生伴出血。

第二步:生理盐水图像结合醋酸2分钟图像判断4点、1点最红色区域为柱状上皮区域。

第三步:因4点、1点最红色区域为柱状上皮区域,故认定排除柱状上皮区域外最红色区域为10~11点。

第四步:5%醋酸溶液作用后50秒,10~11点红色区域有醋白上皮出现,2分钟醋白上皮与1分钟醋白上皮比较,醋白上皮变薄,可见碎冰。

第五步:粉色区域未发现异常醋白上皮。

第六步:阴道镜拟诊为宫颈HSIL。

【组织病理学结果】

(宫颈10点、11点)慢性宫颈炎,高级别鳞状上皮内病变(HSIL,CIN Ⅱ~Ⅲ),累及腺体。IHC(10点):P16阳性,Ki67鳞状上皮下1/2至近全层阳性。

【学习要点】

本案例柱状上皮区域较少。红色区域内薄醋白上皮上出现厚醋白上皮的小碎块,似"红海里的碎冰"。阴道镜图像为红厚白,阴道镜图像拟诊宫颈HSIL。这种图形是宫颈HSIL常常漏诊的图案。

案例 18　宫颈 HSIL 阴道镜图像（图 2-2-18）

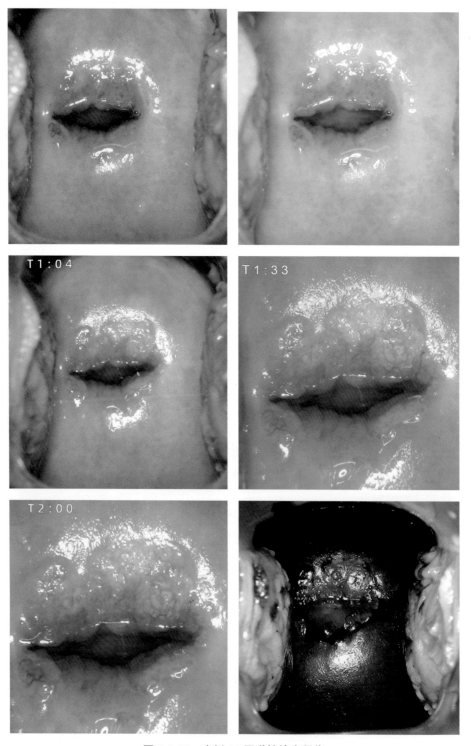

图 2-2-18　案例 18 阴道镜检查图像

【转诊阴道镜检查指征】

年龄 31 岁,体检发现宫颈癌筛查结果异常,既往无宫颈癌前病变及宫颈癌病史。

TCT:低级别鳞状上皮内病变(LSIL)。

HPV 检测:HPV16 型(+)。

【阴道镜拟诊思路】

第一步:生理盐水下未发现增生伴出血。

第二步:生理盐水图像结合醋酸 2 分钟图像判断近宫颈口可见柱状上皮区域。

第三步:前后唇柱状上皮区域外的红色为红色区域。

第四步:5% 醋酸溶液作用后 50 秒,红色区域 11 点有醋白上皮出现,2 分钟醋白上皮与 1 分钟醋白上皮比较,醋白上皮变薄,可见粗大镶嵌、碎冰。

第五步:粉色区域未发现异常醋白上皮。

第六步:阴道镜拟诊为宫颈 HSIL。

【组织病理学结果】

(宫颈 11 点、12 点)高级别鳞状上皮内病变(HSIL,CIN Ⅲ),并累及腺体。IHC(12 点):P16 阳性,Ki67 鳞状上皮 50% 阳性、局部全层阳性。

【学习要点】

本案例柱状上皮区域易识别,为 Ⅰ 型转化区。整体醋白上皮与周围的边界不明显,但是红色区域内出现独立的边界清楚的小块厚醋白上皮,依然为厚醋白上皮。阴道镜图像为红厚白,阴道镜拟诊宫颈 HSIL。

案例 19 宫颈 HSIL 阴道镜图像（图 2-2-19）

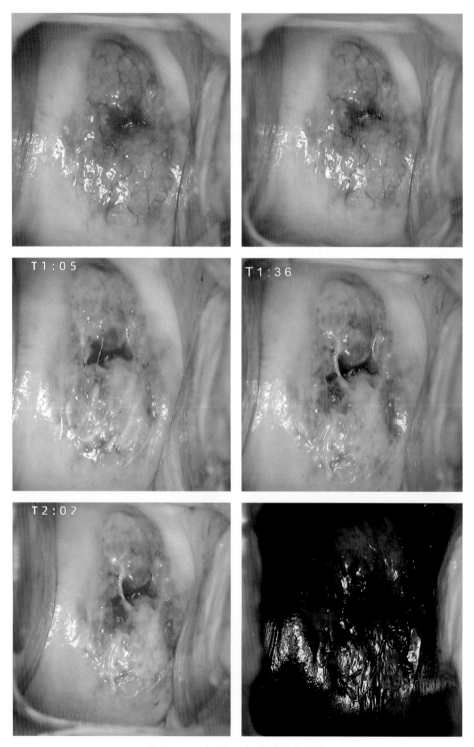

图 2-2-19 案例 19 阴道镜检查图像

【转诊阴道镜检查指征】

年龄 54 岁,绝经 8 年,体检发现宫颈癌筛查结果异常,既往无宫颈癌前病变及宫颈癌病史,30⁺ 年前有宫颈糜烂物理治疗史(方式不详)。

TCT:非典型鳞状细胞,不能明确意义(ASCUS)。

HPV 检测:HPV DNA 检测(+)。

【阴道镜拟诊思路】

第一步:生理盐水下未发现增生伴出血。

第二步:生理盐水图像结合醋酸 2 分钟图像判断宫颈口未发现柱状上皮区域。

第三步:宫颈口一周为红色区域。

第四步:5% 醋酸溶液作用后,红色区域后唇 5~7 点有一不规则形状醋白上皮出现,2 分钟醋白上皮与 1 分钟醋白上皮比较,醋白上皮厚度一致、持续、红厚白。

第五步:粉色区域未发现异常醋白上皮。

第六步:阴道镜拟诊为宫颈 HSIL。

【组织病理学结果】

(宫颈 4 点、5 点、11 点、12 点)慢性宫颈炎,散在急性炎症,腺体不全鳞化,其中(4 点、11 点)可见低级别鳞状上皮内病变(LSIL,CIN Ⅰ),并累及腺体;(5 点、12 点)高级别鳞状上皮内病变(HSIL,CIN Ⅱ)。IHC(5 点):P16 阳性,Ki67 鳞状上皮近全层阳性。

【学习要点】

本案例无柱状上皮区域。红色区域貌似"企鹅"。红色区域出现持续醋白上皮,由于绝经后女性醋白上皮的厚度与生育年龄的女性相比较薄,因此需要关注持续厚醋白上皮,避免漏诊。

案例 20　宫颈 HSIL 阴道镜图像（图 2-2-20）

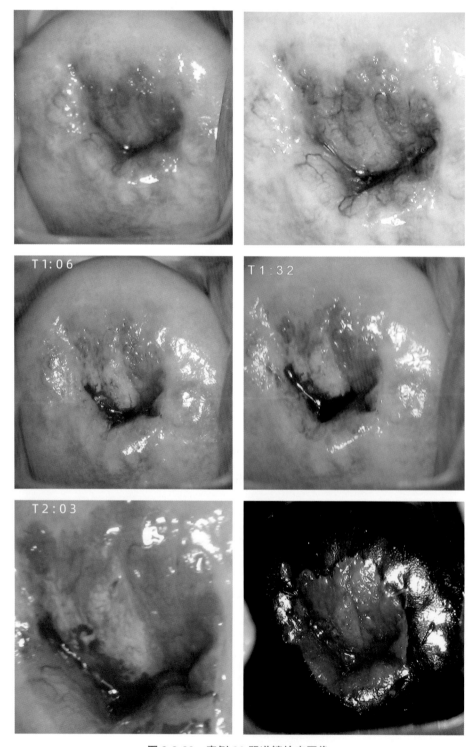

图 2-2-20　案例 20 阴道镜检查图像

【转诊阴道镜检查指征】

年龄 46 岁,体检发现宫颈癌筛查结果异常,既往无宫颈癌前病变及宫颈癌病史。

TCT:非典型鳞状细胞,不能除外高级别鳞状上皮内病变(ASC-H)。

HPV 检测:HPV 16 型、非 16/18 型的其他 12 种高危型 HPV(+)。

【阴道镜拟诊思路】

第一步:生理盐水下未发现增生伴出血。

第二步:生理盐水图像结合醋酸 2 分钟图像未发现柱状上皮区域。

第三步:宫颈口一周为红色区域。

第四步:5% 醋酸溶液作用后 50 秒,红色区域有醋白上皮出现,2 分钟醋白上皮与 1 分钟醋白上皮比较,醋白上皮变薄,11 点、12 点见碎冰。

第五步:粉色区域未发现异常醋白上皮。

第六步:阴道镜拟诊为宫颈 HSIL。

【组织病理学结果】

(宫颈 1 点、11 点、12 点)慢性宫颈炎,散在急性炎症,腺上皮鳞化及不全鳞化,腺体扩张,黏液潴留。(12 点)呈高级别鳞状上皮内病变(HSIL,CIN Ⅱ~Ⅲ),并累及腺体。IHC(12 点):P16 阳性,Ki67 鳞状上皮下 2/3 至近全层阳性。

【学习要点】

本案例无柱状上皮区域。在红色区域内薄醋白上皮上出现镶嵌图案。本案例强调在病变区域连续取活检,最少 2 点,最多可以 4 点。以提升宫颈病变诊断率,避免漏诊。

案例 21　宫颈 HSIL 阴道镜图像（图 2-2-21）

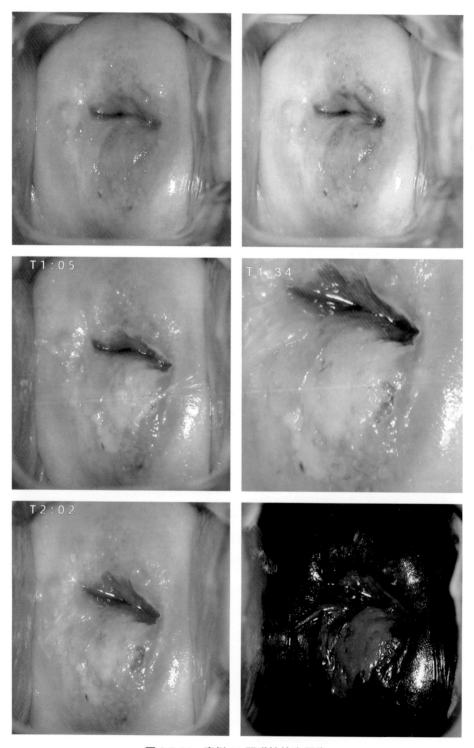

图 2-2-21　案例 21 阴道镜检查图像

【转诊阴道镜检查指征】

年龄 43 岁,体检发现宫颈癌筛查结果异常,既往无宫颈癌前病变及宫颈癌病史。

TCT:低级别鳞状上皮内病变(LSIL)。

HPV 检测:非 16/18 型的其他 12 种高危型 HPV(+)。

【阴道镜拟诊思路】

第一步:生理盐水下未发现增生伴出血。

第二步:生理盐水图像结合醋酸 2 分钟图像判断前唇为柱状上皮区域。

第三步:生理盐水下红色区域位于第二象限。

第四步:5% 醋酸溶液作用后 50 秒,红色区域有醋白上皮出现,2 分钟醋白上皮与 1 分钟醋白上皮比较,醋白上皮变薄,红色区域内醋白上皮与碘染黄色图案一致、均匀,符合红白黄。

第五步:粉色区域未发现异常醋白上皮。

第六步:阴道镜拟诊宫颈 HSIL。

【组织病理学结果】

(宫颈 5 点、6 点、7 点)慢性宫颈炎,伴湿疣病变及高级别鳞状上皮内病变(HSIL,CIN Ⅱ~Ⅲ),(6 点)累及腺体。各组织间质内有灶性上皮样细胞,伴有结晶样物,考虑可能为组织细胞性反应,请结合临床,必要时辅以免疫标记分析。IHC(6 点):P16 阳性,Ki67 鳞状上皮全层阳性。

【学习要点】

本案例柱状上皮区域较少。醋白上皮变薄,但是碘染色呈芥末黄,染色均匀,阴道镜图像符合红白黄,阴道镜拟诊宫颈 HSIL。

案例 22 宫颈 HSIL 阴道镜图像（图 2-2-22）

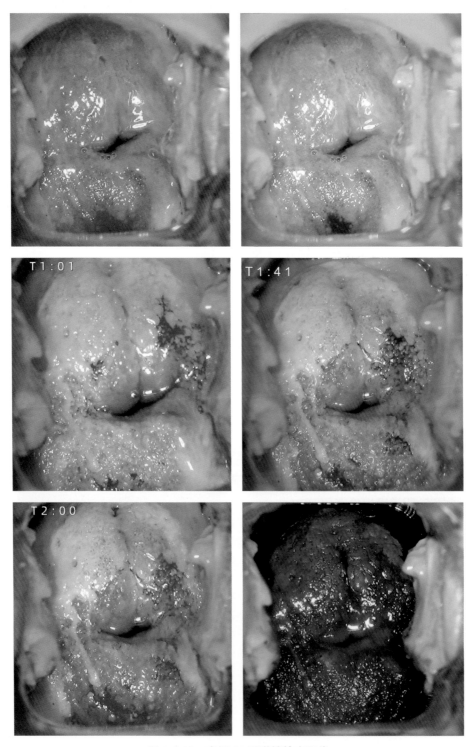

图 2-2-22 案例 22 阴道镜检查图像

【转诊阴道镜检查指征】

年龄 31 岁,反复白带异常 1+ 年,消炎治疗效果不佳,既往无宫颈癌前病变及宫颈癌病史。

TCT:非典型鳞状细胞,不能明确意义(ASCUS)。

HPV 检测:HPV DNA 检测(+)。

【阴道镜拟诊思路】

第一步:生理盐水下未发现增生伴出血。

第二步:生理盐水图像结合醋酸 2 分钟图像判断宫颈口可见柱状上皮区域。

第三步:宫颈前唇红色区域。

第四步:5% 醋酸溶液作用后,红色区域前唇中环 10~2 点有醋白上皮出现,2 分钟醋白上皮与 1 分钟醋白上皮比较,醋白上皮变薄,有穿越的蚂蚁状血管。

第五步:粉色区域未发现异常醋白上皮。

第六步:阴道镜拟诊为宫颈 HSIL。

【组织病理学结果】

(宫颈 1 点、10 点、11 点、12 点)慢性宫颈炎,各点均可见高级别鳞状上皮内病变(HSIL,CIN Ⅲ),并累及腺体,病变累及腺体范围较广泛,上皮脚下延明显,部分形态不规则,并伴有异常分化成熟,虽然目前没有间质浸润的确切证据,但具有发展成间质浸润的趋势。IHC(1 点):P16 阳性,Ki67 鳞状上皮近全层阳性。

【学习要点】

本案例柱状上皮区域容易剔除。宫颈红色区域位于前唇,醋白上皮伴有明显异常血管,这种图案宫颈早期浸润癌的发生率较高,需要高度关注取活检的区域,在血液循环丰富的区域取。2 分钟图像 11 点处醋白上皮上出现密集的点状图案。阴道镜图像符合为红白 a,阴道镜拟诊宫颈 HSIL。

案例 23 宫颈 HSIL 阴道镜图像（图 2-2-23）

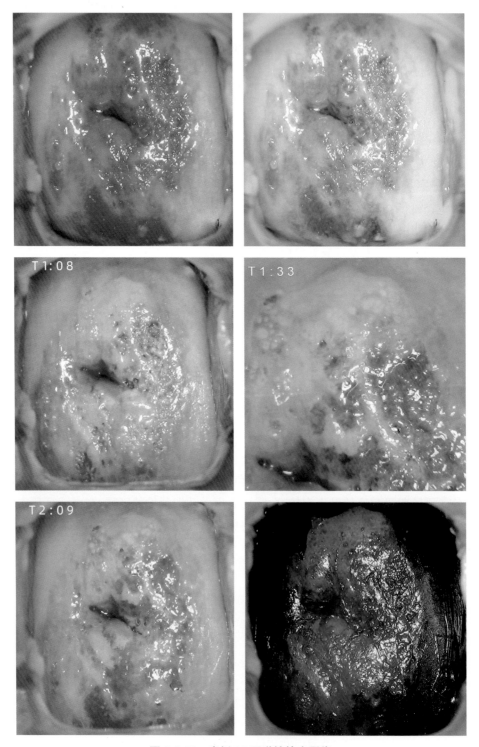

图 2-2-23 案例 23 阴道镜检查图像

【转诊阴道镜检查指征】

年龄 39 岁,体检发现宫颈癌筛查结果异常,既往无宫颈癌前病变及宫颈癌病史。

TCT:非典型鳞状细胞,不能明确意义(ASCUS)。

HPV 检测:非 16/18 型的其他 12 种高危型 HPV(+)。

【阴道镜拟诊思路】

第一步:生理盐水下未发现增生伴出血。

第二步:生理盐水图像结合醋酸 2 分钟图像判断,宫颈口未发现完整柱状上皮区域,但第二象限及第三象限可见柱状上皮区域小岛。

第三步:排除柱状上皮区域后第三象限为红色区域,近宫颈口附近。

第四步:5% 醋酸溶液作用后,红色区域有醋白上皮出现,2 分钟醋白上皮与 1 分钟醋白上皮比较,醋白上皮变薄,于 7 点处可见孤立的冰山。

第五步:粉色区域未发现异常醋白上皮。

第六步:阴道镜拟诊为宫颈 HSIL。

【组织病理学结果】

(宫颈 1 点、6 点、7 点、11 点、12 点)慢性宫颈炎,局灶急性炎症,伴湿疣病变,LSIL(CIN Ⅰ),腺上皮鳞化及不全鳞化;(7 点、12 点)局部呈高级别鳞状上皮内病变(HSIL,CIN Ⅱ),并累及腺体。IHC(7 点):P16 阳性,Ki67 鳞状上皮下 1/2~2/3 层散在阳性。

【学习要点】

本病例属于比较难诊断的一类 HSIL,红色区域不明显,异常醋白上皮边界不清楚,在临床实际工作中,要仔细观察。如果未取活检也需要积极随访。6 个月复查细胞学和高危型 HPV。

案例 24 宫颈 HSIL 阴道镜图像（图 2-2-24）

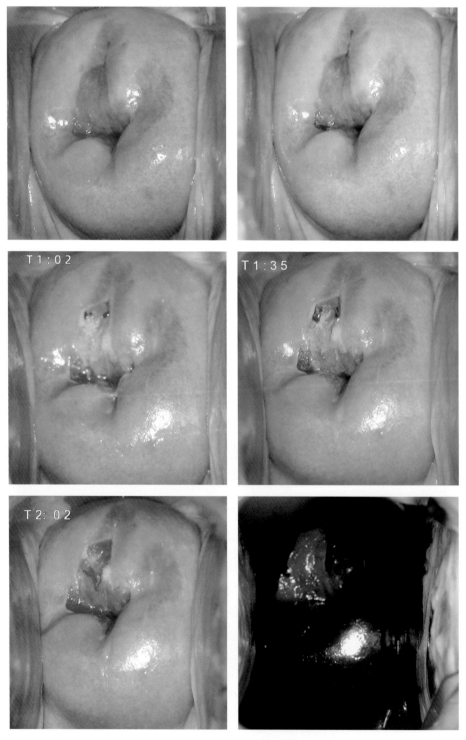

图 2-2-24 案例 24 阴道镜检查图像

【转诊阴道镜检查指征】

年龄 30 岁,体检发现宫颈癌筛查结果异常,既往无宫颈癌前病变及宫颈癌病史。

TCT:无上皮内病变及恶性改变(NILM)。

HPV 检测:HPV16 型(+)。

【阴道镜拟诊思路】

第一步:生理盐水下未发现增生伴出血。

第二步:生理盐水图像结合醋酸 2 分钟图像未发现完整柱状上皮区域。

第三步:前唇 11~12 点为红色区域(不规则叶子形状)。

第四步:5% 醋酸溶液作用后,红色区域有醋白上皮出现,2 分钟醋白上皮与 1 分钟醋白上皮比较,醋白上皮变薄,11 点红色区域边缘可见小碎冰。

第五步:粉色区域未发现异常醋白上皮。

第六步:阴道镜拟诊为宫颈 HSIL。

【组织病理学结果】

(宫颈 1 点、11 点、12 点)慢性宫颈炎,(11 点、12 点)呈高级别鳞状上皮内病变(HSIL, CIN Ⅱ~Ⅲ)。IHC(12 点):P16 阳性,Ki67 鳞状上皮下 1/2 层阳性。

【学习要点】

本案例柱状上皮区域较少。红色区域边界清楚,容易圈定。在红色区域内的薄醋白上皮上出现镶嵌图案,阴道镜图像为红白 a,阴道镜拟诊宫颈 HSIL。

案例 25　宫颈 HSIL 阴道镜图像（图 2-2-25）

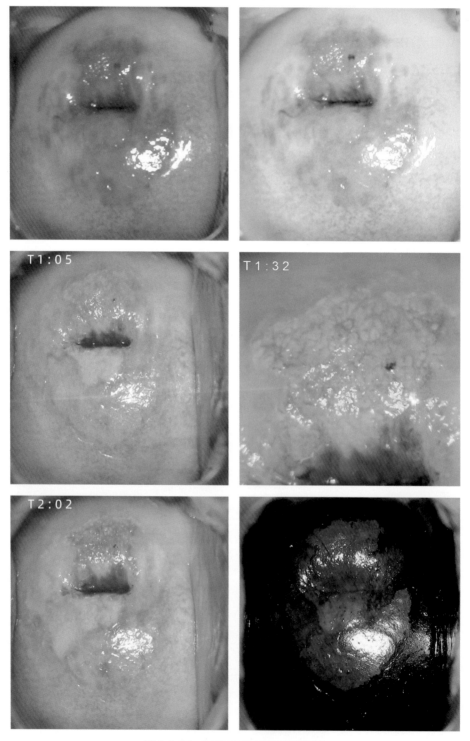

图 2-2-25　案例 25 阴道镜检查图像

【转诊阴道镜检查指征】

年龄 26 岁,体检发现宫颈癌筛查结果异常,既往无宫颈癌前病变及宫颈癌病史。
TCT:低级别鳞状上皮内病变(LSIL)。
HPV 检测:HPV16 型、非 16/18 型的其他 12 种高危型 HPV(+)。

【阴道镜拟诊思路】

第一步:生理盐水下未发现增生伴出血。
第二步:生理盐水图像结合醋酸 2 分钟图像判断宫颈口可见完整柱状上皮区域。
第三步:12 点、6 点为红色区域。
第四步:5% 醋酸溶液作用后,宫颈后唇红色区域有醋白上皮出现,2 分钟醋白上皮与 1 分钟醋白上皮比较,醋白上皮变薄,符合红白黄。
第五步:粉色区域未发现异常醋白上皮。
第六步:阴道镜拟诊为宫颈 HSIL。

【组织病理学结果】

(宫颈 6 点、7 点、11 点、12 点)慢性宫颈炎,局灶急性炎症,腺上皮鳞化及不全鳞化。(6 点、7 点)呈高级别鳞状上皮内病变(HSIL,CIN Ⅱ~Ⅲ),(11 点、12 点)呈低级别鳞状上皮内病变(LSIL,CIN Ⅰ)。IHC(7 点):P16 阳性,Ki67 鳞状上皮下 1/2 至近全层阳性。

【学习要点】

本案例柱状上皮区域在子宫颈管口,较易识别。红色区域内 6 点出现厚白与薄白相接构成的厚醋白上皮,在 2 分钟变薄,但碘染色与薄醋白上皮一致,且染色均匀,为红白黄。

案例 26 宫颈 HSIL 阴道镜图像（图 2-2-26）

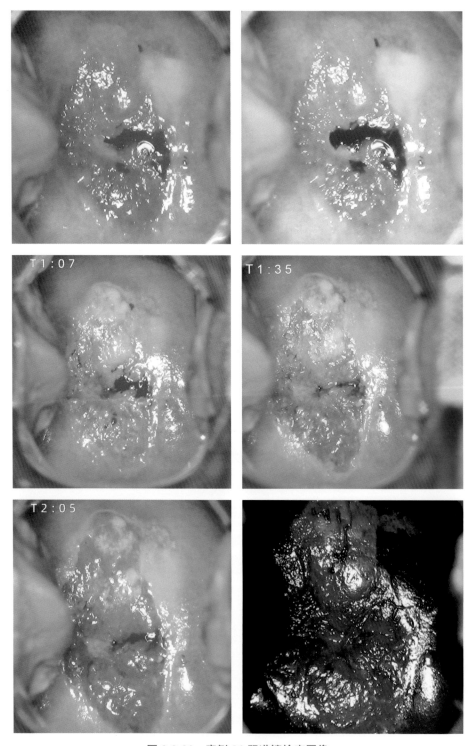

图 2-2-26 案例 26 阴道镜检查图像

【转诊阴道镜检查指征】

年龄 38 岁,同房接触性出血 1 次,既往无宫颈癌前病变及宫颈癌病史。

TCT:无上皮内病变及恶性改变(NILM)。

HPV 检测:HPV16 型(+)。

【阴道镜拟诊思路】

第一步:生理盐水下未发现增生伴出血。

第二步:生理盐水图像结合醋酸 2 分钟图像判断宫颈口可见柱状上皮区域。

第三步:宫颈 3 点有出血,先屏蔽掉,如果醋酸 2 分钟仍有出血,此处也应取活检,前唇判定为红色区域。

第四步:5% 醋酸溶液作用后,红色区域 12 点有醋白上皮出现,2 分钟醋白上皮与 1 分钟醋白上皮比较,12 点出现孤立的冰山。

第五步:粉色区域未发现异常醋白上皮。

第六步:阴道镜拟诊为宫颈 HSIL。

【组织病理学结果】

(宫颈 1 点、11 点、12 点)慢性宫颈炎,伴腺上皮鳞化及不全鳞化,(11 点、12 点)呈高级别鳞状上皮内病变(HSIL,CIN Ⅲ),并累及腺体,其中(12 点)局灶病变融合不除外浅表间质浸润。请结合临床综合分析处理。IHC(12 点):P16 阳性,Ki67 鳞状上皮下 2/3 层至全层阳性。

【学习要点】

本案例后唇为柱状上皮区域,剔除后将前唇判定为红色区域,红色区域 12 点处出现异常醋白上皮,2 分钟时呈现红海里的冰山图像,判定为红厚白,阴道镜拟诊宫颈 HSIL。

案例 27 宫颈 HSIL 阴道镜图像（图 2-2-27）

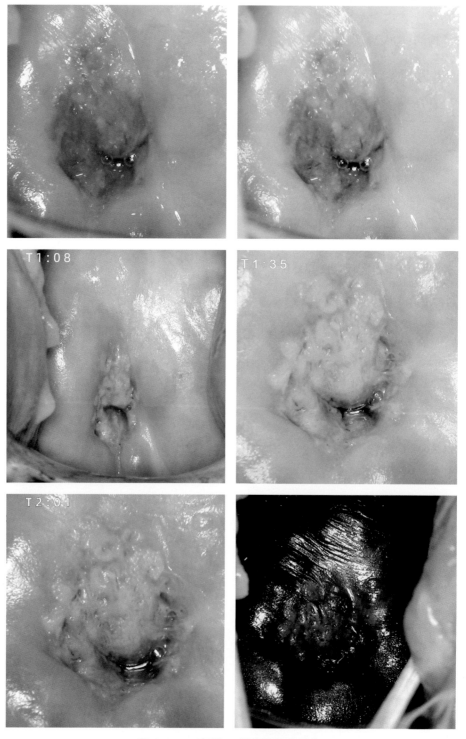

图 2-2-27 案例 27 阴道镜检查图像

【转诊阴道镜检查指征】

年龄 41 岁,体检发现宫颈癌筛查结果异常,既往无宫颈癌前病变及宫颈癌病史。

TCT:高级别鳞状上皮内病变(HSIL)。

HPV 检测:HPV16 型、非 16/18 型的其他 12 种高危型 HPV(+)。

【阴道镜拟诊思路】

第一步:生理盐水下未发现增生伴出血。

第二步:生理盐水图像结合醋酸 2 分钟图像判断宫颈口未发现柱状上皮区域。

第三步:宫颈前唇为红色区域。

第四步:5% 醋酸溶液作用后,红色区域有醋白上皮出现,2 分钟醋白上皮与 1 分钟醋白上皮比较,醋白上皮增厚,符合红厚白。

第五步:粉色区域未发现异常醋白上皮。

第六步:阴道镜拟诊为宫颈 HSIL。

【组织病理学结果】

(宫颈 1 点、6 点、7 点、11 点、12 点)慢性宫颈炎,局灶急性炎症,湿疣病变,腺上皮鳞化及不全鳞化,腺体潴留性扩张,伴高级别鳞状上皮内病变(HSIL,CIN Ⅱ~Ⅲ),并累及腺体。IHC(1 点):P16 阳性,Ki67 鳞状上皮近全层阳性。

【学习要点】

本案例无柱状上皮区域,判断红色区域时无需剔除。12 点红色区域中出现明显厚醋白上皮,此图像容易判断,以红厚白拟诊宫颈 HSIL。

案例 28　宫颈 HSIL 阴道镜图像（图 2-2-28）

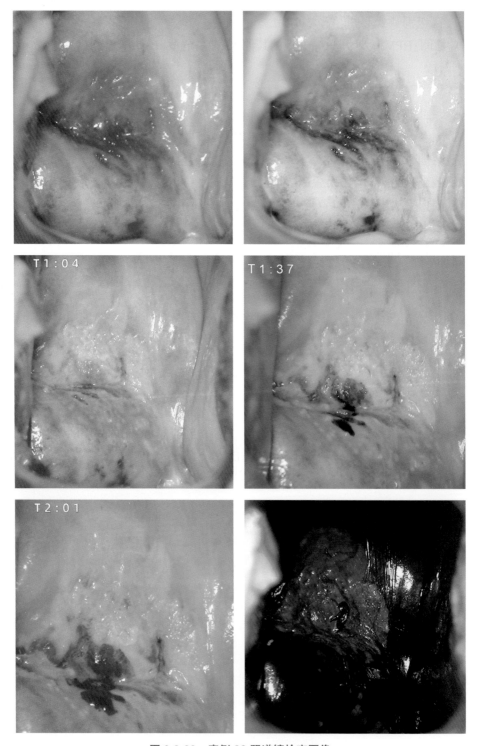

图 2-2-28　案例 28 阴道镜检查图像

【转诊阴道镜检查指征】

年龄 48 岁,绝经 2 年,HPV(+)2 年,1 年前阴道镜下宫颈活检提示 CIN Ⅰ,用药治疗后复查。

TCT:高级别鳞状上皮内病变(HSIL)。

HPV 检测:HPV16 型(+)。

【阴道镜拟诊思路】

第一步:生理盐水下未发现增生伴出血。

第二步:生理盐水图像结合醋酸 2 分钟图像判断宫颈口及下唇可见柱状上皮区域小岛。

第三步:前唇 10~12 点柱状上皮区域上方为红色区域。

第四步:5% 醋酸溶液作用后,红色区域有醋白上皮出现,2 分钟醋白上皮与 1 分钟醋白上皮比较,醋白上皮厚度一致、持续,且 11 点可见蚂蚁状血管,判定为红白 a,红厚白。

第五步:粉色区域未发现异常醋白上皮。

第六步:阴道镜拟诊为宫颈 HSIL。

【组织病理学结果】

(宫颈 1 点、11 点、12 点)慢性宫颈炎,呈高级别上皮内病变(HSIL,CIN Ⅲ),(1 点)并累及腺体。IHC(1 点):P16 阳性,Ki67 鳞状上皮下 1/2 至全层阳性。

【学习要点】

本案例应注意剔除柱状上皮区域后再判定红色区域。红色区域中出现厚醋白上皮,红厚白已满足拟诊宫颈 HSIL 标准,而且厚醋白上皮中见穿越血管图案,同时满足红白 a,阴道镜拟诊 HSIL,此类图像大多提示病变级别较高,应连续多点活检。

案例 29　宫颈 HSIL 阴道镜图像（图 2-2-29）

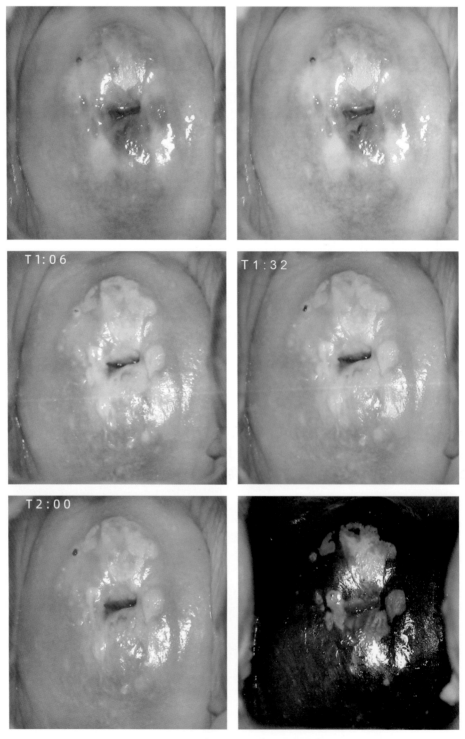

图 2-2-29　案例 29 阴道镜检查图像

【转诊阴道镜检查指征】

年龄 31 岁,间隔 1 年连续两次 ASCUS,既往无宫颈癌前病变及宫颈癌病史。

TCT:非典型鳞状细胞,不能明确意义(ASCUS)。

HPV 检测:HPV DNA 检测(−)。

【阴道镜拟诊思路】

第一步:生理盐水下未发现增生伴出血。

第二步:生理盐水图像结合醋酸 2 分钟图像判断未发现柱状上皮区域。

第三步:6 点、7 点为红色区域。

第四步:5% 醋酸溶液作用后,6 点、7 点红色区域有醋白上皮出现,2 分钟醋白上皮与 1 分钟醋白上皮比较,醋白上皮厚度一致、持续,判定为红厚白。

第五步:粉色区域未发现异常醋白上皮。

第六步:阴道镜拟诊为宫颈 HSIL。

【组织病理学结果】

(宫颈 4 点、6 点、7 点)慢性宫颈炎,散在急性炎症,伴湿疣病变。(6 点)呈高级别鳞状上皮内病变(HSIL,CIN Ⅱ~Ⅲ)。IHC(6 点):P16 阳性,Ki67 鳞状上皮下 2/3 层、局灶近全层阳性。

【学习要点】

本案例无柱状上皮区域,判断红色区域时无须剔除。6 点、7 点红色区域中出现持续厚醋白上皮,以红厚白拟诊宫颈 HSIL。生理盐水时就存在的白色上皮,仍需要进行醋酸试验及鲁氏碘染色来确诊是否有宫颈 LSIL,不符合诊断宫颈 LSIL 的条件,建议随访观察。

(赵 健 郭雯雯)

第三章
宫颈低级别病变案例及解析

　　第二章通过生理盐水清洗宫颈后观察红色区域,再通过5%的醋酸试验观察异常醋白上皮,可以获取异常组织和异常血管的证据,与组织病理学诊断结果一致性高。阴道镜下未发现明显红色区域或在红色区域中未发现异常醋白上皮,进入本章的阴道镜图像诊断环节。阴道镜图像表现为在非红色区域出现的有边界的异常醋白上皮,直径超过2mm,碘染色后与醋白上皮一致,且染色均匀,阴道镜图像简称粉白黄,此时仅获得单纯细胞增生证据,阴道镜拟诊为宫颈LSIL。

　　粉色区域中异常醋白上皮直径小于2mm,醋白上皮区域与黄色区域不一致,碘染呈不均时,阴道镜图像不提示宫颈LSIL,此时不推荐活检,避免过诊。

　　阴道镜拟诊宫颈LSIL可疑存在CIN2及以上病变时推荐取活检,通过活检还可达到减少病变面积甚至治愈的目的。如果病变区域仅仅怀疑组织病理学LSIL,或者湿疣病变,可以不取活检。

　　阴道镜拟诊LSIL关键点:①无可疑宫颈癌及HSIL证据;②粉色区域出现有边界的醋白上皮,无论厚醋白上皮或薄醋白上皮,醋白上皮区域碘染不着色,可呈黄色、芥末黄或浅棕色,且染色均匀、与周围组织有明显色差。若生理盐水下即出现白斑改变,涂抹醋酸后又出现醋白上皮,一般为过度角化,根据阴道镜拟诊LSIL条件进行判断,若满足条件则拟诊宫颈LSIL,若不满足条件拟诊宫颈增生物。

　　宫颈癌筛查、宫颈疾病诊断的目的是发现CIN2及以上病变,将CIN1病变归于健康人群进行管理,6个月后随访。因此在阴道镜拟诊宫颈LSIL时要把控好取活检与随访的利弊。

案例1　宫颈 LSIL 阴道镜图像（图 2-3-1）

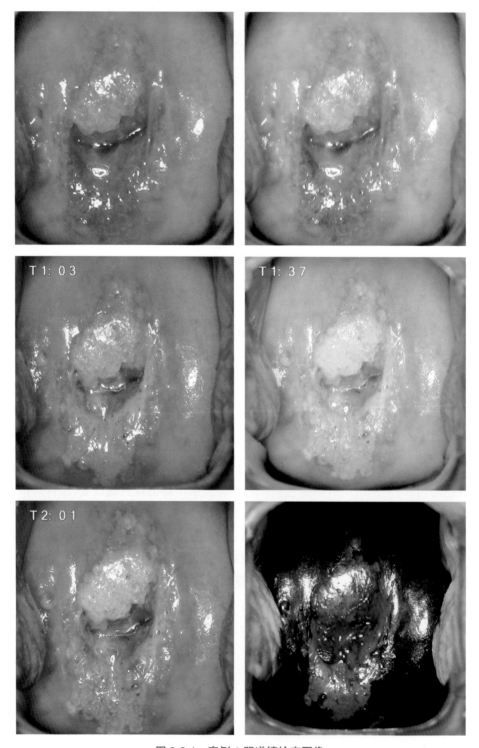

图 2-3-1　案例 1 阴道镜检查图像

【转诊阴道镜检查指征】

年龄 52 岁,绝经 3 年,体检发现宫颈癌筛查结果异常,既往无宫颈癌前病变及宫颈癌病史。

TCT:非典型鳞状细胞,不能明确意义(ASCUS)。

HPV 检测:非 16/18 型的其他 12 种高危型 HPV(+)。

【阴道镜拟诊思路】

第一步:生理盐水下未发现增生伴出血。

第二步:生理盐水图像结合醋酸 2 分钟图像判断,宫颈口未发现柱状上皮。

第三步:宫颈后唇为红色区域。

第四步:5% 醋酸溶液作用后,红色区域有醋白上皮出现,但醋白上皮边界超出红色区域,且 2 分钟醋白上皮比 1 分钟醋白上皮变薄。

第五步:10~11 点粉色区域生理盐水下为过度角化,醋酸后表现为厚醋白上皮,与碘不着色区域形状一致,碘染均匀,判定粉白黄。

第六步:阴道镜拟诊为宫颈 LSIL。

【组织病理学结果】

(宫颈 6 点、12 点)慢性宫颈炎,局灶急性炎,腺上皮鳞化及不全鳞化,呈低级别鳞状上皮内病变(LSIL,湿疣病变及 CIN Ⅰ)。IHC(6 点):P16 弱阳性,Ki67 鳞状上皮副基底层至下 1/3 阳性。

【学习要点】

本案例无柱状上皮区域。红色区域在后唇。宫颈前唇出现有边界的异常醋白上皮,碘染呈均匀一致的黄色,图案直径超过 2mm(2mm 约占正常宫颈直径的 1/10),阴道镜图像为粉白黄,阴道镜拟诊宫颈 LSIL。

案例 2 宫颈 LSIL 阴道镜图像（图 2-3-2）

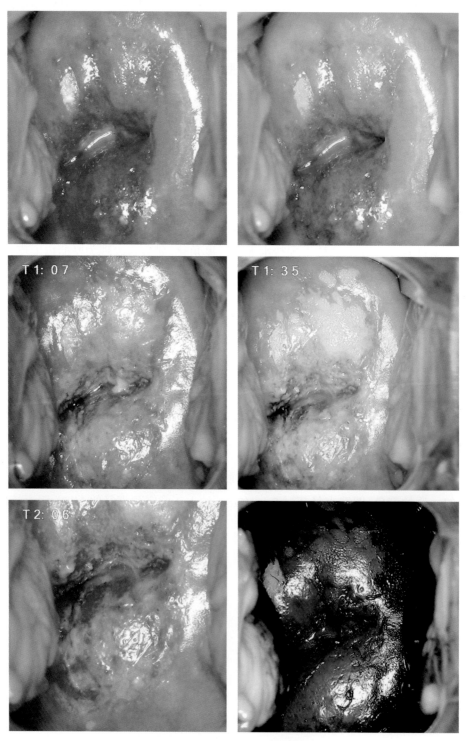

图 2-3-2 案例 2 阴道镜检查图像

【转诊阴道镜检查指征】

年龄 39 岁,下腹坠胀、分泌物异常半年,既往无宫颈癌前病变及宫颈癌病史。

TCT：低级别鳞状上皮内病变(LSIL)。

HPV 检测：HPV16 型、非 16/18 型的其他 12 种高危型 HPV(+)。

【阴道镜拟诊思路】

第一步：生理盐水下未发现增生伴出血。

第二步：生理盐水图像结合醋酸 2 分钟图像判断,宫颈口未发现柱状上皮。

第三步：宫颈后唇为红色区域。

第四步：5% 醋酸溶液作用后,红区出现薄醋白上皮未发现边界,无异常醋白上皮出现。

第五步：宫颈前唇第一象限出现厚醋白上皮,有边界,与碘不着色区域形状一致,颜色均匀。

第六步：阴道镜拟诊为宫颈 LSIL。

【组织病理学结果】

(宫颈 1 点、10 点、12 点)慢性宫颈炎,(1 点、12 点)呈高级别鳞状上皮内病变(HSIL,CIN Ⅱ)。IHC(1 点)：P16 阳性,Ki67 鳞状上皮下 2/3 层阳性。

【学习要点】

阴道镜图像显示在无红色区域出现的厚醋白上皮,阴道镜拟诊 LSIL,但此时为排查可疑 HSIL 存在,建议活检。阴道镜 LSIL 实施活检的目的就是寻找 HSIL。

案例3　宫颈 LSIL 阴道镜图像（图 2-3-3）

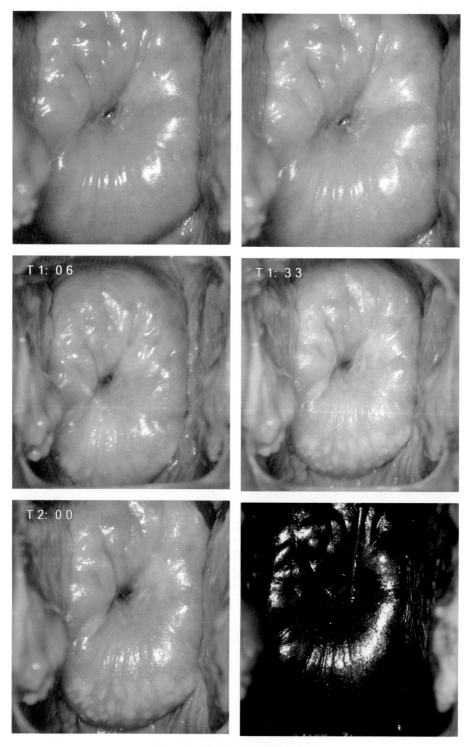

图 2-3-3　案例 3 阴道镜检查图像

【转诊阴道镜检查指征】

年龄 29 岁,因 HPV（+）行 LEEP 术后半年（术后病理不详），术后持续 HPV（+），用药治疗无效。

TCT：低级别鳞状上皮内病变（LSIL）。

HPV 检测：非 16/18 型的其他 12 种高危型 HPV（+）。

【阴道镜拟诊思路】

第一步：生理盐水下未发现增生伴出血。

第二步：生理盐水图像结合醋酸 2 分钟图像判断，宫颈口未发现柱状上皮。

第三步：宫颈未发现红色区域。

第四步：5% 醋酸溶液作用后，2 分钟与 1 分钟图像比较，未发现异常醋白上皮。

第五步：宫颈后唇外环粉色区域可见多个醋白上皮，与碘不着色区域形状一致，颜色均匀。

第六步：阴道镜拟诊为宫颈 LSIL。

【组织病理学结果】

（宫颈外环 6 点、外环 7 点）慢性宫颈炎，呈低级别鳞状上皮内病变（LSIL，湿疣病变）。IHC（外环 6 点）：P16 阴性，Ki67 鳞状上皮下 1/3 层阳性。

【学习要点】

本案例为治疗后的宫颈，未出现"红色漂移"，未发现红色区域。在非红色区域出现多处醋白上皮，碘染色均匀一致，外环 7 点最大醋白上皮直径超过 2mm，阴道镜图像为粉白黄，阴道镜拟诊宫颈 LSIL。

案例 4　宫颈 LSIL 阴道镜图像（图 2-3-4）

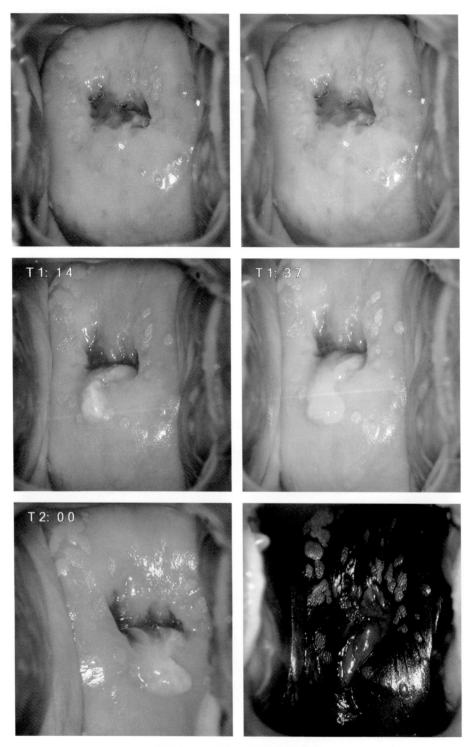

图 2-3-4　案例 4 阴道镜检查图像

【转诊阴道镜检查指征】

年龄 35 岁,体检发现宫颈癌筛查结果异常,17 年前因宫颈糜烂行激光治疗;妇科检查发现宫颈增生物。

TCT:低级别鳞状上皮内病变(LSIL)。

HPV 检测:HPV DNA 检测(-)。

【阴道镜拟诊思路】

第一步:生理盐水下未发现增生伴出血。

第二步:生理盐水图像结合醋酸 2 分钟图像判断,宫颈口未发现柱状上皮。

第三步:宫颈口第四象限 10 点在生理盐水下可见透亮白上皮。

第四步:5% 醋酸溶液作用后,2 分钟与 1 分钟图像对比,未发现异常醋白上皮。

第五步:粉色区域 10 点透亮白上皮在醋酸作用后出现明显醋白上皮,与碘不着色区域形状一致,染色均匀。

第六步:阴道镜拟诊为宫颈 LSIL。

【组织病理学结果】

(宫颈中环 1 点、9 点、外环 10 点)宫颈急慢性炎,伴湿疣病变。IHC(9 点):P16 阴性,Ki67 鳞状上皮副基底层阳性。

【学习要点】

生理盐水下白上皮在 5% 醋酸作用后出现醋白上皮,碘染呈浅棕色,且均匀一致,可拟诊为 LSIL。阴道镜检查后对生理盐水下就出现的白上皮应给出最终判断结果。

案例5 宫颈 LSIL 阴道镜图像（图 2-3-5）

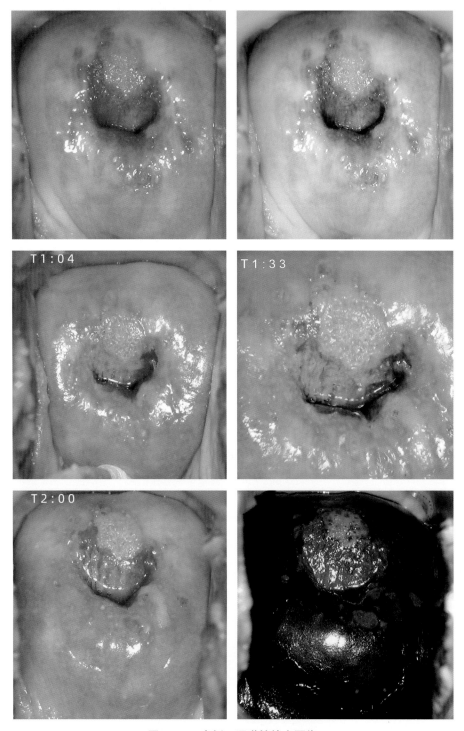

图 2-3-5 案例 5 阴道镜检查图像

【转诊阴道镜检查指征】

年龄 28 岁,体检发现宫颈癌筛查结果异常,既往无宫颈癌前病变及宫颈癌病史。

TCT:低级别鳞状上皮内病变(LSIL)。

HPV 检测:HPV 16 型、低危亚型 CP8 304(+)。

【阴道镜拟诊思路】

第一步:生理盐水下未发现增生伴出血。

第二步:生理盐水图像结合醋酸 2 分钟图像判断,宫颈口周围未发现柱状上皮。

第三步:宫颈口第四象限 10 点为红色区域。

第四步:5% 醋酸溶液作用后,红色区域有醋白上皮出现,但 2 分钟醋白上皮与 1 分钟醋白上皮比较,醋白上皮无边界,不能判读为异常醋白上皮。

第五步:粉色区域 12 点至 1 点可见异常醋白上皮,与碘不着色区域形状一致,染色均匀。

第六步:阴道镜拟诊为宫颈 LSIL。

【组织病理学结果】

(宫颈 1 点、12 点)慢性宫颈炎,腺上皮鳞化及不全鳞化,低级别鳞状上皮内病变(LSIL,CIN Ⅰ,湿疣病变),(1 点)并累及腺体。IHC(1 点):P16 阴性,Ki67 鳞状上皮下 1/3 层阳性。

【学习要点】

本案例未有柱状上皮区域。在红色区域可见无边界的薄醋白,未发现点状图案,碘染色超越薄醋白上皮区域,超越红色区域,不能判读为异常醋白上皮。在非红色区域发现有边界的厚醋白上皮,碘染不着色、均匀一致。异常醋白上皮直径超过 2mm,阴道镜图像为粉白黄,阴道镜拟诊宫颈 LSIL。

案例 6 宫颈 LSIL 阴道镜图像（图 2-3-6）

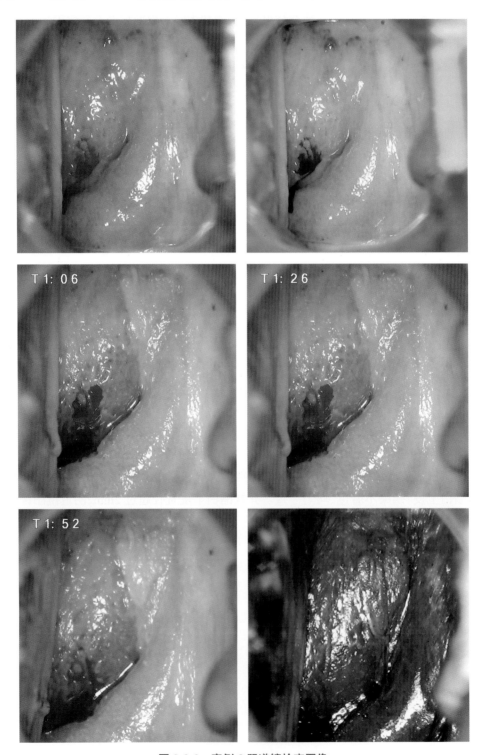

图 2-3-6 案例 6 阴道镜检查图像

【转诊阴道镜检查指征】

年龄 30 岁,体检发现宫颈癌筛查结果异常,既往无宫颈癌前病变及宫颈癌病史。

TCT:非典型鳞状细胞,不能明确意义(ASCUS)。

HPV 检测:HPV16 型(+)。

【阴道镜拟诊思路】

第一步:生理盐水下未发现增生伴出血。

第二步:生理盐水图像结合醋酸 2 分钟图像判断,宫颈口可见柱状上皮。

第三步:未发现红色区域。

第四步:5% 醋酸溶液作用后,2 分钟与 1 分钟图像对比,未见异常醋白上皮。

第五步:粉色区域 1 点中环可见异常醋白上皮,与碘不着色区域形状一致,碘染均匀。

第六步:阴道镜拟诊为宫颈 LSIL。

【组织病理学结果】

(宫颈 1 点)慢性宫颈炎,呈低级别鳞状上皮内病变(LSIL,CIN Ⅰ 及湿疣病变)。IHC:P16 阳性,Ki67 鳞状上皮副基底层及下 1/3 层散在阳性。

【学习要点】

本案例出血的部位见第五章。非红色区域在绿光下更容易识别,在此区域发现有边界的厚醋白上皮,碘染色均匀一致,醋白上皮面积直径超过 2mm,阴道镜图像为粉白黄,阴道镜拟诊宫颈 LSIL。

案例 7 宫颈 LSIL 阴道镜图像（图 2-3-7）

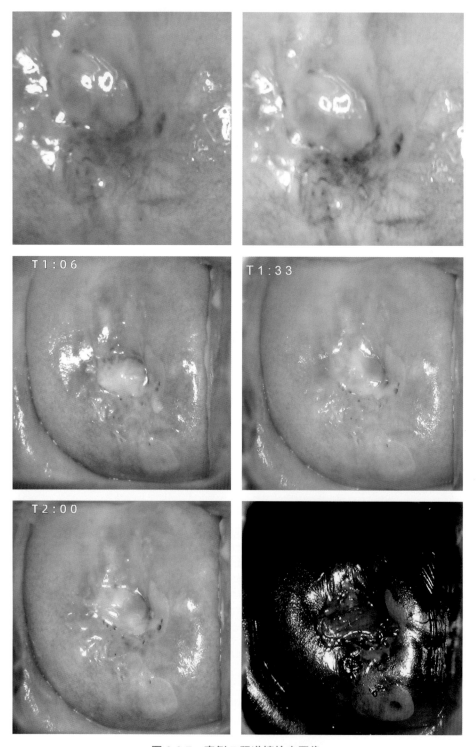

图 2-3-7 案例 7 阴道镜检查图像

【转诊阴道镜检查指征】

年龄 50 岁,体检发现宫颈癌筛查结果异常,既往无宫颈癌前病变及宫颈癌病史。

TCT:低级别鳞状上皮内病变(LSIL)。

HPV 检测:HPV 高危型 A7、A9、A5/A6(+)。

【阴道镜拟诊思路】

第一步:生理盐水下未发现增生伴出血。

第二步:生理盐水图像结合醋酸 2 分钟图像判断,宫颈口未发现柱状上皮。

第三步:宫颈后唇 4 点为红色区域。

第四步:5% 醋酸溶液作用后,红色区域未发现异常醋白上皮。

第五步:粉色区域 3 点、5 点中环可见异常醋白上皮,与碘不着色区域形状一致,碘染均匀。

第六步:阴道镜拟诊为宫颈 LSIL。

【组织病理学结果】

(宫颈 3 点、5 点)慢性宫颈炎,局灶急性炎,呈低级别鳞状上皮内病变(LSIL,湿疣病变,CIN Ⅰ)。IHC(5 点):P16 阴性,Ki67 鳞状上皮副基底层至下 1/3 阳性。

【学习要点】

本案例无柱状上皮区域。红色区域易圈定。在非红色区域出现两处醋白上皮,与碘染色形状一致,染色均匀。异常醋白上皮直径超过 2mm,阴道镜图像为粉白黄,阴道镜拟诊宫颈 LSIL。

案例 8 宫颈 LSIL 阴道镜图像(图 2-3-8)

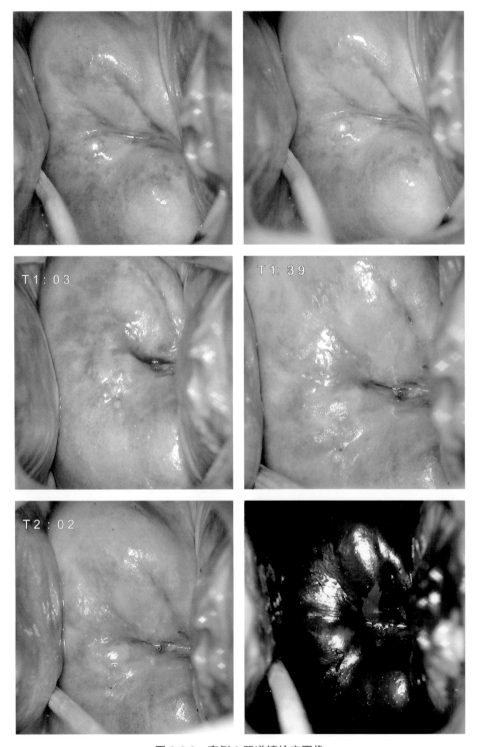

图 2-3-8 案例 8 阴道镜检查图像

【转诊阴道镜检查指征】

年龄 48 岁,绝经 3 年,体检发现宫颈癌筛查结果异常,既往无宫颈癌前病变及宫颈癌病史。

TCT:低级别鳞状上皮内病变(LSIL)。

HPV 检测:非 16/18 型的其他 12 种高危型 HPV(+)。

【阴道镜拟诊思路】

第一步:生理盐水下未发现增生伴出血。

第二步:生理盐水图像结合醋酸 2 分钟图像判断,宫颈口未发现柱状上皮。

第三步:宫颈表面未发现红色区域。

第四步:5% 醋酸溶液作用后,2 分钟与 1 分钟图像比较,未发现异常醋白上皮。

第五步:粉色区域 11 点可见异常醋白上皮,直径 >2mm,与碘不着色区域形状一致,碘染均匀,判定为异常醋白上皮。

第六步:阴道镜拟诊为宫颈 LSIL。

【组织病理学结果】

(宫颈 11 点)慢性宫颈炎,高级别鳞状上皮内病变(HSIL,CIN Ⅱ 及湿疣病变)。IHC(11 点):P16 阳性,Ki67 鳞状上皮下 2/3 层阳性。

【学习要点】

牢记粉色区域醋白上皮直径超过 2mm 时方诊断宫颈 LSIL,并在该区取活检行病理检查,以排除高级别病变存在的可能。

案例 9　宫颈 LSIL 阴道镜图像（图 2-3-9）

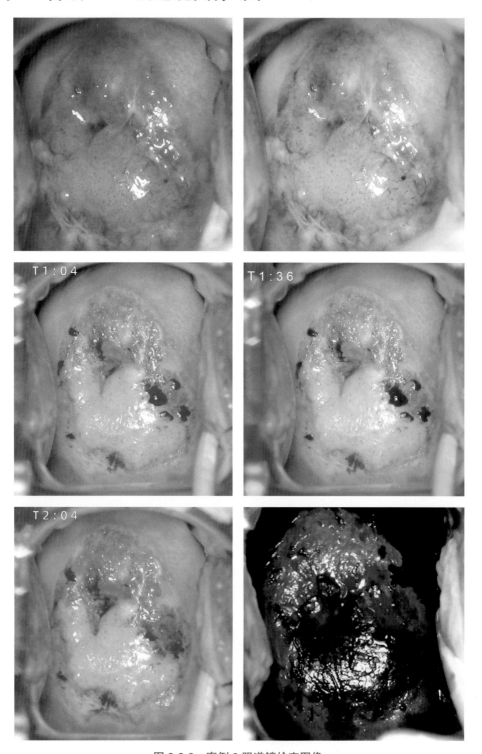

图 2-3-9　案例 9 阴道镜检查图像

【转诊阴道镜检查指征】

年龄 35 岁, 月经紊乱, 分泌物异常 1 年, 既往无宫颈癌前病变及宫颈癌病史, 妇科检查宫颈触血(+)。

TCT: 非典型鳞状细胞, 不能明确意义(ASCUS)。

HPV 检测: 非 16/18 型的其他 12 种高危型 HPV(+)。

【阴道镜拟诊思路】

第一步: 生理盐水下未发现增生伴出血。

第二步: 生理盐水图像结合醋酸 2 分钟图像判断, 近宫颈口未发现柱状上皮。

第三步: 前唇为红色区域。

第四步: 5% 醋酸溶液作用后, 红色区域未发现异常醋白上皮。

第五步: 粉色区域后唇 4~7 点可见醋白上皮, 碘着色均一。

第六步: 阴道镜拟诊为宫颈 LSIL。

【组织病理学结果】

(宫颈 5 点、6 点、7 点)慢性宫颈炎, 局灶急性炎, 呈低级别鳞状上皮内病变(LSIL, CIN Ⅰ 及湿疣病变), 累及腺体。IHC(6 点): P16 局灶阳性, Ki67 鳞状上皮散在阳性。

【学习要点】

本案例未有柱状上皮区域。宫颈前唇为红色区域。在非红色区域出现类似"莲蓬"的点状图案, 不能误以为异常点状血管, 此类图案与组织病理学湿疣改变相关。还需要强调碘染色需均匀一致, 宫颈 LSIL 碘染色可以是浅棕。

案例 10　宫颈 LSIL 阴道镜图像（图 2-3-10）

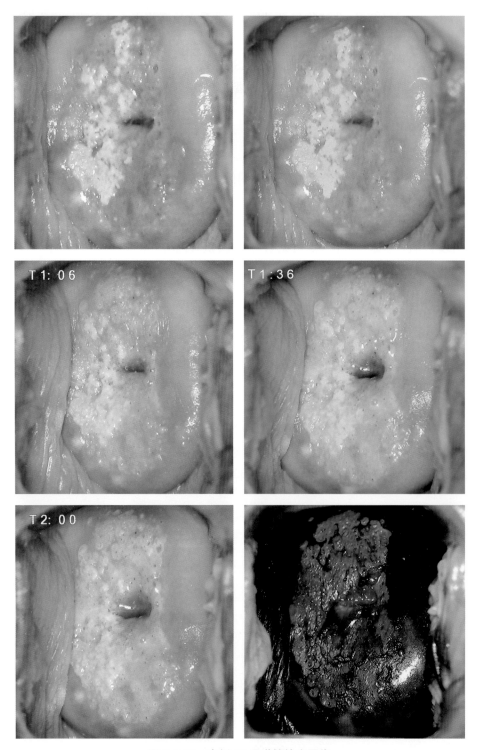

图 2-3-10　案例 10 阴道镜检查图像

【转诊阴道镜检查指征】

年龄 28 岁,体检发现宫颈癌筛查结果异常,既往无宫颈癌前病变及宫颈癌病史。

TCT:低级别鳞状上皮内病变(LSIL)。

HPV 检测:HPV18 型、非 16/18 型的其他 12 种高危型 HPV(+)。

【阴道镜拟诊思路】

第一步:生理盐水下未见增生伴出血,宫颈表面第三、四象限可见片状白斑。

第二步:生理盐水图像结合醋酸 2 分钟图像判断,宫颈口未发现柱状上皮。

第三步:宫颈口处见红色区域。

第四步:5% 醋酸溶液作用后,红色区域未发现异常醋白上皮。

第五步:三、四象限粉色区域可见异常醋白上皮,直径 >2mm,与碘不着色区域形状一致,碘染均匀。

第六步:阴道镜拟诊为宫颈 LSIL。

【组织病理学结果】

(宫颈 6 点、7 点、8 点)慢性宫颈炎,呈高级别鳞状上皮内病变(HSIL,CIN Ⅲ),(6 点、8 点)并累及腺体。IHC(6 点):P16 阳性,Ki67 鳞状上皮下 2/3 层至近全层阳性。

【学习要点】

生理盐水下即见到宫颈表面白斑,常为过度角化的表现;碘试验后碘不着色区域与白斑形状一致,碘染均匀,直径 >2mm,阴道镜拟诊宫颈 LSIL。若碘不着色区域和白斑形状不一致,或碘染颜色不均匀,阴道镜拟诊宫颈增生物。

案例 11　宫颈 LSIL 阴道镜图像（图 2-3-11）

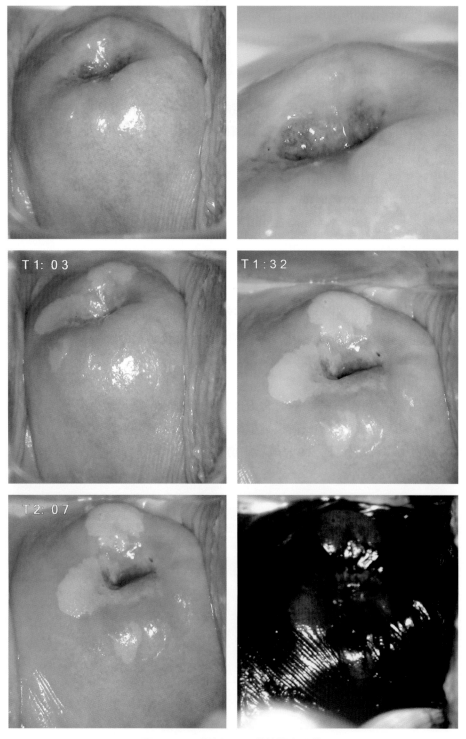

图 2-3-11　案例 11 阴道镜检查图像

【转诊阴道镜检查指征】

年龄 40 岁,体检发现宫颈癌筛查结果异常,既往无宫颈癌前病变及宫颈癌病史。

TCT:非典型鳞状细胞,不能明确意义(ASCUS)。

HPV 检测:非 16/18 型的其他 12 种高危型 HPV(+)。

【阴道镜拟诊思路】

第一步:生理盐水下未发现增生伴出血。

第二步:生理盐水图像结合醋酸 2 分钟图像判断,近宫颈口未发现柱状上皮。

第三步:前唇近宫颈口 11 点处显现红色,因直径 <2mm,不符合红色区域标准,该宫颈判定为无红色区域。

第四步:5% 醋酸溶液作用后,红色区域未发现异常醋白上皮。

第五步:粉色区域 10~12 点、7~9 点可见异常厚醋白上皮,与碘不着色区域形状一致,着色均一,直径 >2mm。

第六步:阴道镜拟诊为宫颈 LSIL。

【组织病理学结果】

(宫颈中环 7 点、中环 12 点、9 点、10 点、12 点)慢性宫颈炎,伴急性炎,腺上皮鳞化,可见湿疣病变,(中环 12 点、9 点、10 点)呈高级别鳞状上皮内病变(HSIL,CIN Ⅱ)。IHC(10 点):P16 阳性,Ki67 鳞状上皮下 1/3 至 2/3 层阳性。

【学习要点】

判定红色区域时要牢记直径 >2mm 方符合标准,以免造成过度诊断。

案例 12　宫颈 LSIL 阴道镜图像（图 2-3-12）

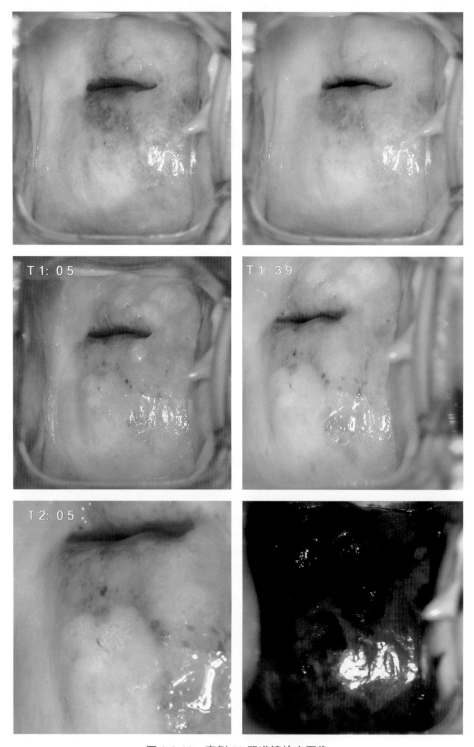

图 2-3-12　案例 12 阴道镜检查图像

【转诊阴道镜检查指征】

年龄 44 岁,体检发现宫颈癌筛查结果异常,既往无宫颈癌前病变及宫颈癌病史。

TCT:高级别鳞状上皮内病变(HSIL)。

HPV 检测:HPV 16 型(+)。

【阴道镜拟诊思路】

第一步:生理盐水下未发现增生伴出血。

第二步:生理盐水图像结合醋酸 2 分钟图像判断,未发现柱状上皮。

第三步:后唇近宫颈口处和 5 点区域为红色区域。

第四步:5% 醋酸溶液作用后,红色区域未发现异常醋白上皮。

第五步:粉色区域 1~2 点、中环 6 点、12 点可见异常醋白上皮,与碘不着色形状一致,颜色均一。

第六步:阴道镜拟诊为宫颈 LSIL。

【组织病理学结果】

(宫颈 1 点、2 点、中环 5 点、6 点、12 点)慢性宫颈炎,伴高级别鳞状上皮内病变(HSIL,CIN Ⅱ及湿疣病变)。IHC(1 点):P16 阳性,Ki67 鳞状上皮下 1/2~2/3 层阳性。

【学习要点】

注意识别粉色区域中薄醋白上皮中的厚醋白上皮,薄醋白上皮与碘不着色形状不一致,但厚醋白上皮区有与之对应的形状一致且颜色均一的碘不着色区,直径 >2mm 时,亦应拟诊宫颈 LSIL。

185

案例 13 宫颈 LSIL 阴道镜图像（图 2-3-13）

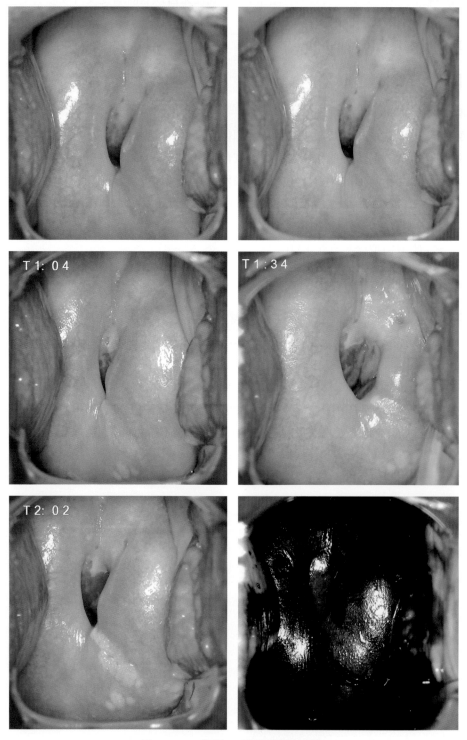

图 2-3-13 案例 13 阴道镜检查图像

【转诊阴道镜检查指征】

年龄 49 岁,体检发现宫颈癌筛查结果异常,既往无宫颈癌前病变及宫颈癌病史。

TCT:非典型鳞状细胞,不能明确意义(ASCUS)。

HPV 检测:HPV16 型(+)。

【阴道镜拟诊思路】

第一步:生理盐水下未发现增生伴出血。

第二步:生理盐水图像结合醋酸 2 分钟图像判断,宫颈口处见柱状上皮。

第三步:排除柱状上皮后判定为无红色区域。

第四步:5% 醋酸溶液作用后,红色区域未发现异常醋白上皮。

第五步:粉色区域后唇 5 点可见异常醋白上皮,碘染呈黄色,着色均一,形状一致。

第六步:阴道镜拟诊为宫颈 LSIL。

【组织病理学结果】

(宫颈 5 点)慢性宫颈炎,局灶呈高级别鳞状上皮内病变(HSIL,CIN Ⅱ)及湿疣病变。IHC:P16 阳性,Ki67 鳞状上皮全层阳性。

【学习要点】

确定红色区域时务必要排除柱状上皮的干扰。判断异常区域的直径是否大于 2mm,可与宫颈直径的 1/10 对比,大于宫颈直径 1/10 粗略认定为其直径大于 2mm,有高级别病变可能,需要取活检行病理检查。

（赵　健　郭雯雯）

第四章
仅细胞学高级别检查结果的案例及解析

在 5% 醋酸作用之后,如果发现宫颈异常醋白上皮,在第二、三章已经做了描述。然而在未有异常醋白上皮出现的宫颈,依然存在宫颈 HSIL 的可能性,病变可能隐藏在子宫颈管以内,或为与正常宫颈上皮难以区别的薄层病变。因此,阴道镜检查时未发现病变,仍需要借助宫颈癌筛查高级别检查结果,即 ASC-H/HSIL/AGC,在红色区域(包括子宫颈管内)和 / 或出血部位,实施连续活检和 / 或 ECC,少者 2 点活检,多者可以 4 点活检,这样可以寻找到隐藏的宫颈病变。此时,对于阴道镜医生来说,面临的关键性问题就是如何精准地定位活检来找到宫颈病灶部位。

1. 鳞柱交接线完全可见:在此情况下,红色区域在宫颈表面,在宫颈表面的红色区域连续活检,ECC 可以不做。

2. 鳞柱交接线部分可见:在这种情况下,宫颈表面可见部分柱状上皮区域。如果宫颈表面除柱状上皮区域外,有红色区域,建议在红色区域连续取活检,同时行 ECC;如果宫颈表面除柱状上皮区域外,无红色区域,可直接行 ECC。

3. 鳞柱交接线完全不可见:宫颈口周围无红色区域、仅有粉色区域时实施 ECC;宫颈口周围有红色区域,同时有粉色区域,可在红色区域连续取活检,同时行 ECC;宫颈口周围均为红色区域可以在红色区域部位多点活检,因为病变起始部位从鳞柱交接开始,所以在红色区域多点活检即可,ECC 可以不做。

总之,阴道镜检查下未发现病变,需要结合高级别筛查结果在红色区域、出血部位连续活检和 / 或 ECC,而不建议在柱状上皮区域盲取活检。

案例 1 仅细胞学高级别检查结果的阴道镜图像（图 2-4-1）

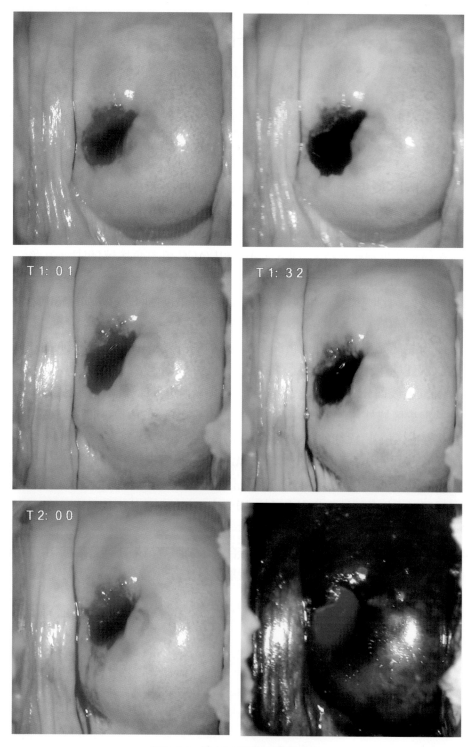

图 2-4-1 案例 1 阴道镜检查图像

【转诊阴道镜检查指征】

年龄 36 岁,体检发现宫颈癌筛查结果异常,既往无宫颈癌前病变及宫颈癌病史。

TCT:高级别鳞状上皮内病变(HSIL)。

HPV 检测:HPV16 型(+)。

【阴道镜拟诊思路】

第一步:生理盐水下宫颈未见增生,但可见子宫颈管有出血。

第二步:生理盐水图像结合醋酸 2 分钟图像宫颈未见柱状上皮区域。

第三步:红色区域在前唇。

第四步:5% 醋酸溶液作用后,2 分钟与 1 分钟的图像比较,红色区域未发现异常醋白上皮,但子宫颈管有持续出血。

第五步:醋酸后粉色区域未发现异常醋白上皮。

第六步:结合细胞学提示 HSIL,阴道镜拟诊为阴道镜检查未发现病变(细胞学 HSIL)。

【组织病理学结果】

(宫颈 8 点、11 点)鳞状上皮黏膜,可见异型上皮增生,部分呈乳头状,排列紊乱,呈鳞状细胞癌,临床请结合阴道镜等其他检查综合分析。(宫颈 9 点、10 点)鳞状上皮黏膜,其旁少许游离细胞团呈高级别鳞状上皮内病变(HSIL)。(宫颈)鳞状上皮黏膜,其旁破碎表浅组织呈 HSIL,伴乳头状增生。(ECC)凝血及破碎表浅组织,可见鳞状细胞癌。IHC(11 点):P16 阳性,Ki67 鳞状上皮全层阳性。

【学习要点】

本案例子宫颈管有持续出血,红色区域在前唇,因此行红色区域连续活检和 ECC。出血部位病变为宫颈癌。2019ASCCP 指南指出细胞学 HSIL、HPV16 型(+)时可以直接行宫颈环形电切术(loop electrosurgical excision procedure LEEP),也可以转诊阴道镜检查,建议在实施 LEEP 诊断性锥切术前,采用 MRI 排查宫颈癌。

案例2　仅细胞学高级别检查结果的阴道镜图像（图 2-4-2）

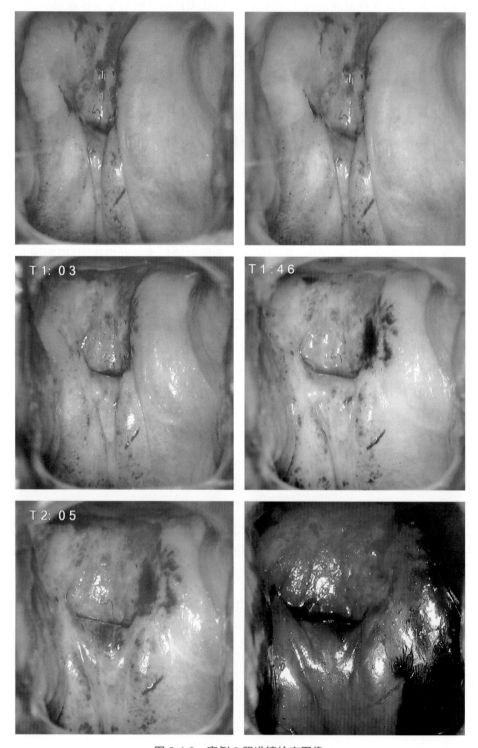

图 2-4-2　案例 2 阴道镜检查图像

【转诊阴道镜检查指征】

年龄 71 岁,体检发现宫颈癌筛查结果异常,既往无宫颈癌前病变及宫颈癌病史。

TCT:高级别鳞状上皮内病变(HSIL)。

HPV 检测:HPV16 型(+)。

【阴道镜拟诊思路】

第一步:生理盐水下宫颈未见增生伴出血。

第二步:生理盐水图像结合醋酸 2 分钟图像宫颈未见柱状上皮区域。

第三步:红色区域在前唇。

第四步:5% 醋酸溶液作用后,2 分钟与 1 分钟的图像比较,红色区域内未发现异常醋白上皮,但红色区域内有持续性出血。

第五步:醋酸后粉色区域未发现异常醋白上皮。

第六步:结合细胞学提示 HSIL,阴道镜拟诊为阴道镜检查未发现病变(细胞学 HSIL)。

【组织病理学结果】

(宫颈 1 点)破碎鳞状上皮黏膜组织,呈高级别鳞状上皮内病变(HSIL,CIN Ⅱ~Ⅲ),并于增生的纤维间质内见异型细胞团浸润,为鳞状细胞癌(中分化),请临床结合阴道镜及其他检查综合分析处理。(宫颈 11 点、12 点)破碎表浅鳞状上皮黏膜,呈高级别鳞状上皮内病变(HSIL,CIN Ⅱ~Ⅲ)。(ECC)黏液中见少许破碎鳞状上皮。IHC(1 点):P16 阳性,Ki67 80% 阳性。

【学习要点】

本案例细胞学 HSIL,HPV16 型(+),宫颈红色区域在前唇,1 点处有出血,因此在前唇连续活检和 ECC。病理回报也提示红色区域中出血处病变最重,在临床工作中我们要高度警惕红色区域中出血的病例。

案例 3　仅细胞学高级别检查结果的阴道镜图像（图 2-4-3）

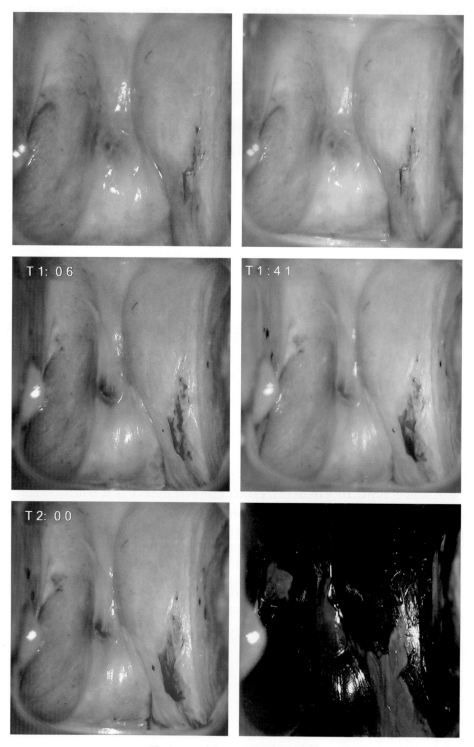

图 2-4-3　案例 3 阴道镜检查图像

【转诊阴道镜检查指征】

年龄 62 岁,体检发现宫颈癌筛查结果异常,既往无宫颈癌前病变及宫颈癌病史。

TCT:高级别鳞状上皮内病变(HSIL)。

HPV 检测:HPV16 型(+)。

【阴道镜拟诊思路】

第一步:生理盐水下宫颈未见增生伴出血。

第二步:生理盐水图像结合醋酸 2 分钟图像宫颈未见柱状上皮区域。

第三步:宫颈未见红色区域。

第四步:5% 醋酸溶液作用后,2 分钟图像与 1 分钟图像比较,在粉色区域未发现异常醋白上皮。

第五步:可见阴道右侧壁有出血。

第六步:结合细胞学提示 HSIL,阴道镜拟诊为阴道镜检查未发现病变(细胞学 HSIL)。

【组织病理学结果】

(右、左侧阴道壁)鳞状上皮黏膜慢性炎,伴湿疣病变,(右侧)局灶呈高级别鳞状上皮内病变(HSIL,VaIN Ⅱ)。(ECC)黏液中可见破碎鳞状上皮及子宫颈管黏液柱状上皮区域。IHC:P16(+),Ki67 鳞状上皮下 2/3 层阳性。

【学习要点】

本案例细胞学 HSIL、HPV16 型(+),宫颈口周围无红色区域、仅有粉色区域;所以我们行 ECC 和出血部位取活检。

案例 4 仅细胞学高级别检查结果的阴道镜图像（图 2-4-4）

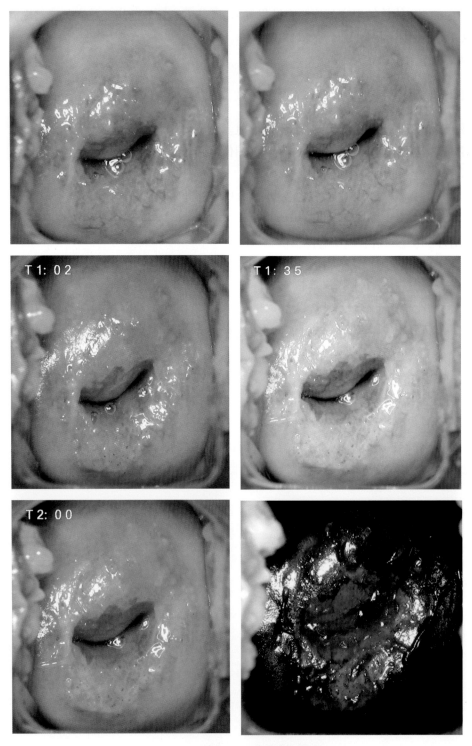

图 2-4-4 案例 4 阴道镜检查图像

【转诊阴道镜检查指征】

年龄 30 岁,体检发现宫颈癌筛查结果异常,既往无宫颈癌前病变及宫颈癌病史。

TCT:非典型鳞状细胞,不能除外高级别鳞状上皮内病变(ASC-H)。

HPV 检测:HPV16 型(+)、非 16/18 型的其他 12 种高危型 HPV(+)。

【阴道镜拟诊思路】

第一步:生理盐水下宫颈未见增生伴出血。

第二步:生理盐水图像结合醋酸 2 分钟图像,宫颈前唇未见柱状上皮区域。

第三步:红色区域在宫颈口一周。

第四步:5% 醋酸溶液作用后,2 分钟与 1 分钟的图像比较,红色区域内未发现异常醋白上皮。

第五步:醋酸后粉色区域未发现异常醋白上皮。

第六步:结合细胞学提示 ASC-H,阴道镜拟诊为阴道镜检查未发现病变(细胞学 ASC-H)。

【组织病理学结果】

(宫颈 5 点、12 点)低级别鳞状上皮内病变(LSIL,CIN Ⅰ)。(宫颈 6 点、7 点)慢性宫颈炎,部分鳞状上皮细胞中度异型,为高级别鳞状上皮内病变(HSIL,CIN Ⅱ),伴湿疣病变。IHC(7 点):P16 阳性,Ki67 鳞状上皮下 1/3 层阳性。

【学习要点】

本案例宫颈鳞柱交接线不可见,宫口周围均有红色区域,则在红色区域连续取活检,可以不做 ECC。

案例5 仅细胞学高级别检查结果的阴道镜图像（图2-4-5）

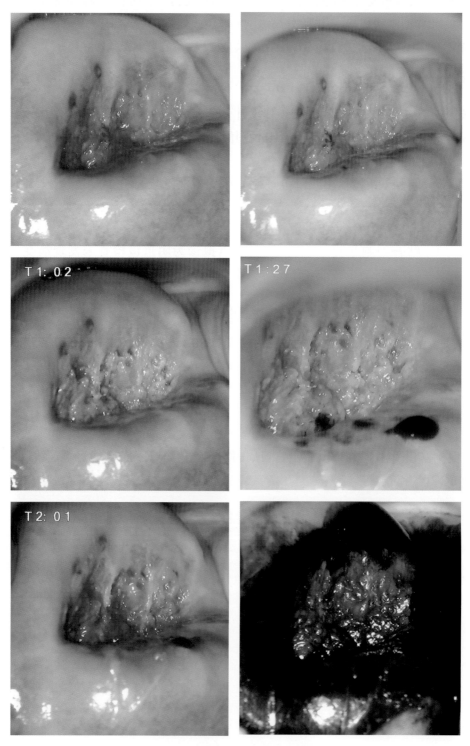

图2-4-5 案例5阴道镜检查图像

【转诊阴道镜检查指征】

年龄 38 岁,体检发现宫颈癌筛查结果异常,既往无宫颈癌前病变及宫颈癌病史。

TCT:高级别鳞状上皮内病变(HSIL)。

HPV 检测:非 16/18 型的其他 12 种高危型 HPV(+)。

【阴道镜拟诊思路】

第一步:生理盐水下宫颈未见增生伴出血。

第二步:生理盐水图像结合醋酸 2 分钟图像宫颈前唇可见柱状上皮区域。

第三步:红色区域在宫颈后唇。

第四步:5% 醋酸溶液作用后,2 分钟与 1 分钟的图像比较,红色区域内未发现异常醋白上皮。

第五步:醋酸后粉色区域未发现异常醋白上皮。

第六步:结合细胞学提示 HSIL,阴道镜拟诊为阴道镜检查未发现病变(细胞学 HSIL)。

【组织病理学结果】

(宫颈 7 点、10 点)慢性宫颈炎,散在急性炎,(7 点)呈高级别鳞状上皮内病变(HSIL,CIN Ⅱ)。(宫颈 12 点)黏液中见少许子宫颈管黏液柱状上皮区域。IHC(7 点):P16 阳性,Ki67 散在阳性。

【学习要点】

本案例鳞柱交接线不可见,在红色区域取活检,可以不做 ECC。

案例 6　仅细胞学高级别检查结果的阴道镜图像（图 2-4-6）

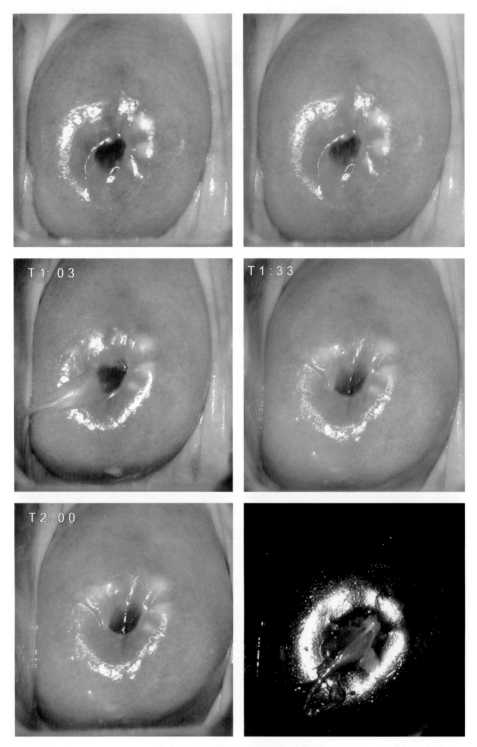

图 2-4-6　案例 6 阴道镜检查图像

【转诊阴道镜检查指征】

年龄 30 岁,体检发现宫颈癌筛查结果异常,既往无宫颈癌前病变及宫颈癌病史。

TCT 高级别鳞状上皮内病变(HSIL)。

HPV 检测:非 16/18 型的其他 12 种高危型 HPV(+)。

【阴道镜拟诊思路】

第一步:生理盐水下宫颈未见增生伴出血。

第二步:生理盐水图像结合醋酸 2 分钟图像宫颈未见柱状上皮区域。

第三步:宫颈未见红色区域。

第四步:5% 醋酸溶液作用后,2 分钟与 1 分钟的图像比较,醋酸后粉色区域未发现异常醋白上皮。

第五步:结合细胞学提示 HSIL,阴道镜拟诊为阴道镜检查未发现病变(细胞学 HSIL)。

【组织病理学结果】

(ECC)凝血中散在破碎宫颈黏膜,可见少许表浅鳞状上皮,呈高级别鳞状上皮内病变(HSIL,CIN Ⅱ)。IHC:P16 阳性,Ki67 鳞状上皮 1/2 层阳性。

【学习要点】

本案例鳞柱交接线完全不可见,红色区域在宫颈管内,所以行 ECC。

案例7 仅细胞学高级别检查结果的阴道镜图像（图 2-4-7）

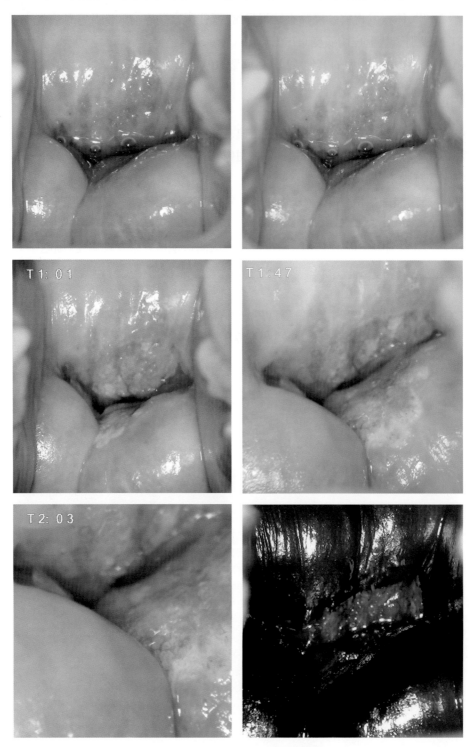

图 2-4-7 案例 7 阴道镜检查图像

【转诊阴道镜检查指征】

年龄 33 岁,体检发现宫颈癌筛查结果异常,既往无宫颈癌前病变及宫颈癌病史。

TCT:非典型鳞状细胞,不能除外高级别鳞状上皮内病变(ASC-H)。

HPV 检测:HPV18 型(+)、HPV16 型(+)。

【阴道镜拟诊思路】

第一步:生理盐水下宫颈后唇可见增生,未伴出血。

第二步:生理盐水图像结合醋酸 2 分钟图像,宫颈未见柱状上皮区域。

第三步:红色区域在宫颈后唇。

第四步:5% 醋酸溶液作用后,2 分钟与 1 分钟图像比较,红色区域内未发现异常醋白上皮。

第五步:醋酸后粉色区域未发现异常醋白上皮。

第六步:结合细胞学提示 ASC-H,阴道镜拟诊为阴道镜检查未发现病变(细胞学 ASC-H)。

【组织病理学结果】

(宫颈 6 点、10 点、11 点、12 点)慢性宫颈炎,局灶急性炎,腺上皮鳞化及不全鳞化,局灶腺体上皮增生,可免疫组化染色分析;(6 点)腺体上皮异型增生,部分复层化或鳞化改变,符合原位腺癌及复层化黏液性上皮及上皮内瘤变。IHC(6 点):P16 阳性,P63(−),Ki67:30% 阳性。

【学习要点】

对于因宫颈局部组织增生导致宫颈不对称,尤其增生组织出现在红色区域内,虽未见异常醋白上皮,也要高度警惕癌前病变,宜取活检进一步明确诊断。

案例8　仅细胞学高级别检查结果的阴道镜图像（图2-4-8）

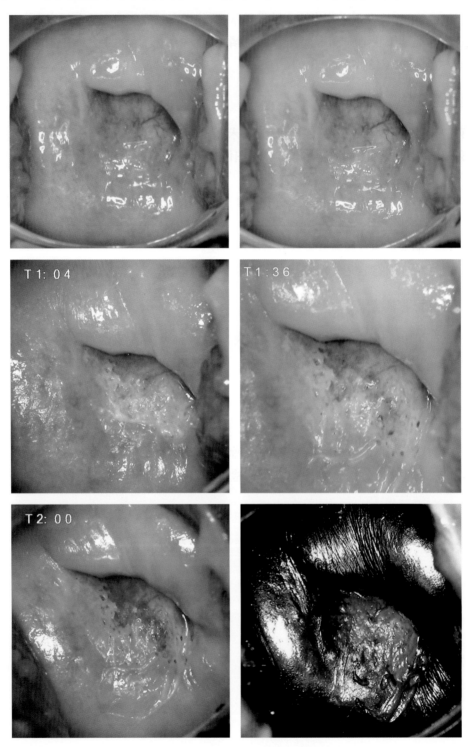

图2-4-8　案例8阴道镜检查图像

【转诊阴道镜检查指征】

年龄 48 岁,体检发现宫颈癌筛查结果异常,既往无宫颈癌前病变及宫颈癌病史。

TCT:非典型鳞状细胞,不能除外高级别鳞状上皮内病变(ASC-H)。

HPV 检测:非 16/18 型的其他 12 种高危型 HPV(+)。

【阴道镜拟诊思路】

第一步:生理盐水下宫颈后唇增生,未伴出血。

第二步:生理盐水图像结合醋酸 2 分钟图像宫颈未见柱状上皮区域。

第三步:红色区域在宫颈后唇。

第四步:5% 醋酸溶液作用后,2 分钟与 1 分钟图像比较,红色区域内未发现异常醋白上皮。

第五步:醋酸后粉色区域未发现异常醋白上皮。

第六步:结合细胞学提示 ASC-H,阴道镜拟诊为阴道镜检查未发现病变(细胞学 ASC-H)。

【组织病理学结果】

(宫颈 5 点、6 点、7 点、ECC)慢性宫颈炎,伴湿疣病变,高级别鳞状上皮内病变(HSIL,CIN Ⅱ～Ⅲ)。IHC(7 点):P16 阳性,Ki67 鳞状上皮下 2/3 层至全层阳性。

【学习要点】

本案例宫颈红色区域内可见增生组织,鳞柱交接线完全不可见,宫颈口周围有红色区域,同时有粉色区域,所以在红色区域连续取活检,同时行 ECC。

案例9 仅细胞学高级别检查结果的阴道镜图像（图2-4-9）

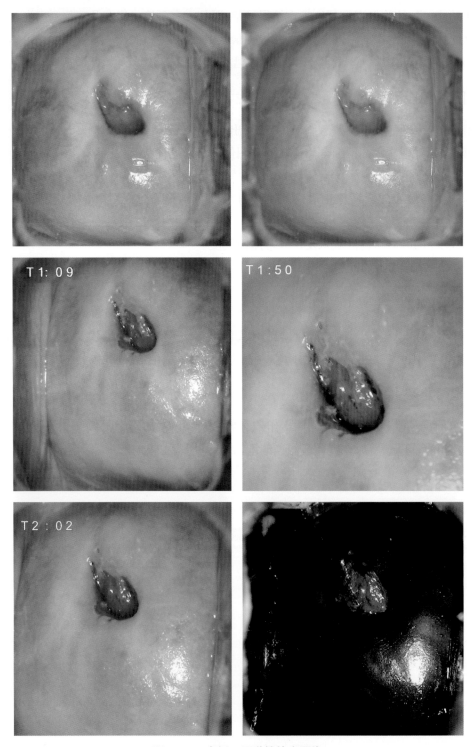

图 2-4-9 案例 9 阴道镜检查图像

【转诊阴道镜检查指征】

年龄 36 岁,体检发现宫颈癌筛查结果异常,既往无宫颈癌前病变及宫颈癌病史。

TCT:非典型鳞状细胞,不能除外高级别鳞状上皮内病变(ASC-H)。

HPV 检测:HPV16 型(+)。

【阴道镜拟诊思路】

第一步:生理盐水下宫颈未见增生伴出血。

第二步:生理盐水图像结合醋酸 2 分钟图像宫颈未见柱状上皮区域。

第三步:红色区域在宫颈前唇。

第四步:5% 醋酸溶液作用后,2 分钟与 1 分钟图像比较,红色区域内未发现异常醋白上皮。

第五步:醋酸后粉色区域未发现异常醋白上皮。

第六步:结合细胞学提示 ASC-H,阴道镜拟诊为阴道镜检查未发现病变(细胞学 ASC-H)。

【组织病理学结果】

(宫颈 1 点、11 点、12 点)慢性宫颈炎,局灶急性炎,腺体鳞化及不全鳞化。IHC(1 点):P16 阴性,Ki67 鳞状上皮副基底层阳性。

【学习要点】

本案例宫颈鳞柱交接线完全不可见,宫颈口周围均为红色区域,所以在红色区域部位多点活检,ECC 可以不做。

案例 10　仅细胞学高级别检查结果的阴道镜图像（图 2-4-10）

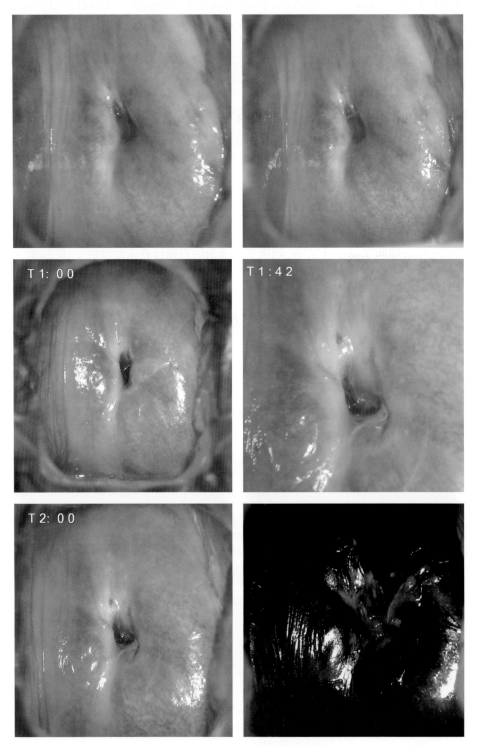

图 2-4-10　案例 10 阴道镜检查图像

【转诊阴道镜检查指征】

年龄 58 岁,体检发现宫颈癌筛查结果异常,既往无宫颈癌前病变及宫颈癌病史。

TCT:非典型鳞状细胞,不能除外高级别鳞状上皮内病变(ASC-H)。

HPV 检测:HPV16 型(+)、非 16/18 型的其他 12 种高危型 HPV(+)。

【阴道镜拟诊思路】

第一步:生理盐水下宫颈未见增生伴出血。

第二步:生理盐水图像结合醋酸 2 分钟图像宫颈未见柱状上皮区域。

第三步:红色区域在宫颈 9~10 点。

第四步:5% 醋酸溶液作用后,2 分钟与 1 分钟图像比较,红色区域内未发现异常醋白上皮。

第五步:醋酸后粉色区域未发现异常醋白上皮。

第六步:结合细胞学提示 ASC-H,阴道镜拟诊为阴道镜检查未发现病变(细胞学 ASC-H)。

【组织病理学结果】

(宫颈 8 点、9 点、10 点、ECC)慢性宫颈炎,(10 点、ECC)呈高级别鳞状上皮内病变(HSIL,CIN Ⅲ)。IHC(ECC):P16 阳性,Ki67 鳞状上皮全层阳性。

【学习要点】

本案例鳞柱交接线完全不可见,宫颈口周围有红色区域,同时有粉色区域,所以在红色区域连续取活检,同时行 ECC。

案例 11 仅细胞学高级别检查结果的阴道镜图像（图 2-4-11）

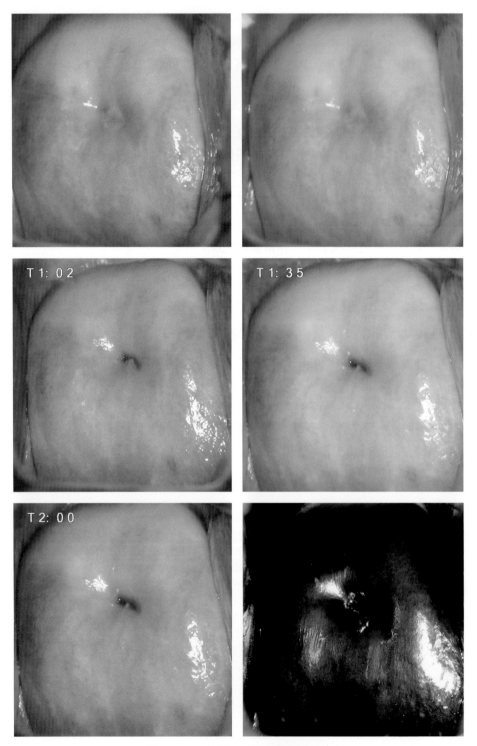

图 2-4-11 案例 11 阴道镜检查图像

【转诊阴道镜检查指征】

年龄 38 岁,体检发现宫颈癌筛查结果异常,既往无宫颈癌前病变及宫颈癌病史。

TCT:非典型鳞状细胞,不能除外高级别鳞状上皮内病变(ASC-H)。

HPV 检测:HPV16 型(+)。

【阴道镜拟诊思路】

第一步:生理盐水下宫颈未见增生伴出血。

第二步:生理盐水图像结合醋酸 2 分钟图像,宫颈未见柱状上皮区域。

第三步:宫颈在 11 点处可见红色区域,宫颈表面的红色区域较小,但未在宫颈口中断,延伸至颈管内,直径大于 2mm。

第四步:5% 醋酸溶液作用后,红色区域内未见异常醋白上皮。

第五步:5% 醋酸作用后粉色区域未发现异常醋白上皮。

第六步:结合细胞学提示 ASC-H,阴道镜拟诊为阴道镜检查未发现病变(细胞学 ASC-H)。

【组织病理学结果】

(宫颈 11 点)慢性宫颈炎,高级别鳞状上皮内病变(HSIL,CIN Ⅱ~ Ⅲ)。(ECC)送检组织极小,制片失败。IHC(11 点):P16 阳性,Ki67 鳞状上皮下 2/3 层至近全层阳性。

【学习要点】

本案例强调 11 点红色区域向颈管延伸,直径大于 2mm,不能忽略。

案例 12 仅细胞学高级别检查结果的阴道镜图像（图 2-4-12）

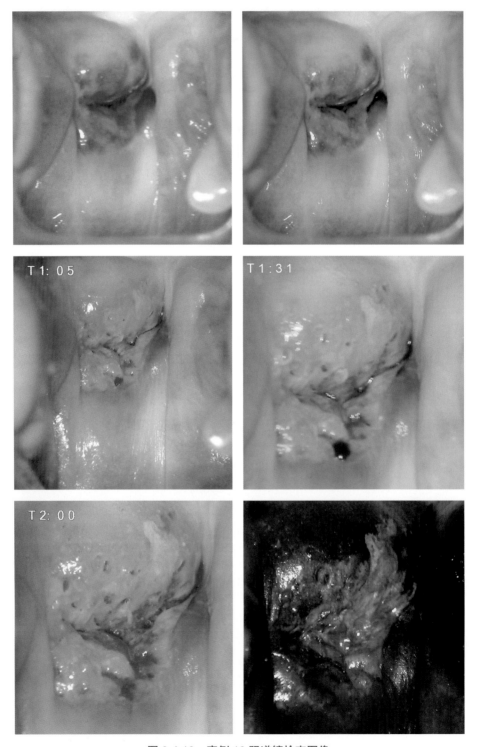

图 2-4-12 案例 12 阴道镜检查图像

【转诊阴道镜检查指征】

年龄 41 岁,体检发现宫颈癌筛查结果异常,既往无宫颈癌前病变及宫颈癌病史。

TCT:非典型腺细胞(倾向瘤变),宫颈管(AGC-FN)。

HPV 检测:非 16/18 型的其他 12 种高危型 HPV(+)。

【阴道镜拟诊思路】

第一步:生理盐水下宫颈未见增生伴出血。

第二步:生理盐水图像结合醋酸 2 分钟图像宫颈未见柱状上皮区域。

第三步:红色区域在宫颈后唇。

第四步:5% 醋酸溶液作用后,2 分钟与 1 分钟图像比较,红色区域内未发现异常醋白上皮。

第五步:醋酸后粉色区域未发现异常醋白上皮。

第六步:结合细胞学提示 AGC-FN,阴道镜拟诊为阴道镜检查未发现病变(细胞学 AGC-FN)。

【组织病理学结果】

(宫颈 5 点、6 点、11 点、12 点)慢性宫颈炎,散在急性炎,伴腺上皮不全鳞化,(6 点、11 点)呈低级别鳞状上皮内病变(LSIL,CIN Ⅰ 及湿疣病变)。(ECC)凝血内见少许子宫颈管组织,部分游离的腺上皮轻度非典型增生(有效组织少且破碎)。IHC(6 点):P16 阳性,Ki67 鳞状上皮副基底层、局灶下 1/3 层散在阳性。

【学习要点】

本案例在红色区域及子宫颈管未发现病变,建议利用 MRI 排查宫颈癌后,可行宫颈诊断性锥切。

案例 13　仅细胞学高级别检查结果的阴道镜图像（图 2-4-13）

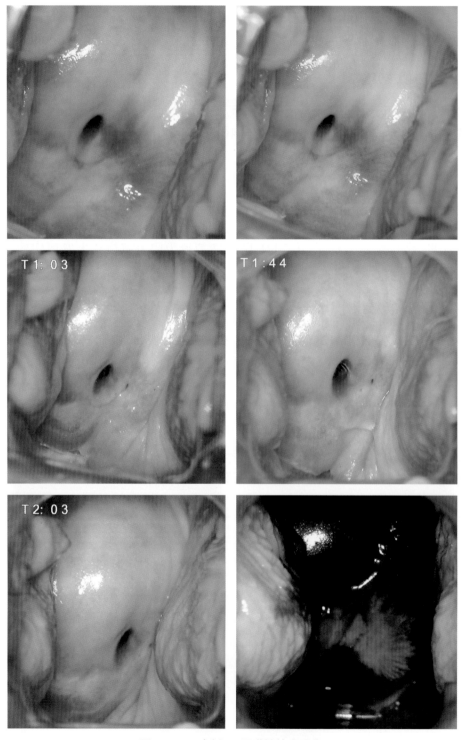

图 2-4-13　案例 13 阴道镜检查图像

【转诊阴道镜检查指征】

年龄 47 岁,体检发现宫颈癌筛查结果异常,既往无宫颈癌前病变及宫颈癌病史。

TCT:非典型腺细胞(无具体指定),不能确定来源(AGC-NOS)。

HPV 检测:HPV DNA(-)。

【阴道镜拟诊思路】

第一步:生理盐水下宫颈未见增生伴出血。

第二步:生理盐水图像结合醋酸 2 分钟图像宫颈未见柱状上皮区域。

第三步:红色区域在宫颈第一、二象限。

第四步:5% 醋酸溶液作用后,2 分钟与 1 分钟图像比较,红色区域内未发现异常醋白上皮。

第五步:醋酸后粉色区域未发现异常醋白上皮。

第六步:结合细胞学提示 AGC-NOS,阴道镜拟诊为阴道镜检查未发现病变(细胞学 AGC-NOS)。

【组织病理学结果】

(宫颈 3 点、4 点、宫颈中环 3 点)慢性宫颈炎,局灶急性炎,(3 点、4 点)呈高级别鳞状上皮内病变(HSIL,CIN Ⅲ)。(ECC)黏液中可见破碎子宫颈管黏液柱状上皮区域黏膜。IHC(4 点):P16 阳性,Ki67 鳞状上皮近全层阳性。

【学习要点】

非典型腺细胞,分为无特指(AGC-NOS)和倾向瘤变(AGC-FN)两类。AGC 涉及的病变类型从良性至浸润性病变均可发生,AGC 不仅涉及腺上皮病变,还有大约 1/4 为鳞状上皮病变。AGC 发生率虽低,但潜在的癌前病变或浸润性病变风险高,必须同时监测腺细胞和鳞状细胞病变,可能为子宫颈管、子宫内膜、卵巢等来源病变。

案例 14　仅细胞学高级别检查结果的阴道镜图像（图 2-4-14）

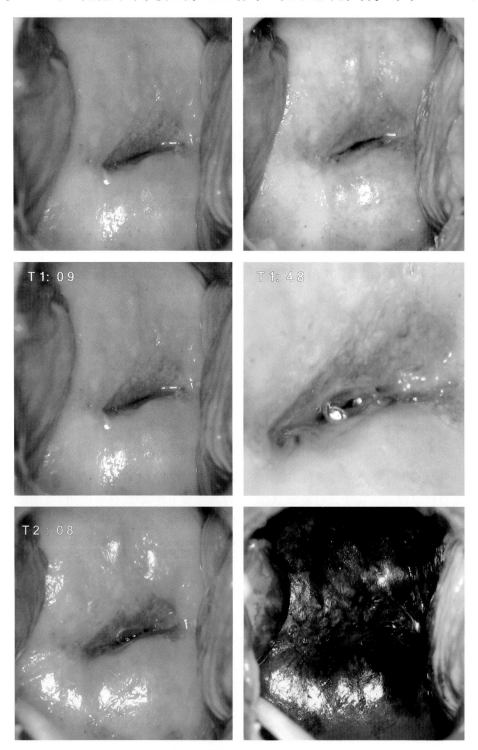

图 2-4-14　案例 14 阴道镜检查图像

【转诊阴道镜检查指征】

年龄 55 岁,体检发现宫颈癌筛查结果异常,既往无宫颈癌前病变及宫颈癌病史。

TCT 非典型腺细胞(无具体指定),宫颈管(AGC-NOS)。

HPV 检测:HPV18 型(+)。

【阴道镜拟诊思路】

第一步:生理盐水下宫颈未见增生伴出血。

第二步:生理盐水图像结合醋酸 2 分钟图像宫颈未见柱状上皮区域。

第三步:红色区域在宫颈前唇。

第四步:5% 醋酸溶液作用后,2 分钟与 1 分钟的图像比较,红色区域内未发现异常醋白上皮。

第五步:醋酸后粉色区域未发现异常醋白上皮。

第六步:结合细胞学提示 AGC-NOS,阴道镜拟诊为阴道镜检查未发现病变(细胞学 AGC-NOS)。

【组织病理学结果】

(宫颈 1 点、2 点、12 点)慢性宫颈炎,腺体鳞化。(ECC)破碎宫颈黏液柱状上皮区域。IHC(12 点):P16 阴性,Ki67 鳞状上皮下 1/3 层阳性。

【学习要点】

本案例生理盐水下在宫颈前唇可见花纹,与醋酸后 2 分钟图像的花纹大致相同,是阴道镜检查正常图像。由于细胞学结果为高危异常,宫颈鳞柱交接线完全不可见,红色区域在宫颈后唇,所以在红色区域连续取活检,同时行 ECC。

案例 15　仅细胞学高级别检查结果的阴道镜图像（图 2-4-15）

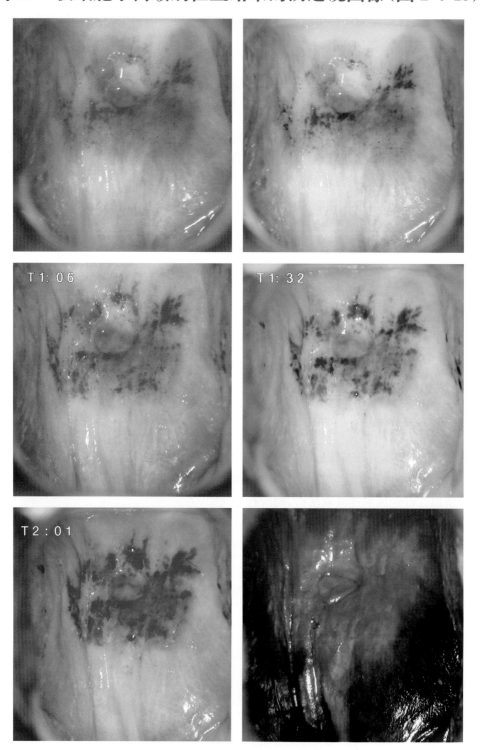

图 2-4-15　案例 15 阴道镜检查图像

【转诊阴道镜检查指征】

年龄 58 岁,体检发现宫颈癌筛查结果异常,既往无宫颈癌前病变及宫颈癌病史。

TCT:非典型腺细胞(无具体指定),不能确定来源(AGC-NOS)。

HPV 检测:HPV DNA(-)。

【阴道镜拟诊思路】

第一步:生理盐水下宫颈未见增生伴出血。

第二步:生理盐水图像结合醋酸 2 分钟图像,宫颈未见柱状上皮区域。

第三步:红色区域在宫颈后唇。

第四步:5% 醋酸溶液作用后,2 分钟与 1 分钟图像比较,红色区域内未发现异常醋白上皮。

第五步:醋酸后粉色区域未发现异常醋白上皮。

第六步:结合细胞学提示 AGC-NOS,阴道镜拟诊为阴道镜检查未发现病变(细胞学AGC-NOS)。

【组织病理学结果】

(宫颈 4 点、6 点)慢性宫颈炎,散在急性炎。(5 点、ECC)黏液中见少许破碎的子宫颈管黏液柱状上皮区域。IHC(4 点):P16 阴性,Ki67 鳞状副基底层阳性。

【学习要点】

本案例在红色区域和子宫颈管活检后未发现病变,建议行宫腔镜下诊刮排除子宫内膜病变。由于 HPV 检查阴性,也可以先行子宫内膜检查,未发现病变再行阴道镜检查。

(赵 健　刘 慧　马德勇)

第五章
宫颈出血案例及解析

接着上章，继续寻找宫颈癌前病变和宫颈浸润癌。当宫颈癌筛查为低度异常时[包括HPV（+）的ASC-US/LSIL，反复HPV（+）的NILM]，或者宫颈癌筛查结果双阴但患者有阴道不规则出血或阴道排液时，或者妇科检查发现宫颈增大、触血明显（+）、阴道积液时，均需要转诊阴道镜。阴道镜检查时未发现前4章所描述的情况，仅表现为宫颈表面出血，则需要在出血部位取活检；如果出血来源于子宫颈管内则需要行ECC。宫颈出血的阴道镜图像是指生理盐水下直径达到2mm的红色区域，在5%醋酸作用后持续和/或开始出血，无论生理盐水下或碘试验后是否有出血。宫颈管视为红色区域，一旦出血即拟诊为宫颈出血。宫颈表面出血则在出血部位连续活检，子宫颈管出血则必须实施ECC。

案例 1 宫颈出血(图 2-5-1)

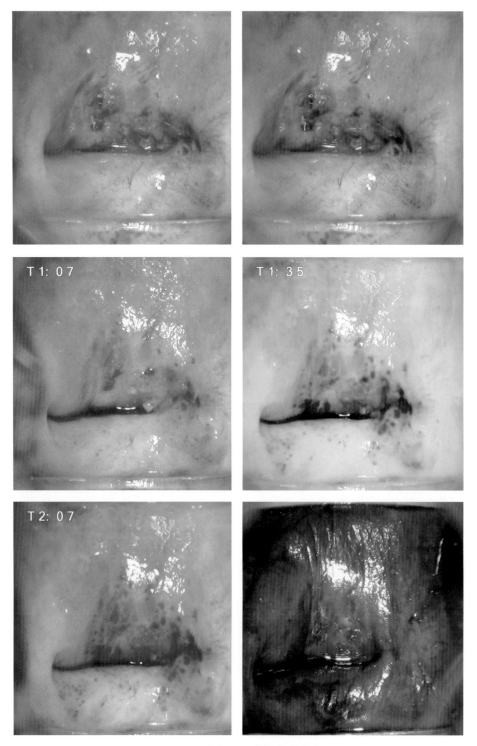

图 2-5-1 案例 1 阴道镜检查图像

【转诊阴道镜检查指征】

年龄 67 岁,既往无宫颈癌前病变及宫颈癌病史,宫颈癌筛查异常。

TCT:无上皮内病变及恶性改变(NILM)。

HPV 检测:16 型(+);非 16/18 型的其他 12 种高危型 HPV(+)。

【阴道镜拟诊思路】

第一步:生理盐水下未发现明显增生组织,第一、二、四象限有点状出血。

第二步:宫颈未发现红色颗粒状的柱状上皮区域。

第三步:醋酸 2 分钟图像与生理盐水图像对比提示,红色区域在第一、二、四象限,直径大于 2mm。

第四步:醋酸 2 分钟与 1 分钟图像比较,红色区域未发现异常醋白上皮,但红色区域内仍有持续点状出血,并见子宫颈管出血。

第五步:粉色区域未发现异常醋白上皮。

第六步:阴道镜拟诊为宫颈出血。

【组织病理学结果】

(宫颈 5 点)慢性宫颈炎。IHC:P16(−),Ki67 鳞状上皮副基底层散在阳性。(ECC)腺体上皮异型增生,细胞核深染,可见核分裂象,结合免疫组化结果[P16(+++),Ki67 90%,ER(−),PR(−)],考虑宫颈原位腺癌,炎症较重,伴有修复性反应,请结合临床及阴道镜所见综合分析,并注意除外更高级别病变可能。

【学习要点】

醋酸作用后宫颈管有出血,即使细胞学未提示异常也建议行 ECC 以排除宫颈高级别病变。

案例 2　宫颈出血（图 2-5-2）

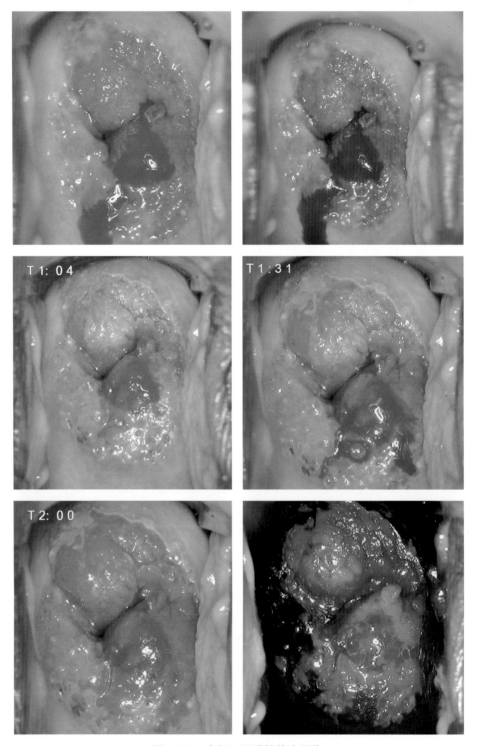

图 2-5-2　案例 2 阴道镜检查图像

【转诊阴道镜检查指征】

年龄 31 岁,既往无宫颈癌前病变及宫颈癌病史,宫颈癌筛查异常。

TCT:无上皮内病变及恶性改变(NILM)。

HPV 检测:18 型(+)。

【阴道镜拟诊思路】

第一步:生理盐水下见宫颈表面形态不规则,凹凸不平,宫颈后唇有出血。

第二步:醋酸 2 分钟图像与生理盐水图像对比,宫颈前唇始终为红色、颗粒状判断为柱状上皮区域。

第三步:醋酸 2 分钟宫颈图像与生理盐水图像对比,宫颈后唇表面颗粒感不明显,考虑为红色区域。

第四步:醋酸 2 分钟与 1 分钟图像比较,红色区域未发现明显醋白,但有持续出血。

第五步:粉色区域未发现异常醋白上皮。

第六步:阴道镜拟诊为宫颈出血。

【活检组织病理学结果】

(宫颈 5 点、6 点)慢性宫颈炎,散在急性炎,腺上皮鳞化及不全鳞化。IHC(6 点):P16 阴性,Ki67 鳞状上皮副基底层阳性。

【学习要点】

生理盐水下出血,5% 醋酸作用后持续出血,出血量有所减少,依然需要在宫颈出血面连续活检。

案例 3 宫颈出血（图 2-5-3）

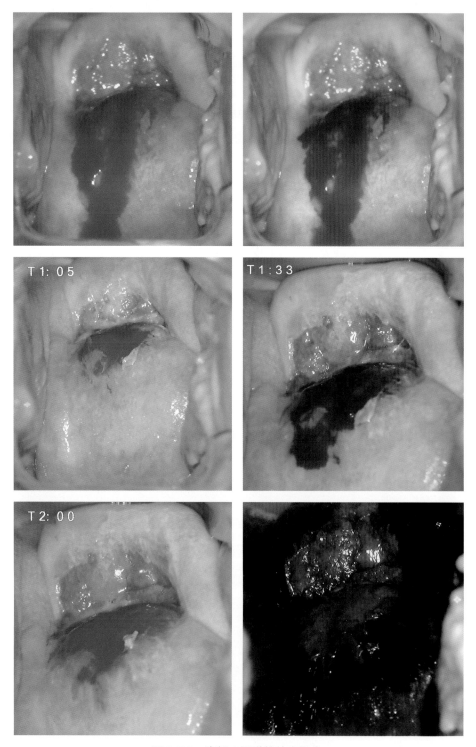

图 2-5-3 案例 3 阴道镜检查图像

【转诊阴道镜检查指征】

32 岁,时有同房后出血 3 个月。

TCT:无上皮内病变及恶性改变(NILM)。

HPV 检测:HPV(-)。

【阴道镜拟诊思路】

第一步:生理盐水下宫颈未发现增生组织,但宫颈后唇持续性出血。

第二步:醋酸 2 分钟图像与生理盐水图像对比,提示前唇红色区域为柱状上皮区域。

第三步:宫颈后唇因持续性出血无法判断,暂定为红色区域。

第四步:醋酸 2 分钟与 1 分钟图像比较,红色区域内无法发现异常醋白上皮,出血面积直径大于 2mm,出血量逐渐减少;醋酸作用后出血周围似有醋白且表皮剥脱、卷曲。

第五步:粉色区域未发现异常醋白上皮。

第六步:阴道镜拟诊为宫颈出血。

【组织病理学结果】

(宫颈 5 点、6 点、7 点)慢性宫颈炎,局灶急性炎,黏膜糜烂,(7 点)小灶薄层鳞状上皮细胞可疑低级别鳞状上皮内病变。IHC(7 点)P16 阳性,Ki67 鳞状上皮副基底层阳性。

【学习要点】

本案例强调一点,在宫颈后唇出血面的 5 点处,上皮剥脱、卷曲,是否为异常醋白上皮的卷边,需要进行鉴别诊断。

案例 4　宫颈出血（图 2-5-4）

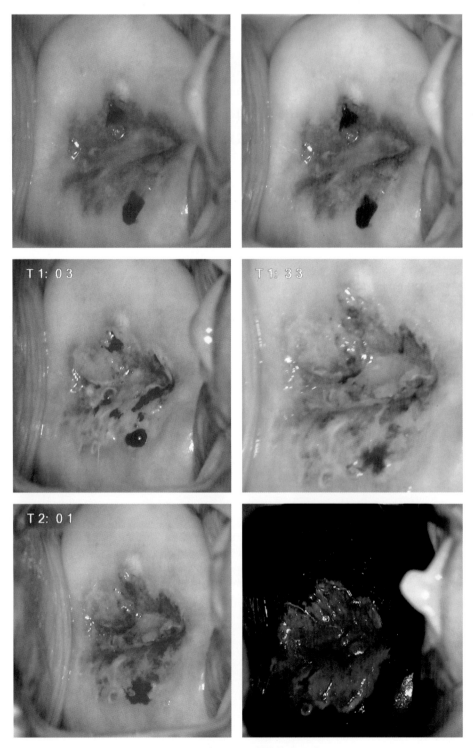

图 2-5-4　案例 4 阴道镜检查图像

【转诊阴道镜检查指征】

50岁,既往无宫颈癌前病变及宫颈癌病史,宫颈癌筛查异常。

TCT:非典型鳞状细胞,不能明确意义(ASC-US)。

HPV检测:非16/18型的其他12种高危型HPV(+)。

【阴道镜拟诊思路】

第一步:生理盐水下宫颈未发现增生组织,前后唇局部可见出血点。

第二步:醋酸2分钟图像与生理盐水图像对比,未发现明显柱状上皮区域。

第三步:宫颈管周围为红色区域。

第四步:醋酸2分钟与1分钟图像比较,红色区域可见薄层醋白与周围鳞状上皮迁移而无明显边界,且逐渐变淡;宫颈后唇有持续出血。

第五步:粉色区域未发现异常醋白上皮。

第六步:阴道镜拟诊为宫颈出血。

【组织病理学结果】

(宫颈6点、7点、11点、12点)重度慢性宫颈炎,局灶急性炎,间质大量浆细胞浸润;鳞状上皮呈低级别鳞状上皮内病变(LSIL,CIN Ⅰ)。(6点)呈高级别鳞状上皮内病变(HSIL,CIN Ⅲ)。IHC(6点):P16阳性,Ki67鳞状上皮全层90%阳性。

【学习要点】

本案例5%醋酸后宫颈红色区域内仍有持续性出血,建议活检。组织病理学为HSIL,CIN Ⅲ。

案例5 宫颈出血（图2-5-5）

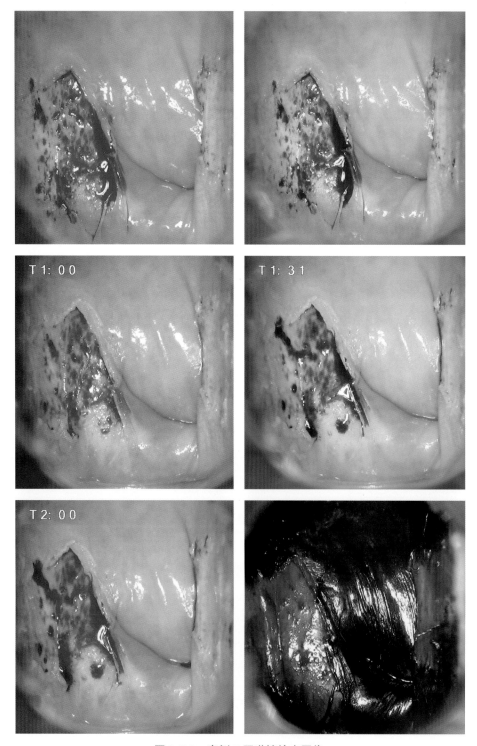

图 2-5-5 案例 5 阴道镜检查图像

【转诊阴道镜检查指征】

59 岁,既往无宫颈癌前病变及宫颈癌病史,宫颈癌筛查异常。

TCT:非典型鳞状细胞,不能明确意义(ASCUS)。

HPV 检测:16 型(+);非 16/18 型的其他 12 种高危型 HPV(+)。

【阴道镜拟诊思路】

第一步:生理盐水下宫颈未发现增生组织,宫颈外环 8~9 点处黏膜剥脱伴出血。

第二步:结合生理盐水图像及醋酸 2 分钟图像,未发现柱状上皮区域。

第三步:红色区域位于宫颈 8~9 点。

第四步:醋酸 2 分钟与 1 分钟图像比较,红色区域内未发现异常醋白上皮,但有持续出血,出血面积直径大于 2mm。

第五步:粉色区域未发现异常醋白上皮。

第六步:阴道镜拟诊为宫颈出血。

【组织病理学结果】

(宫颈 3 点、8 点、9 点)慢性宫颈炎,鳞状上皮萎缩,(3 点、9 点)局灶呈低级别鳞状上皮内病变(LSIL,CIN Ⅰ伴湿疣病变)。IHC(3 点):P16 阴性,Ki67 散在阳性。

【学习要点】

绝经后宫颈黏膜变薄,如果有炎症时,也会出现宫颈黏膜剥脱伴有出血;需注意鉴别。

案例6 宫颈出血(图2-5-6)

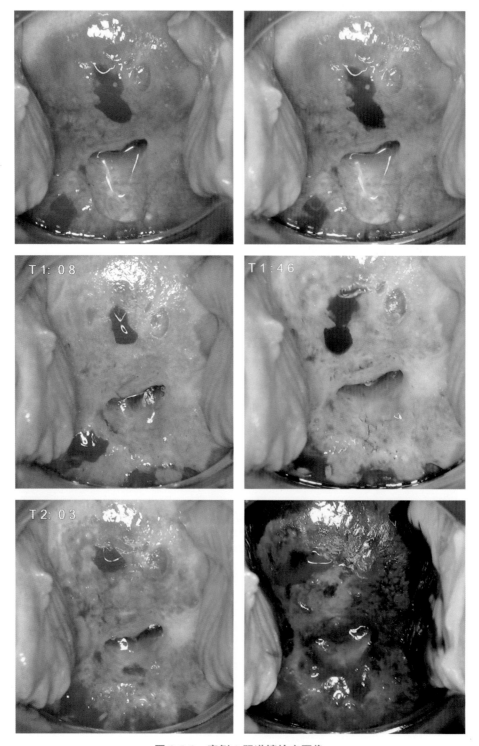

图2-5-6 案例6阴道镜检查图像

【转诊阴道镜检查指征】

48 岁,分泌物中可见血丝 2 周余。

TCT:无上皮内病变及恶性改变(NILM)。

HPV 未检测。

【阴道镜拟诊思路】

第一步:生理盐水下宫颈未发现增生组织,宫颈中环 7 点、12 点有出血。

第二步:醋酸 2 分钟图像与生理盐水图像对比,未发现柱状上皮区域。

第三步:宫颈管周围为红色区域。

第四步:醋酸 2 分钟与 1 分钟图像比较,红色区域未发现异常醋白上皮;但宫颈中环 7 点、12 点有持续出血,宫颈外环 5 点、6 点出现出血。

第五步:粉色区域未发现异常醋白上皮。

第六步:阴道镜拟诊为宫颈出血。

【组织病理学结果】

(宫颈外环 5 点、6 点,宫颈中环 7 点、12 点)慢性宫颈炎,(宫颈外环 6 点,宫颈中环 7 点、12 点)呈低级别鳞状上皮内病变(LSIL,CIN Ⅰ 及湿疣病变)。IHC(7 点):P16 阴性,Ki67 鳞状上皮下 1/3 层及散在阳性。

【学习要点】

5% 醋酸作用前后宫颈中环 7 点、12 点持续出血,而宫颈外环 5 点、6 点生理盐水下无出血,5% 醋酸作用后开始出血,这两种情况均符合宫颈出血阴道镜图像,建议活检。

案例 7　宫颈出血（图 2-5-7）

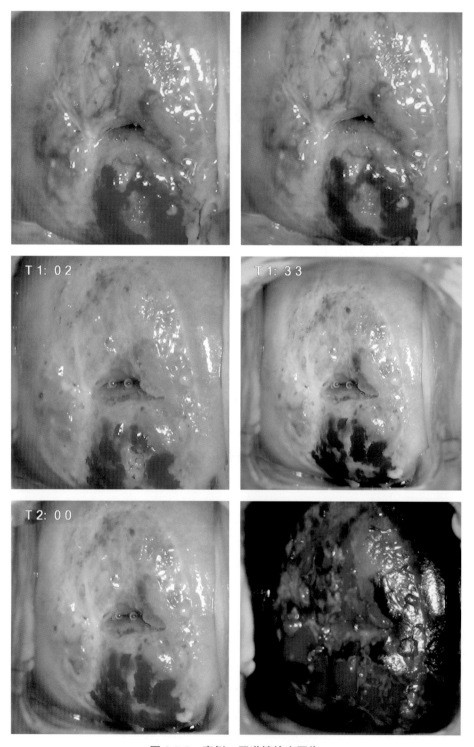

图 2-5-7　案例 7 阴道镜检查图像

【转诊阴道镜检查指征】

39 岁,既往无宫颈癌前病变及宫颈癌病史,宫颈癌筛查异常。

TCT:低级别鳞状上皮内病变(LSIL)。

HPV 检测:非 16/18 型的其他 12 种高危型 HPV(+)。

【阴道镜拟诊思路】

第一步:生理盐水下宫颈表面未发现增生组织,可见前后唇杂乱分布的血管,宫颈后唇中环有出血。

第二步:醋酸 2 分钟图像与生理盐水图像对比,提示宫颈口周边内环为柱状上皮区域。

第三步:排除柱状上皮区域,红色区域位于宫颈中环。

第四步:醋酸 2 分钟与 1 分钟图像比较,红色区域可见絮状、薄醋白且与周围鳞状上皮相连无边界,未发现异常醋白上皮;宫颈后唇中环出血醋酸作用后未止,出血持续存在。

第五步:粉色区域未发现异常醋白上皮。

第六步:阴道镜拟诊为宫颈出血。

【活检组织病理学结果】

(宫颈中环 6 点、7 点)慢性宫颈炎,低级别鳞状上皮内病变(LSIL,CIN Ⅰ),(6 点)伴湿疣病变。IHC(6 点):P16 阴性,Ki67 鳞状上皮下 1/3~1/2 层阳性。

【学习要点】

醋酸作用后宫颈表面直径达到 2mm 的红色区域内出血时,在出血区域连续取活检以排除宫颈高级别病变。

案例 8 宫颈出血（图 2-5-8）

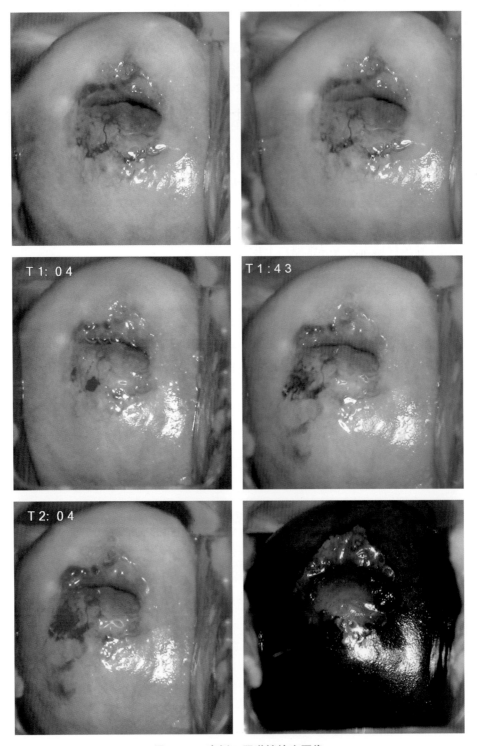

图 2-5-8 案例 8 阴道镜检查图像

【转诊阴道镜检查指征】

30 岁,既往无宫颈癌前病变及宫颈癌病史,宫颈癌筛查异常。

TCT:无上皮内病变及恶性改变(NILM)。

HPV 检测:16 型(+)。

【阴道镜拟诊思路】

第一步:生理盐水下宫颈未发现增生组织,宫颈后唇可见杂乱分布血管,中环 7~8 点出血。

第二步:醋酸 2 分钟图像与生理盐水图像对比,宫颈表面颜色无变化,未见颗粒状形态,未见柱状上皮。

第三步:宫颈管周围区域考虑为红色区域,尤其着重考虑血管杂乱的宫颈中环 7~8 点。

第四步:醋酸 2 分钟与 1 分钟图像比较,红色区域未发现异常醋白上皮,但醋酸作用后宫颈中环 7~8 点持续渗血。

第五步:粉色区域未发现异常醋白上皮。

第六步:阴道镜拟诊为宫颈出血。

【活检组织病理学结果】

(宫颈中环 7 点、8 点)慢性宫颈炎,局灶急性炎,腺上皮鳞化及不全鳞化,伴湿疣病变。(8 点)呈高级别鳞状上皮内病变(HSIL,CIN Ⅱ),局灶一个腺体上皮增生,在免疫组化切片中消失。IHC(8 点):P16 阳性,Ki67 鳞状上皮下 2/3 层阳性。

【学习要点】

生理盐水下宫颈未发现出血,而 5% 醋酸作用后宫颈红色区域出现出血,即使为渗血,也建议活检。病理组织学诊断 HSIL。

案例 9 宫颈出血（图 2-5-9）

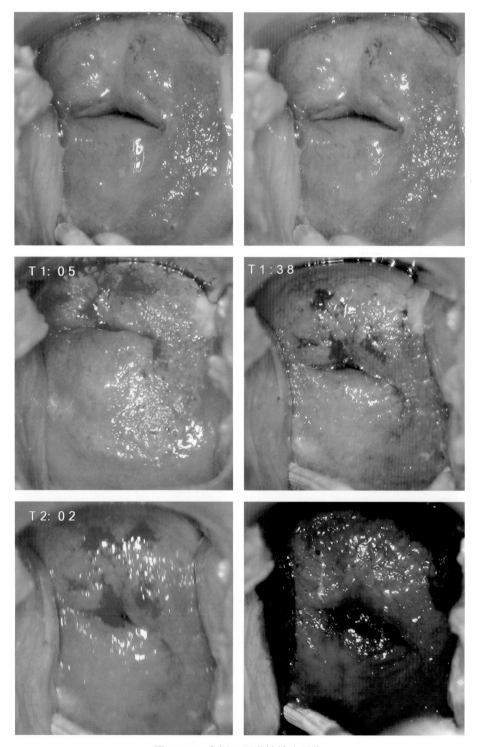

图 2-5-9 案例 9 阴道镜检查图像

【转诊阴道镜检查指征】

30 岁,既往无宫颈癌前病变及宫颈癌病史,宫颈癌筛查异常。

TCT:无上皮内病变及恶性改变(NILM)。

HPV 检测:16 型(+)。

【阴道镜拟诊思路】

第一步:生理盐水下宫颈未发现增生组织,未发现显著出血。

第二步:醋酸 2 分钟图像与生理盐水图像对比,宫颈口一周可见完整柱状上皮区域;但宫颈 12 点区域上皮颗粒感不明显、略平。

第三步:红色区域位于宫颈前唇。

第四步:5% 醋酸作用后,2 分钟与 1 分钟图像比较,未发现异常醋白上皮。醋酸作用后红色区域开始出血,2 分钟醋酸图像仍显示出血持续不止。

第五步:粉色区域未发现异常醋白上皮。

第六步:阴道镜拟诊为宫颈出血。

【组织病理学结果】

(宫颈 11 点、12 点)慢性宫颈炎,散在急性炎,腺上皮鳞化及不全鳞化。(11 点)呈低级别鳞状上皮内病变(LSIL,CIN Ⅰ)。IHC(11 点):P16 阴性,Ki67 鳞状上皮下 1/3 层阳性。

【学习要点】

生理盐水下宫颈未发现出血,而 5% 醋酸作用后宫颈红色区域出现出血,建议出血区域连续活检。病理组织学诊断 LSIL。

案例 10 宫颈出血（图 2-5-10）

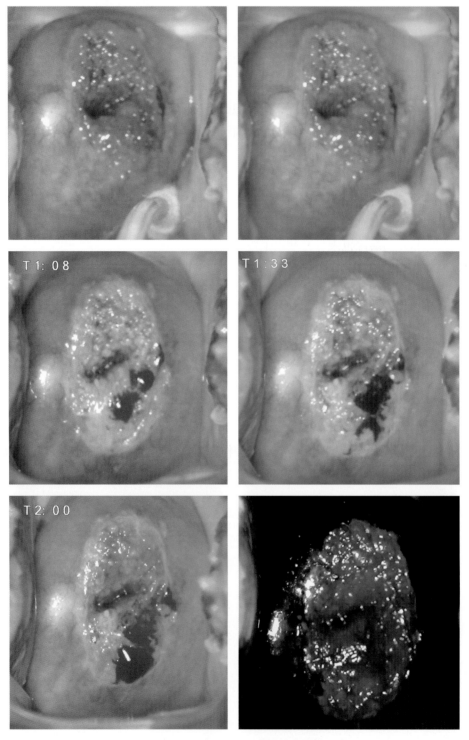

图 2-5-10 案例 10 阴道镜检查图像

【转诊阴道镜检查指征】

36 岁,既往无宫颈癌前病变及宫颈癌病史,宫颈癌筛查异常。

TCT:无上皮内病变及恶性改变(NILM)。

HPV 检测:非 16/18 型的其他 12 种高危型 HPV(+)且持续 1 年余。

【阴道镜拟诊思路】

第一步:生理盐水下宫颈未发现增生组织,宫颈表面未发现明显出血。

第二步:生理盐水下宫颈口周围可见完整的红色、颗粒状柱状上皮区域环绕;结合醋酸 2 分钟图进一步确认。

第三步:红色区域在宫颈柱状上皮区域外围,尤以后唇充血明显。

第四步:醋酸 2 分钟与 1 分钟图像比较,红色区域内发现薄层浅淡醋白上皮,因其与周围鳞状上皮迁延无显著分界,考虑为鳞状上皮化生区域;醋酸作用后宫颈后唇开始出血,持续不止,范围累及后唇红色区域及柱状上皮区域。

第五步:粉色区域未发现异常醋白上皮。

第六步:阴道镜拟诊为宫颈出血。

【活检组织病理学结果】

(宫颈中环 5 点、6 点)慢性宫颈炎,局灶急性炎,腺上皮鳞化及不全鳞化。IHC(5 点):P16 阴性,Ki67 鳞状上皮副基底层阳性。

【学习要点】

本案例宫颈红色区域与柱状上皮区域同时出血,建议在红色区域出血处连续取活检,在柱状上皮区域不建议活检。

(赵健　冯慧)

第六章
宫颈增生物与赘生物案例及解析

　　宫颈增生物与赘生物均是细胞增殖的表现,在临床上一般多数为良性病变。宫颈赘生物由于病程久,会导致出血,引起感染。一般情况下实施宫颈赘生物摘除术。宫颈增生物与赘生物活检病理均可能出现宫颈癌前病变,因此需要活检。这是 R-way 阴道镜诊断流程中第 6 个拟诊结果。临床送检的宫颈增生物 / 赘生物,病理检查可包含以下几种情况:

一、腺丛(tunnel clusters)

　　腺丛可以没有明显肉眼可见的病变,大约 40% 伴有腺体囊性扩张的病例表现为肉眼可见的分叶状肿物。80% 的病例为多发性病灶。较常见的宫颈腺体良性病变,多因其他原因进行手术治疗时而被发现。另外大约 6% 的子宫全切术及 10% 的宫颈锥切术标本中存在腺丛改变。腺丛主要见于成年、多产女性。一般没有临床症状,偶尔可引起阴道黏液性分泌物增多。腺丛为良性改变,无复发及恶性转化风险。

　　镜下特征表现为宫颈上皮旁间质中腺体聚集呈结节状。这些黏液腺体呈圆形、卵圆形密集排列、腺体可大小不等,也可腺腔扩张、大小相近,腔内含有黏液物质。聚集的腺体整体上外形为圆形或结节状,不浸润周围组织。腺体被覆单层扁平或立方黏液上皮细胞,一般不伴有核分裂、核非典型性及复层化排列。根据是否伴有腺体囊性扩张可将腺丛分为 A 型(无囊性扩张)和 B 型(囊性扩张)。当前一些研究认为 A 型腺丛,在分化谱系上与微偏腺癌具有类似的分化特征(胃幽门腺上皮免疫组化标志物 HK1083 阳性,PAS 阳性的中性黏液),可以认为属于这个分化谱系上的良性阶段。

二、宫颈腺体增生

　　宫颈腺体增生在形态上可分为叶状增生(lobular endocervical glandular hyperplasia,LEGH)及弥漫层状增生(diffuse laminar endocervical glandular hyperplasia,DLEGH)。LEGH 的宫颈腺体与周围间质分界清晰,中央常常有一个较大的腺体,类似小叶状结构。腺体上皮形态常常类似胃幽门腺分化。故也曾被命名为胃幽门腺化生(gastric pyloric metaplasia)。DLEGH 表现为子宫颈管旁浅表间质内腺体良性带状增生。

　　宫颈腺体增生可以发生于育龄期和绝经后女性。一般没有临床症状,仅为镜下偶然发现；部分 LEGH 可表现为阴道排液、影像学发现占位性病变或伴有肉眼可见病变，均为良性。但有一些 LEGH 病例与宫颈原位腺癌或微偏腺癌有关，是潜在的癌前病变。

目前认为宫颈腺体叶状增生属于化生改变，具有幽门腺特点，与 HPV 感染无关。伴有非典型性时，可伴有染色体 3p 获得及 1p 丢失，与微偏腺癌具有相似的分子遗传学特征，且宫颈腺体叶状增生也可发生于 Peutz-Jeghers 综合征患者，故也有学者提出宫颈腺体叶状增生是微偏腺癌的前驱病变。

LEGH 镜下特点为小到中等大小的腺体密集增生，可伴有腺体囊性扩张，且多位于中央，体积偏大，周围增生腺体体积相对小，故形成分叶状结构。病变整体分布浅表，通常位于宫颈间质内 1/2。增生腺体被覆柱状黏液性上皮，通常没有核非典型性及核分裂。研究提示腺体上皮具有胃及幽门腺分化（如表达 HIK083 识别胃黏液性上皮，MUC6 识别胃窦和胃底腺型上皮，M-CGMC-1 识别幽门腺型黏液），也可伴有雌孕激素受体表达缺失，故认为宫颈腺丛 A 型、LEGH 及微偏腺癌均具有胃幽门腺分化，属于同一分化谱系上从良性到增生及恶性不同阶段的变化；一些研究提示 LEGH 与微偏腺癌并存，提出微偏腺癌可能来自 LEGH。

DLEGH 镜下特点由 Scully 等于 1991 年首次描述，小到中等大小的腺体密集增生，呈带状分布于子宫颈管旁浅表间质中，与周围分界清晰。细胞可以有轻微的非典型性（reactive atypia）。腺体周围常有大量急慢性炎细胞浸润，腺体腔内可有急性炎细胞浸润。腺体周围间质可有水肿，但一般较为局限。

三、宫颈息肉

宫颈息肉（cervical polyp）是子宫颈较常见的外生性病变，宫颈上皮被覆于纤维血管性间质。息肉表面光滑质软、体积通常不大，一般基底部有蒂与宫颈相连，故容易摘除。宫颈息肉多为单发、体积不大（1cm 以下多见），但也可多发，体积偏大。

镜下特征为息肉表面被覆鳞状上皮和 / 或柱状上皮，如果息肉发生部位靠近子宫颈管上部，则被覆黏液柱状上皮，如果靠近移行区则被覆上皮以鳞状上皮为主。间质中也会有黏液性腺体分布，特别是微腺体增生及鳞化在息肉中很常见。息肉的间质是纤维性间质或纤维平滑肌间质，间质轴心部位常有后壁血管分布，并向息肉蒂部延伸。间质细胞形态温和，但也可以肥胖并见核仁，特别是伴有明显的炎症时。无论息肉上皮还是间质细胞一般都不会出现核分裂活性增加。偶然情况下，息肉被覆上皮及其旁的腺体可以被 SIL 累及，在这种情况下，通常宫颈其他部位存在 SIL 病变。

四、子宫内膜异位症

肉眼变化通常不明显、偶尔可见出血性或蓝黑色斑点、少见情况下形成囊肿或肿块（息肉样子宫内膜异位症）。宫颈子宫内膜异位症常发生在宫颈锥切术或环形电切术后。镜下特征为子宫内膜腺体，间质，伴 / 不伴出血。子宫内膜样腺体可伴有化生性改变，输卵管化生最多见；子宫内膜腺体周围间质多类似增殖期子宫内膜间质，也可伴有假蜕膜或蜕膜改变，其中血管为动脉样血管，常伴纤维化。常有新近或陈旧性出血，表现为不等量的吞噬含铁血黄素的巨噬细胞或含铁血黄素沉积。常见隐匿性炎症。腺体和间质均形态温和,罕见增生性改变或肿瘤转化。病变通常局限于子宫颈浅表 1/3。

五、子宫颈管内膜异位

可形成肿块样病变(可以达到直径 5cm)、切面呈大囊或微囊状、内含黏液。在病变形成上有两种观点:第一种认为由于激素环境改变引起的米勒型上皮分化,另外一种认为是既往腹部 / 盆腔手术(如剖宫产术)引起的宫颈内膜异位。本病多见于膀胱后壁、膀胱穹顶和宫颈外壁。镜下特征为形状各异、大小不等的腺体、无拥挤排列或背靠背腺体,被覆腺体上皮呈高柱状至立方状,形态温和,缺乏促纤维结缔组织性反应,与未受累宫颈壁之间有豁免区。可同时伴有子宫内膜异位或输卵管内膜异位。

六、宫颈间质蜕膜样变

妊娠期子宫颈对孕激素的生理性反应表现为宫颈间质细胞蜕膜样变,形态与妊娠期子宫内膜间质细胞相似。可以没有肉眼可见变化,也可具有一系列阴道镜改变,与上皮内病变或侵袭性恶性肿瘤相似。通常妊娠期中晚期改变明显,激素撤退后(分娩后)即随之消退。镜下特征为宫颈间质细胞具有丰富的双嗜性胞浆、病变与周围界限不清(通常靠近黏膜)。可能伴有其他妊娠相关变化,包括宫颈腺体增生和 Arias-Stella 反应。

七、宫颈癌前病变(原位腺癌)

宫颈原位腺癌(adenocarcinoma in situ,AIS)是宫颈腺癌的癌前病变,如不治疗,进展为浸润性腺癌的风险性高。可以没有明显肉眼可见病变,部分也可表现为宫颈增生物。

镜下特征为肿瘤性上皮替代了宫颈管表面和 / 或腺体上皮,而宫颈腺体正常分布结构存在。柱状上皮细胞常复层化,胞浆黏液减少。细胞核增大,纺锤形,深染,富于染色质,不规则,块状,有时有核仁,分裂象常见,凋亡显著。有时可伴有肠化(杯状细胞)或子宫内膜样形态。免疫组化染色对 AIS 诊断很有帮助,AIS 表现为 P16 阳性,Ki67 指数高,ER 或 PR 阴性(正常腺体细胞阳性)。如果腺体上皮的形态异常尚不足以诊断 AIS,并且免疫组化染色也无肯定的结果,则可归入宫颈腺体异型增生(endocervical glandular dysplasia,EGD),相当于既往所用的低级别宫颈腺体上皮内瘤变(low-grade cervical glandular intraepithelial neoplasia,LG-CGIN)。应注意 EGD 并不等同于 LSIL,EGD 病因并不明确,诊断可重复性也差。

八、宫颈癌或其他宫颈恶性肿瘤(不再赘述)

九、SIL

宫颈 LSIL,包括 HPV 感染 / 湿疣,一般裸眼是看不到的,除非形成外生性或乳头状病变,如尖锐湿疣、乳头状瘤等。而且有时阴道镜也无法将 LSIL 与 HSIL 区分开,特别是两者并存时。有关 LSIL 与 HSIL 组织学特征这里不再赘述。

案例 1　宫颈赘生物伴有出血阴道镜图像（图 2-6-1）

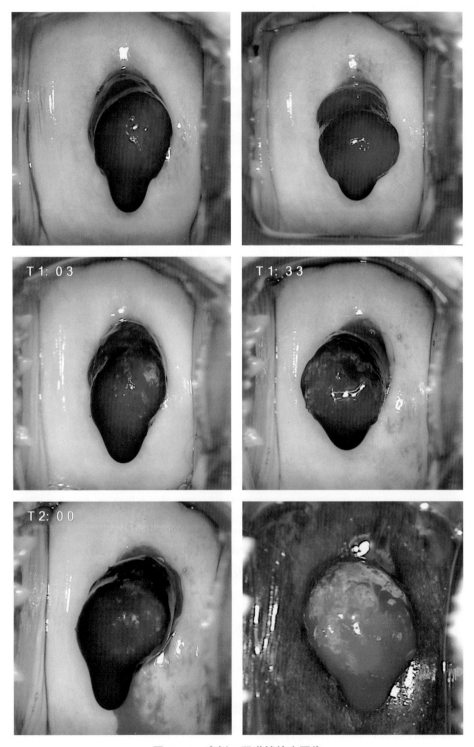

图 2-6-1　案例 1 阴道镜检查图像

【转诊阴道镜检查指征】

TCT：非典型腺细胞，不能明确意义（AGC-NOS）。
HPV 检测：HPV16 型（+）。

【阴道镜拟诊思路】

第一步：生理盐水下未见增生伴出血，可见赘生物伴出血。
第二步：生理盐水图像结合醋酸 2 分钟图像，未见柱状上皮区域（赘生物遮挡，宫颈口无法暴露）。
第三步：宫颈表面未发现红色区域（赘生物遮挡，宫颈口无法暴露）。
第四步：5% 醋酸溶液作用后，2 分钟与 1 分钟图像比较，未发现异常醋白上皮。
第五步：粉色区域未发现异常醋白上皮。
第六步：阴道镜拟诊为宫颈赘生物伴出血。

【组织病理学结果】

（宫颈 6 点、12 点）慢性宫颈炎，局灶急性炎，腺上皮鳞化。（宫颈赘生物）子宫内膜息肉（Endometrial polyp）。IHC（12 点）：P16 阴性，Ki67 鳞状上皮基底层散在阳性。

【学习要点】

本案例需要与宫颈增生物伴有出血即可疑宫颈癌进行鉴别诊断。宫颈（宫颈口）赘生物与宫颈增生物的鉴别点是增生组织与宫颈是否有关联，以及关联的大小。如果与宫颈无关联，临床检查时用棉签可发现增生组织与宫颈 360° 呈游离状态。本案例增生组织为游离状态，组织病理学证实是子宫内膜息肉。

案例 2 宫颈赘生物伴有出血阴道镜图像（图 2-6-2）

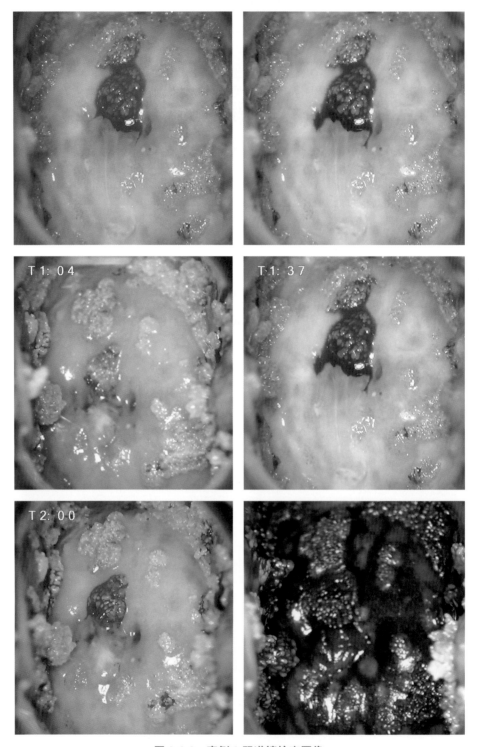

图 2-6-2 案例 2 阴道镜检查图像

【转诊阴道镜检查指征】

年龄 48 岁,发现外阴赘生物 1 天,要求进行阴道镜检查。

TCT:非典型鳞状细胞,不能明确意义(ASCUS)。

HPV 检测:低危型 6(+)。

【阴道镜拟诊思路】

第一步:生理盐水下未见增生伴出血;宫颈表面及阴道壁可见多处赘生物,部分伴有出血。

第二步:生理盐水图像结合醋酸 2 分钟图像,宫颈表面未见柱状上皮区域。

第三步:宫颈表面未发现红色区域。

第四步:5% 醋酸溶液作用后,2 分钟与 1 分钟图像比较,未发现异常醋白上皮。赘生物表面变白,部分仍有出血。

第五步:粉色区域未发现异常醋白上皮。

第六步:阴道镜拟诊为宫颈赘生物伴有出血。

【组织病理学结果】

(宫颈赘生物、宫颈 12 点)鳞状上皮乳头状增生,伴湿疣病变,请结合临床除外尖锐湿疣。IHC(宫颈 12 点):P16 阴性,Ki67 鳞状上皮副基底层阳性。

【学习要点】

同上,赘生物伴有出血不推荐拟诊可疑宫颈癌。宫颈赘生物经 5% 鲁氏碘染色可以呈现浅棕色或者亮黄色,与赘生物胞浆含糖元的多少决定的,并非均呈现黄色。

案例 3　宫颈赘生物阴道镜图像（图 2-6-3）

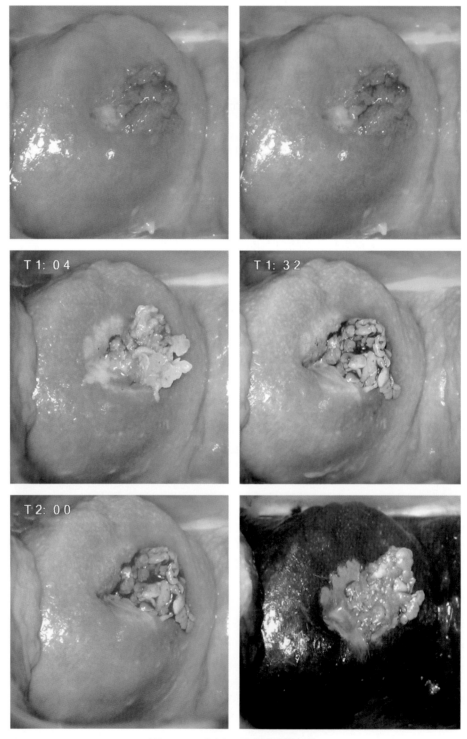

图 2-6-3　案例 3 阴道镜检查图像

【转诊阴道镜检查指征】

年龄 27 岁,分泌物异常 3$^+$ 月,发现外阴赘生物 1 周,性伴侣有尖锐湿疣治疗史。

TCT:非典型鳞状细胞,不能明确意义(ASCUS)。

HPV 检测:低危型 11 型(+)。

【阴道镜拟诊思路】

第一步:生理盐水下未见增生伴出血,可见赘生物伴少许出血。

第二步:生理盐水图像结合醋酸 2 分钟图像,未见柱状上皮区域。

第三步:宫颈表面未发现红色区域。

第四步:5% 醋酸溶液作用后,2 分钟与 1 分钟图像比较,未发现异常醋白上皮。赘生物出血较前增多。

第五步:粉色区域未发现异常醋白上皮。

第六步:阴道镜拟诊为宫颈赘生物伴出血。

【组织病理学结果】

(宫颈)鳞状上皮乳头状增生伴轻度不典型性,可见挖空样细胞,间质多量淋巴细胞、浆细胞及中性粒细胞浸润,病变倾向为尖锐湿疣,请结合临床印象综合分析处理。IHC:P16 阳性,Ki67 鳞状上皮全层散在阳性。

【学习要点】

本案例需要与宫颈增生物进行鉴别诊断。宫颈赘生物与宫颈增生物的鉴别点是增生组织与宫颈关联的大小。本案例增生组织大部分与宫颈分离,阴道镜拟诊宫颈赘生物。组织病理学倾向为尖锐湿疣。尖锐湿疣同样可以呈现为宫颈增生物,见后文案例。

案例 4　宫颈赘生物阴道镜图像（图 2-6-4）

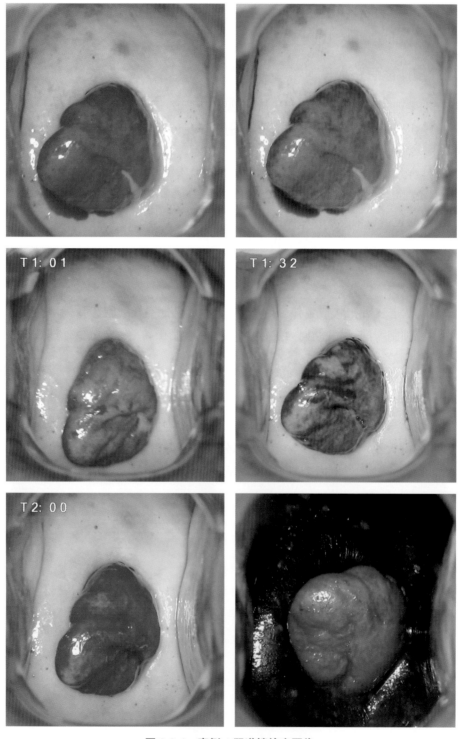

图 2-6-4　案例 4 阴道镜检查图像

【转诊阴道镜检查指征】

年龄 56 岁,绝经 7 年,体检妇科检查可疑"宫颈息肉",既往无宫颈癌前病变及宫颈癌病史。

TCT:非典型鳞状细胞,不能明确意义(ASCUS)。

HPV 检测:HPV DNA(-)。

【阴道镜拟诊思路】

第一步:生理盐水下未见增生伴出血,可见赘生物。

第二步:生理盐水图像结合醋酸 2 分钟图像,未见柱状上皮区域(赘生物遮挡,宫颈口无法暴露)。

第三步:宫颈表面未发现红色区域(赘生物遮挡,宫颈口无法暴露)。

第四步:5% 醋酸溶液作用后,2 分钟图与 1 分钟图像比较,未发现异常醋白上皮。

第五步:粉色区域未发现异常醋白上皮。

第六步:阴道镜拟诊为宫颈赘生物。

【组织病理学结果】

(宫颈赘生物)宫颈息肉。IHC:P16 阴性,Ki67 散在阳性。

【学习要点】

与宫颈增生物鉴别诊断同上案例。宫颈赘生物在临床上最常见宫颈息肉。宫颈息肉摘除术取决于息肉的大小以及是否有出血、分泌物增多等因素,否则可以观察。

案例 5　宫颈增生物阴道镜图像（图 2-6-5）

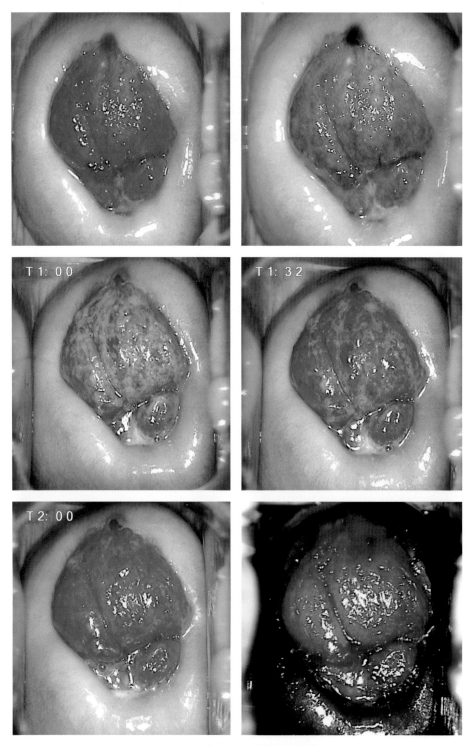

图 2-6-5　案例 5 阴道镜检查图像

【转诊阴道镜检查指征】

年龄 33 岁,阴道不规则出血半月,既往史:5 年前因 CIN Ⅱ 行 LEEP 术,术后持续 HPV16(+),连续两年宫颈活检提示慢性炎症,未见宫颈癌前病变。

TCT:未见上皮内恶性细胞和异常细胞(NILM)。

HPV 检测:HPV16 型(+)。

【阴道镜拟诊思路】

第一步:生理盐水下见宫颈形态失常,前后唇均有增生组织,以前唇为著,未见出血。

第二步:生理盐水图像结合醋酸 2 分钟图像,未见柱状上皮区域。

第三步:宫颈表面未发现红色区域。

第四步:5% 醋酸溶液作用后,2 分钟与 1 分钟图像比较,未发现异常醋白上皮。

第五步:粉色区域未发现异常醋白上皮。

第六步:阴道镜拟诊为宫颈增生物。

【组织病理学结果】

(宫颈 3 点、10 点、12 点)慢性宫颈炎,局灶急性炎,腺上皮鳞化及不全鳞化,部分上皮修复性增生。IHC(12 点):P16 阴性,Ki67 个别细胞阳性。

【学习要点】

本案例增生组织与宫颈紧密结合,组织病理学提示上皮修复性增生,常见宫颈手术后表现。在实施宫颈 LEEP 手术时,推荐选择三角刀头,可以减少术后宫颈口组织增生,宫颈表面的病变建议选择环形刀头行 LEEP 手术或消融治疗。

案例 6 宫颈增生物阴道镜图像（图 2-6-6）

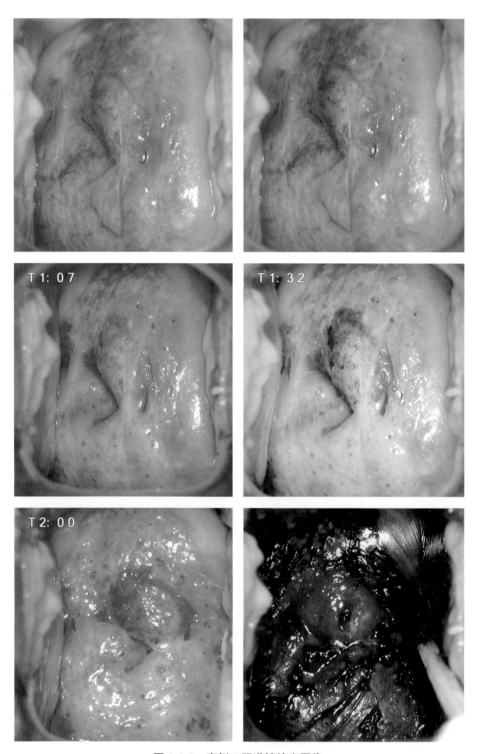

图 2-6-6 案例 6 阴道镜检查图像

【转诊阴道镜检查指征】

年龄 37 岁,体检发现宫颈癌筛查结果异常,既往史:17 年前因宫颈糜烂行消融治疗,G_5P_1,人工流产 4 次。

TCT:低级别鳞状上皮内病变(LSIL)。

HPV 检测:HPV12 种非 16/18 高危型(+)。

【阴道镜拟诊思路】

第一步:生理盐水下见前唇组织增生,未见出血。

第二步:生理盐水图像结合醋酸 2 分钟图像,未发现柱状上皮区域。

第三步:宫颈前唇为红色区域。

第四步:5% 醋酸溶液作用后,2 分钟与 1 分钟图像比较,未发现异常醋白上皮。

第五步:粉色区域未发现异常醋白上皮。

第六步:阴道镜拟诊为宫颈增生物。

【组织病理学结果】

(宫颈 1 点、12 点)慢性宫颈炎,局灶急性炎,腺体扩张黏液潴留。IHC(1 点):P16 阴性,Ki67 散在阳性。

【学习要点】

宫颈增生物与赘生物鉴别见前文。宫颈增生物组织病理学诊断提示腺体扩张黏液潴留,临床常常称为宫颈腺囊肿、纳氏囊肿,为腺体开口堵塞、分泌物无法流出所致。当囊肿表浅时容易被识别出,当囊肿位置较深时宫颈表面表现为组织增生。

案例 7　宫颈增生物阴道镜图像（图 2-6-7）

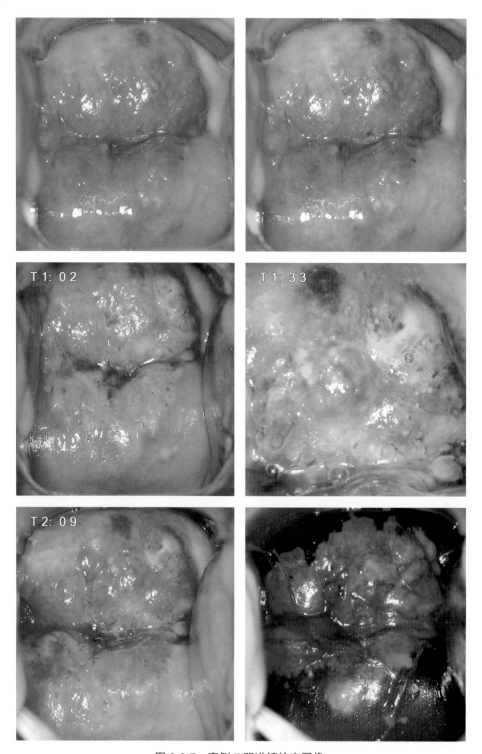

图 2-6-7　案例 7 阴道镜检查图像

【转诊阴道镜检查指征】

年龄 38 岁,长年阴道分泌物多,无异味、瘙痒,未引起重视,体检妇科检查发现宫颈肥大,触血明显,既往无宫颈癌前病变及宫颈癌病史。

TCT:无上皮内病变及恶性改变(NILM)。

HPV 检测:HPV DNA(-)。

【阴道镜拟诊思路】

第一步:生理盐水下见增生组织,以第一象限为著,未见出血。

第二步:生理盐水图像结合醋酸 2 分钟图像,发现宫颈口周围局灶柱状上皮区域。

第三步:剔除柱状上皮后,宫颈口周围为红色区域。

第四步:5% 醋酸溶液作用后,2 分钟与 1 分钟图像比较,未发现异常醋白上皮。

第五步:粉色区域未发现异常醋白上皮。

第六步:阴道镜拟诊为宫颈增生物。

【组织病理学结果】

(宫颈 1 点、2 点、12 点)宫颈急慢性炎,伴不全鳞化,淋巴细胞聚集。IHC(12 点):P16 阴性,Ki67 鳞状上皮副基底层阳性。

【学习要点】

本案例宫颈增生物是由于宫颈炎症造成的。组织病理学诊断提示淋巴细胞聚集。如果患者自觉症状明显,如同房出血、分泌物增多,推荐行宫颈增生物切除,宫颈物理治疗效果不明显。

案例8　宫颈增生物阴道镜图像（图 2-6-8）

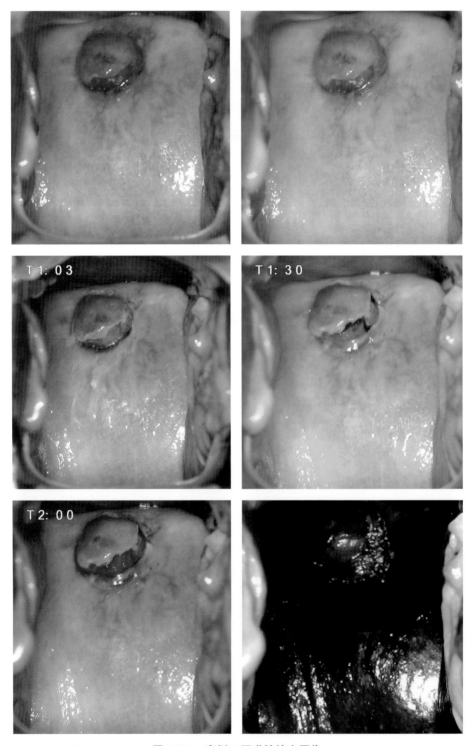

图 2-6-8　案例 8 阴道镜检查图像

【转诊阴道镜检查指征】

年龄 53 岁,绝经 1 年,体检宫颈癌筛查结果异常,既往无宫颈癌前病变及宫颈癌病史。

TCT:低级别鳞状上皮内病变(LSIL)。

HPV 检测:HPV 18 型(+)。

【阴道镜拟诊思路】

第一步:生理盐水下未见宫颈增生伴出血,可见宫颈增生物。

第二步:生理盐水图像结合醋酸 2 分钟图像,未见柱状上皮区域。

第三步:宫颈表面未发现红色区域。

第四步:5% 醋酸溶液作用后,2 分钟与 1 分钟图像比较,未发现异常醋白上皮。增生物表面变白。

第五步:粉色区域未发现异常醋白上皮。

第六步:阴道镜拟诊为宫颈增生物。

【组织病理学结果】

(宫颈 1 点、12 点)慢性宫颈炎,局灶急性炎,腺上皮鳞化及不全鳞化。(宫颈增生物)宫颈息肉,伴湿疣病变(LSIL,CIN Ⅰ)。IHC(宫颈增生物):P16 灶阳性,Ki67 鳞状上皮下 1/3~1/2 层阳性。

【学习要点】

宫颈增生物或者宫颈赘生物同样可以出现病变,本案例为宫颈增生物为 LSIL。

案例 9 宫颈增生物阴道镜图像（图 2-6-9）

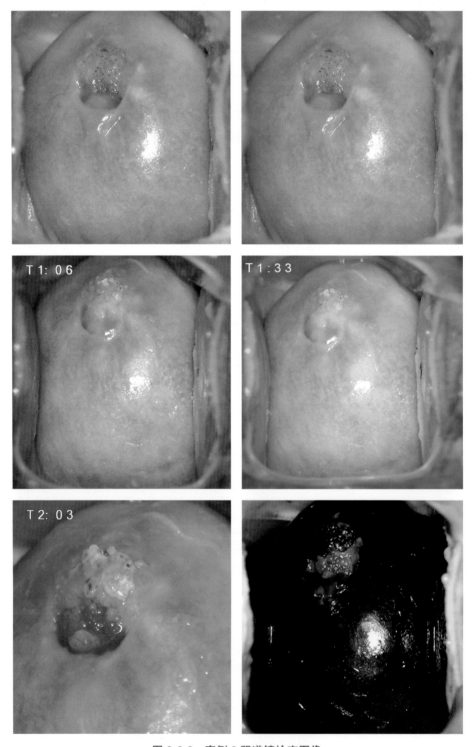

图 2-6-9 案例 9 阴道镜检查图像

【转诊阴道镜检查指征】

年龄 35 岁,体检发现宫颈癌筛查结果异常,既往无宫颈癌前病变及宫颈癌病史。

TCT:非典型鳞状细胞,不能明确意义(ASCUS)。

HPV 检测:HPV12 种非 16/18 高危型、低危型 11(+)。

【阴道镜拟诊思路】

第一步:生理盐水下未见增生伴出血,在宫颈前唇增生组织上可见细小均匀点状血管。

第二步:生理盐水图像结合醋酸 2 分钟图像,柱状上皮位于宫颈前唇。

第三步:宫颈表面未发现红色区域。

第四步:5% 醋酸溶液作用后,2 分钟与 1 分钟图像比较,未发现异常醋白上皮。宫颈增生组织隆起变白。

第五步:粉色区域未发现异常醋白上皮。

第六步:阴道镜拟诊为宫颈增生物。

【组织病理学结果】

(宫颈增生物)慢性宫颈炎,腺上皮鳞化及不全鳞化,腺体扩张,黏液潴留,呈低级别鳞状上皮内病变(LSIL,CIN Ⅰ及湿疣病变)。IHC:P16 阳性,Ki67 鳞状上皮下 1/3 层阳性。

【学习要点】

生理盐水清洁宫颈后,增生组织表面可见点状血管,是尖锐湿疣常见的图案,湿疣病变外观可以表现为增生物或赘生物。病理改变既可出现 LSIL 特征,同时也具有湿疣病变的特征。

案例 10 宫颈增生物阴道镜图像（图 2-6-10）

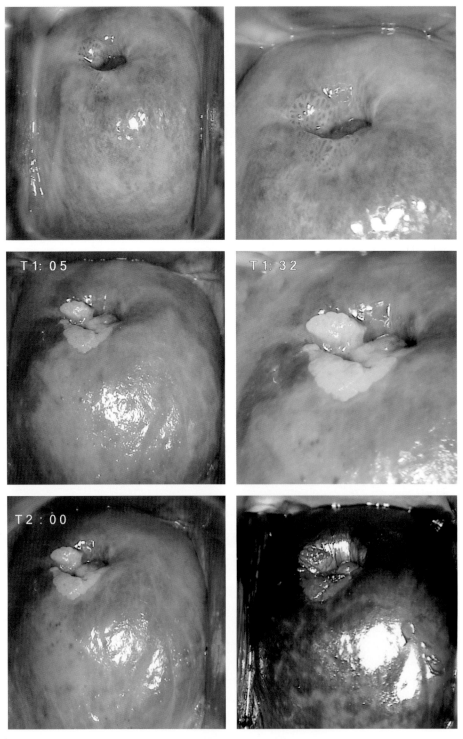

图 2-6-10 案例 10 阴道镜检查图像

【转诊阴道镜检查指征】

年龄 65 岁,绝经 13 年,妇科检查发现宫颈异常,既往无宫颈癌前病变及宫颈癌病史。
TCT:低级别鳞状上皮内病变(LSIL)。
HPV 检测:HPV 低危型 6(+)

【阴道镜拟诊思路】

第一步:生理盐水下未见增生伴出血。在第三、四象限可见增生组织,在宫颈管内可见赘生物。增生组织表面可见点状血管。

第二步:生理盐水图像结合醋酸 2 分钟图像,未发现柱状上皮区域。

第三步:宫颈表面未发现红色区域。

第四步:5% 醋酸溶液作用后,2 分钟图与 1 分钟图像比较,未发现异常醋白上皮。增生组织区呈现白色,明显隆起凸出宫颈表面。

第五步:粉色区域未发现异常醋白上皮。

第六步:阴道镜拟诊为宫颈增生物 / 赘生物。

【组织病理学结果】

(宫颈 7 点增生物、10 点增生物)慢性宫颈炎,鳞状上皮乳头状增生,表层上皮可见挖空细胞,间质较多慢性炎细胞浸润,形态符合尖锐湿疣。(宫颈息肉)黏液及宫颈息肉(endocervical polyp)。IHC(宫颈 10° 增生物):P16 灶 +,Ki67 鳞状上皮下 1/3 层散在阳性。

【学习要点】

生理盐水清洁宫颈后发现点状血管,同样是尖锐湿疣常有的图案,不能以点状血管直接拟诊宫颈 HSIL,需要在异常醋白上皮出现后再观察是否有穿越血管。宫颈增生物和赘生物可以同时并存。

案例 11　宫颈赘生物阴道镜图像（图 2-6-11）

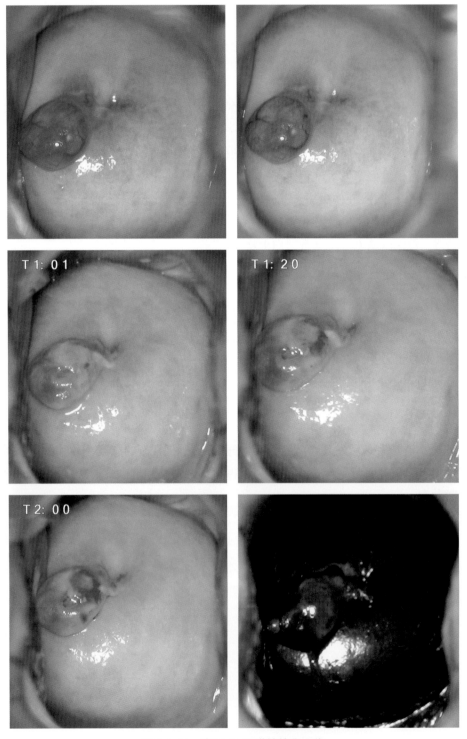

图 2-6-11　案例 11 阴道镜检查图像

【转诊阴道镜检查指征】

年龄 50 岁,HPV52(+)5 年,妇科检查发现"宫颈息肉",既往无宫颈癌前病变及宫颈癌病史。

TCT:无上皮内病变及恶性改变(NILM)。

HPV 检测:HPV12 种非 16/18 高危型(+)。

【阴道镜拟诊思路】

第一步:生理盐水下未见增生伴出血,可见赘生物。

第二步:生理盐水图像结合醋酸 2 分钟图像,未见柱状上皮区域。

第三步:宫颈表面未发现红色区域。

第四步:5% 醋酸溶液作用后,醋酸 2 分钟与 1 分钟图像比较,未发现异常醋白上皮。赘生物变白。

第五步:粉色区域未发现异常醋白上皮。

第六步:阴道镜拟诊宫颈赘生物。

【组织病理学结果】

(宫颈赘生物)宫颈息肉,局灶累及腺体处呈高级别鳞状上皮内病变(HSIL,CIN Ⅱ~Ⅲ)。IHC:P16 阳性,Ki67 鳞状上皮近全层阳性。

【学习要点】

本案例提示宫颈赘生物发生 HSIL。在临床处理中,行 LEEP 手术时需要重新审视宫颈是否有病变。如仅仅宫颈赘生物有病变,本次活检已经完成病变部分去除,推荐进入随访。如果随访过程中发现宫颈仍存在 HSIL,则建议 LEEP 术。

案例 12 宫颈增生物阴道镜图像（图 2-6-12）

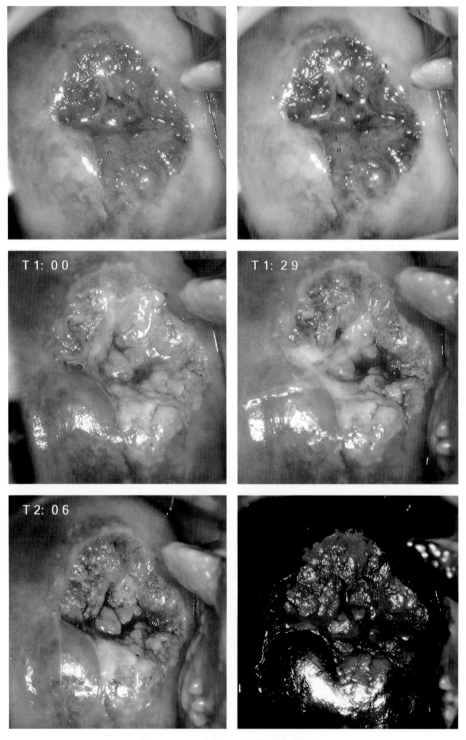

图 2-6-12 案例 12 阴道镜检查图像

【转诊阴道镜检查指征】

年龄 36 岁,分泌物增多 6 个月,偶有血丝,既往未行宫颈癌筛查,否认宫颈癌前病变及宫颈癌病史。

TCT:无上皮内病变及恶性改变(NILM)。

HPV 检测:HPV 16 型(+)。

【阴道镜拟诊思路】

第一步:生理盐水下可见宫颈增生组织及宫颈口赘生物;未见出血。

第二步:生理盐水图像结合醋酸 2 分钟图像,宫颈上唇为柱状上皮区域。

第三步:宫颈表面未发现红色区域。

第四步:5% 醋酸溶液作用后,2 分钟与 1 分钟图像比较,未发现异常醋白上皮。增生组织 8 点处醋白上皮增厚。

第五步:粉色区域未发现异常醋白上皮。

第六步:阴道镜拟诊为宫颈增生物。

【组织病理学结果】

宫颈锥切标本:慢性宫颈炎,局灶急性炎,腺体潴留性扩张,腺上皮鳞化及不全鳞化。(3 点、5 点、8 点、11 点)呈高级别鳞状上皮内病变(HSIL,CIN Ⅱ~Ⅲ),并累及腺体。(8 点)浅表腺体原位腺癌。各点外侧鳞状上皮切缘、内侧柱状上皮切缘及基底均净。IHC(3 点):P16 阳性,Ki67 鳞状上皮下 2/3 层阳性。

【学习要点】

本案例提示在红色增生物上出现醋白上皮,要高度重视高级别鳞状上皮病变伴有原位腺癌。由于宫颈增生组织累及近 4 个象限,同时赘生物位于颈管内,故采用诊断性锥切作为提交组织病理诊断的方法。

案例 13 宫颈 LSIL 阴道镜图像（图 2-6-13）

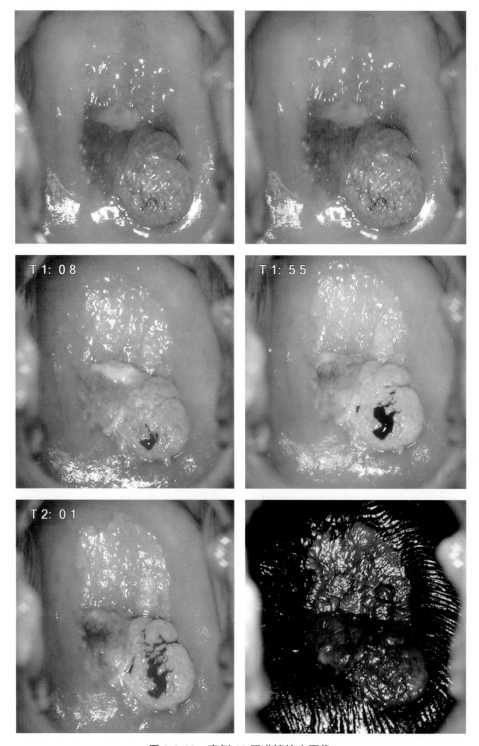

图 2-6-13 案例 13 阴道镜检查图像

【转诊阴道镜检查指征】

年龄 22 岁,发现外阴赘生物 1 个月。

TCT:非典型鳞状细胞,不能明确意义(ASCUS)。

HPV 检测:HPV 低危型 11(+)。

【阴道镜拟诊思路】

第一步:生理盐水下未见增生伴出血,可见宫颈赘生物。

第二步:生理盐水图像结合醋酸 2 分钟图像,未发现柱状上皮区域。

第三步:红色区域位于宫颈第三象限。

第四步:5% 醋酸溶液作用后,2 分钟与 1 分钟图像比较,未发现异常醋白上皮。赘生物表面变白,并出现出血,量逐渐增多。

第五步:宫颈前唇粉色区域出现异常醋白上皮,与碘图案一致,且染色均匀。

第六步:阴道镜拟诊为 LSIL。

【组织病理学结果】

(宫颈赘生物、宫颈 1 点)慢性宫颈炎,低级别鳞状上皮内病变(LSIL,CIN Ⅰ及湿疣病变)。IHC(宫颈赘生物):P16 阴性,Ki67 鳞状上皮下 1/3 层阳性。

【学习要点】

本案例阴道镜拟诊同时存在宫颈赘生物与宫颈 LSIL,阴道镜检查在诊断中以罹患 CIN3 及以上病变的风险来确定阴道镜拟诊的最后诊断,故本案例阴道镜拟诊为 LSIL。但对于宫颈赘生物同时手术摘除。

案例 14　宫颈赘生物阴道镜图像（图 2-6-14）

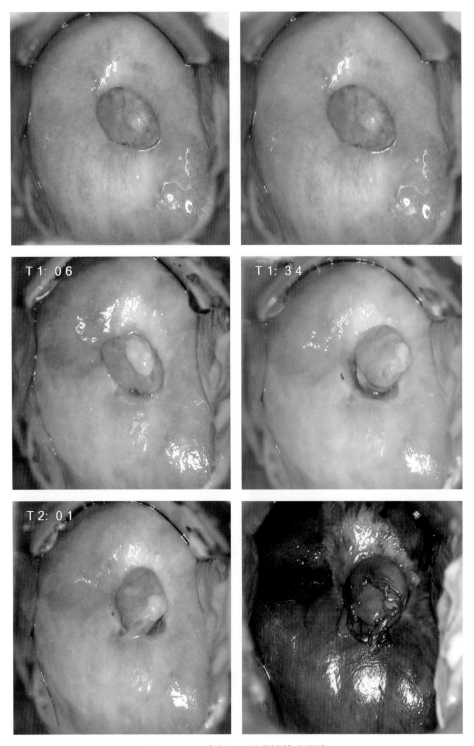

图 2-6-14　案例 14 阴道镜检查图像

【转诊阴道镜检查指征】

年龄 53 岁,绝经 7 年,体检发现宫颈赘生物,既往无宫颈癌前病变及宫颈癌病史。

TCT:非典型鳞状细胞,不能明确意义(ASCUS)。

HPV 检测:HPV 16 型(+)。

【阴道镜拟诊思路】

第一步:生理盐水下未见增生伴出血,可见赘生物。

第二步:生理盐水图像结合醋酸 2 分钟图像,未见柱状上皮区域。

第三步:宫颈表面未见红色区域。

第四步:5% 醋酸溶液作用后,2 分钟与 1 分钟图像比较,宫颈 12 点处可见持续醋白上皮,但边界不清楚。

第五步:粉色区域可见不典型的醋白上皮,与 5% 鲁式碘染图案不一致,染色不均匀。

第六步:阴道镜拟诊为宫颈赘生物。

【组织病理学结果】

(宫颈 12 点)慢性宫颈炎,呈高级别鳞状上皮内病变(HSIL,CIN Ⅱ~Ⅲ),并累及腺体。IHC:P16 阳性,Ki67 鳞状上皮近全层阳性。(宫颈赘生物)宫颈息肉。

【学习要点】

在 3 型转化区或者宫颈赘生物较大的时候,阴道镜检查会受到一定程度的影响。通常在上述情况出现的时候,在宫颈赘生物摘除后,如宫颈口周围出现醋白上皮或碘染异常时,在异常部位取活检,往往会发现宫颈病变。

(赵 健 董 颖)

第七章
正常阴道镜所见案例及解析

R-way 阴道镜诊断流程,第七步诊断结果是正常阴道镜所见,它的内涵与宫颈癌筛查双阴,或者单独筛查 HPV 阴性以及单独筛查细胞学未见上皮内病变细胞的概念类同,指本次阴道镜检查未发现异常,看到的是正常宫颈上皮表现图像,但是并不能证实宫颈是完全正常的,依然要随访。阴道镜检查未发现异常的随访时间建议 6 个月。拟诊正常阴道镜图像包括无异常醋白上皮、无宫颈赘生物 / 增生物、无宫颈出血,属于"三无"图像。正常阴道镜图像重点在于 5% 醋酸溶液作用后未见异常醋白上皮,有些甚至无醋白上皮,但是在临床实际工作中,图像种类繁多,建议在阴道镜检查与诊断中采用排除异常醋白上皮的诊断思路,最后所谓"正常阴道镜所见"应严密随访。

常见的正常阴道镜图像包括四大类:

1. 5% 的醋酸作用后,无醋白上皮出现,包括无异常醋白上皮,例如本章后面所附的案例 1、案例 2、案例 3。

2. 红色区域无异常醋白上皮,包括醋白消失,如案例 7;醋白无边界,如案例 8;醋白跨界,如案例 13;异常区域小于 2mm,也就是异常区域小于正常宫颈直径的 1/10,如案例 14。

3. 粉色区域无异常醋白,包括醋白与碘图不一致,如案例 12;碘染不均匀,如案例 15;异常区域小于 2mm,如案例 19。

4. 生理盐水下的图案与 5% 醋酸作用后 2 分钟图案的花纹大致相同,如案例 20。

案例 1　正常阴道镜图像（图 2-7-1）

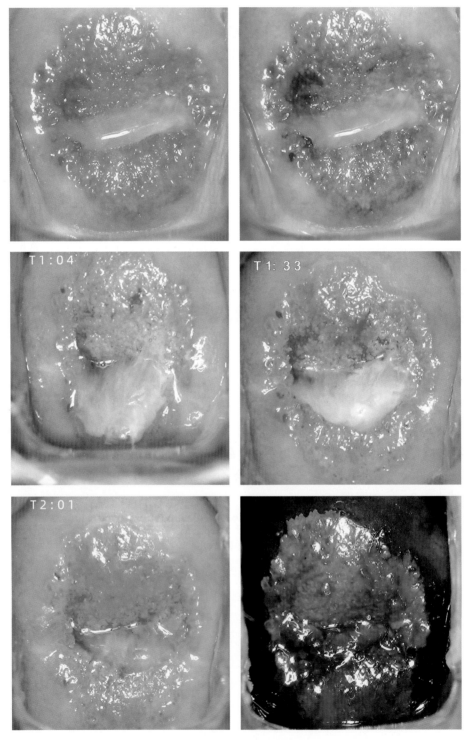

图 2-7-1　案例 1 阴道镜检查图像

【转诊阴道镜检查指征】

年龄 35 岁,体检发现宫颈癌筛查结果异常,既往无宫颈癌前病变及宫颈癌病史。

TCT:低级别鳞状上皮内病变(LSIL)。

HPV 检测:非 16/18 型的其他 12 种高危型 HPV(+)。

【阴道镜拟诊思路】

第一步:生理盐水下未见增生伴出血。

第二步:生理盐水图像结合醋酸 2 分钟图像确定前唇为柱状上皮区域。

第三步:红色区域在宫颈后唇(大于 2mm,有边界)。

第四步:5% 醋酸溶液作用后,2 分钟与 1 分钟图像比较,红色区域未发现异常醋白上皮。

第五步:粉色区域未发现异常醋白上皮。

第六步:阴道镜拟诊为正常阴道镜所见。

【组织病理学结果】

(宫颈 2 点、6 点、10 点)慢性宫颈炎,局灶急性炎症,未见被覆鳞状上皮。IHC(2 点):P16 阴性,Ki67 散在阳性。

【学习要点】

生理盐水图像与 5% 醋酸 2 分钟图像大致相同,无醋白上皮。拟诊正常阴道镜所见。

案例 2　正常阴道镜图像（图 2-7-2）

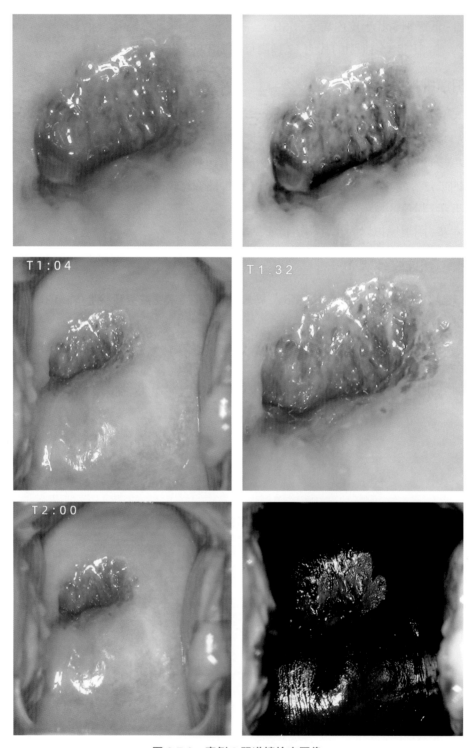

图 2-7-2　案例 2 阴道镜检查图像

【转诊阴道镜检查指征】

年龄 38 岁,体检发现宫颈癌筛查结果异常,既往无宫颈癌前病变及宫颈癌病史。

TCT:低级别鳞状上皮内病变(LSIL)。

HPV 检测:HPV16 型(+)、非 16/18 型的其他 12 种高危型 HPV(+)。

【阴道镜拟诊思路】

第一步:生理盐水下未见增生伴出血。

第二步:生理盐水图像结合醋酸 2 分钟图像未见柱状上皮区域。

第三步:红色区域在宫颈口一周。

第四步:5% 醋酸溶液作用后,红色区域无醋白上皮。

第五步:粉色区域无醋白上皮。

第六步:阴道镜拟诊为正常阴道镜所见。

【组织病理学结果】

(宫颈 2 点、3 点、4 点)慢性宫颈炎,局灶急性炎症,腺上皮鳞化及不全鳞化。IHC(3 点):P16 阴性,Ki67 鳞状上皮副基底层阳性。

【学习要点】

醋酸 2 分钟和生理盐水原图像比较,两张图像基本一样,本案例红色区域为不成熟鳞化区域。

案例 3　正常阴道镜图像（图 2-7-3）

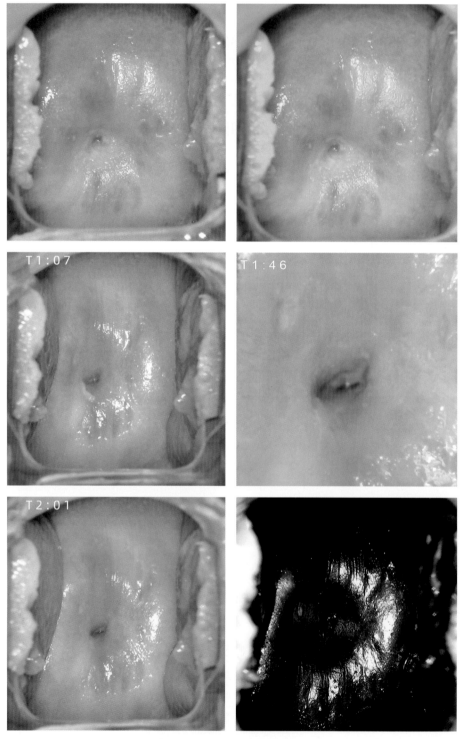

图 2-7-3　案例 3 阴道镜检查图像

【转诊阴道镜检查指征】

年龄 37 岁,体检发现宫颈癌筛查结果异常,既往无宫颈癌前病变及宫颈癌病史。

TCT:无上皮内病变及恶性改变(NILM)。

HPV 检测:HPV16 型(+)。

【阴道镜拟诊思路】

第一步:生理盐水下未见增生伴出血。

第二步:生理盐水图像结合醋酸 2 分钟图像未发现柱状上皮区域,即此患者为 3 型转化区。

第三步:红色区域位于宫颈 11 点。

第四步:5% 醋酸溶液作用后,2 分钟和 1 分钟图像比较,红色区域内无醋白上皮。

第五步:粉色区域内无醋白上皮。

第六步:阴道镜拟诊为正常阴道镜所见。

【组织病理学结果】

(宫颈 12 点)慢性宫颈炎。(ECC)颈管黏膜,间质水肿,小血管扩张、充血。IHC(12 点):P16 阴性,Ki67 鳞状上皮副基底层阳性。

【学习要点】

3 型转化区,5% 醋酸溶液作用后红色区域、粉色区域内均未出现醋白上皮,未发现异常,拟诊正常阴道镜所见。

案例 4　正常阴道镜图像（图 2-7-4）

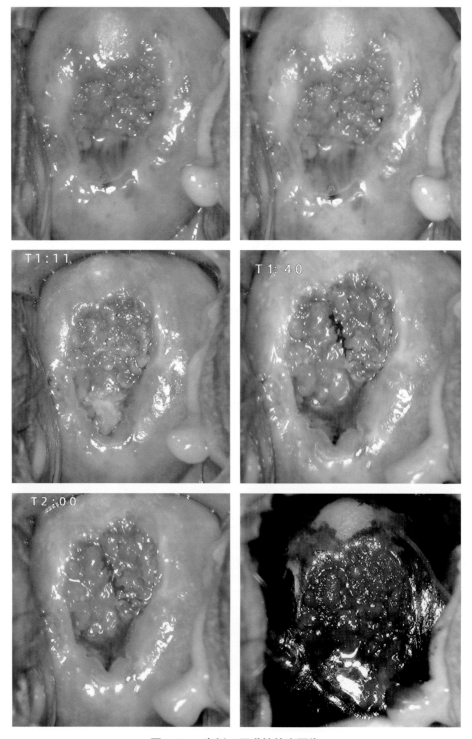

图 2-7-4　案例 4 阴道镜检查图像

【转诊阴道镜检查指征】

年龄 35 岁,体检发现宫颈癌筛查结果异常,既往无宫颈癌前病变及宫颈癌病史。

TCT:无上皮内病变及恶性改变(NILM)。

HPV 检测:HPV16 型(+)。

【阴道镜拟诊思路】

第一步:生理盐水下未见增生伴出血。

第二步:生理盐水图像结合醋酸 2 分钟图像,借助工具可以观察到宫颈口完整的新鳞柱交接线。

第三步:红色区域在宫颈前唇。

第四步:5% 醋酸溶液作用后,红色区域内无醋白上皮。

第五步:粉色区域内无醋白上皮。

第六步:阴道镜拟诊为正常阴道镜所见。

【组织病理学结果】

(宫颈中环 12 点)慢性宫颈炎,上皮角化亢进。IHC:P16 阴性,Ki67 鳞状上皮副基底层阳性。

【学习要点】

醋酸 2 分钟和生理盐水原图像比较,两张图像大致相同,本案例强调碘试验在无醋白上皮出现的前提下,碘染色呈黄色依然列为正常阴道镜表征。

案例 5 正常阴道镜图像（图 2-7-5）

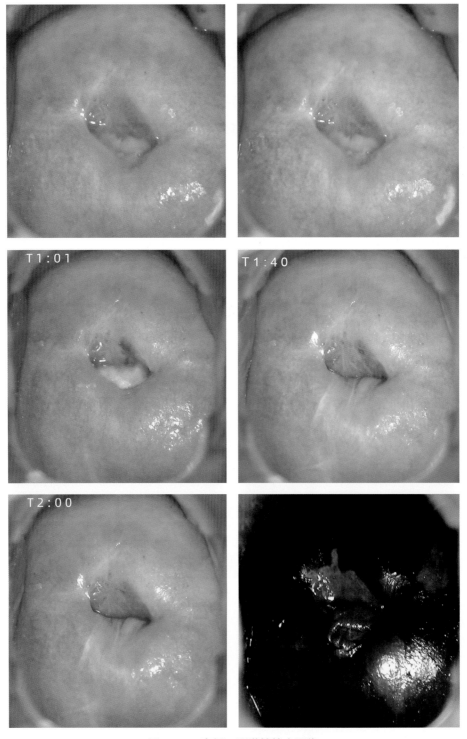

图 2-7-5 案例 5 阴道镜检查图像

【转诊阴道镜检查指征】

年龄 55 岁,体检发现宫颈癌筛查结果异常,既往无宫颈癌前病变及宫颈癌病史。

TCT:低级别鳞状上皮内病变(LSIL)。

HPV 检测:非 16/18 型的其他 12 种高危型 HPV(+)。

【阴道镜拟诊思路】

第一步:生理盐水下未见增生伴出血。

第二步:生理盐水图像结合醋酸 2 分钟图像未见柱状上皮区域。

第三步:红色区域在前唇。

第四步:5% 醋酸溶液作用后,红色区域内无醋白上皮。

第五步:粉色区域内无醋白上皮。

第六步:阴道镜拟诊为正常阴道镜所见。

【组织病理学结果】

(宫颈 4 点、5 点)慢性宫颈炎,散在急性炎症。IHC(5 点):P16 阴性,Ki67 鳞状上皮下 1/3 层阳性。

【学习要点】

醋酸 2 分钟和生理盐水原图像比较,两张图像基本一样,本案例无醋白上皮出现的前提下碘染色为浅棕,同样为正常阴道镜表征。

案例 6　正常阴道镜图像（图 2-7-6）

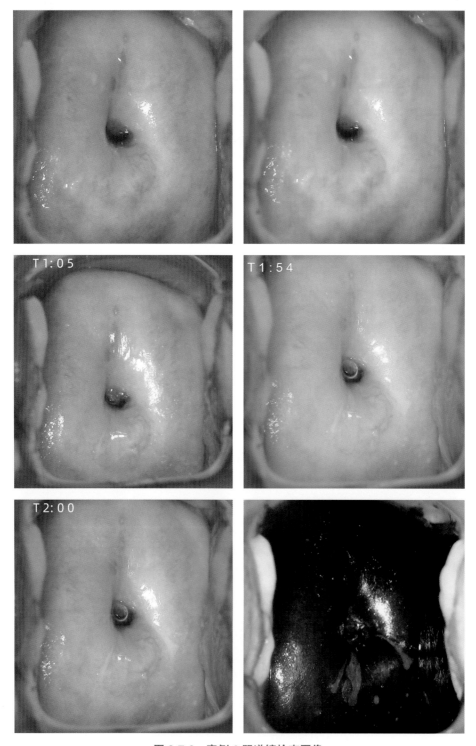

图 2-7-6　案例 6 阴道镜检查图像

【转诊阴道镜检查指征】

年龄 37 岁,体检发现宫颈癌筛查结果异常,既往无宫颈癌前病变及宫颈癌病史。

TCT:无上皮内病变及恶性改变(NILM)。

HPV 检测:HPV16 型(+)。

【阴道镜拟诊思路】

第一步:生理盐水下未见增生伴出血。

第二步:生理盐水图像结合醋酸 2 分钟图像未见柱状上皮区域。

第三步:生理盐水下观察到的红色区域不到 2mm,可忽略。

第四步:5% 醋酸溶液作用后,粉色区域未见异常醋白上皮。

第五步:阴道镜拟诊为正常阴道镜所见。

【组织病理学结果】

(宫颈 4 点、6 点)慢性宫颈炎,(6 点)腺体鳞化。IHC(4 点):P16 阴性,Ki67 鳞状上皮副基底层阳性。

【学习要点】

醋酸 2 分钟和生理盐水原图像比较,两张图像基本一样,本案例无醋白上皮出现的前提下多处出现碘染色为浅棕,同样为正常阴道镜表征。

案例 7 正常阴道镜图像（图 2-7-7）

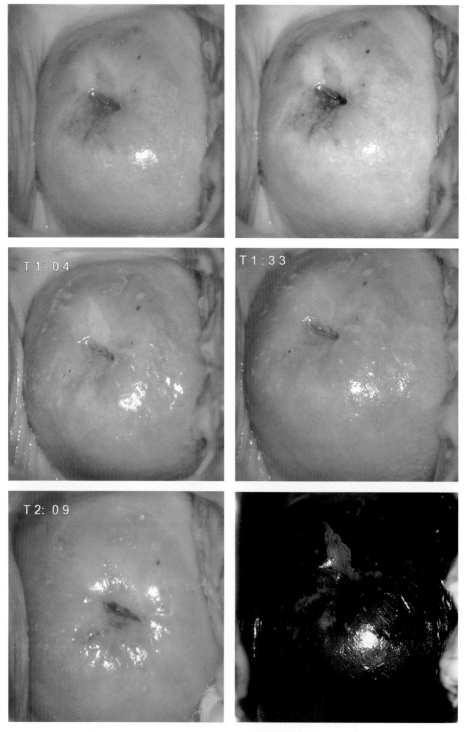

图 2-7-7 案例 7 阴道镜检查图像

【转诊阴道镜检查指征】

年龄 43 岁,体检发现宫颈癌筛查结果异常,既往无宫颈癌前病变及宫颈癌病史。

TCT:低级别鳞状上皮内病变(LSIL)。

HPV 检测:12 种非 16/18 高危型(+)。

【阴道镜拟诊思路】

第一步:生理盐水下未见增生伴出血。

第二步:生理盐水图像结合醋酸 2 分钟图像未见柱状上皮区域。

第三步:红色区域在宫颈口一周。

第四步:5% 醋酸溶液作用后,红色区域内无醋白上皮。

第五步:粉色区域 12 点醋白 2 分钟与 1 分钟相比消失。

第六步:阴道镜拟诊为正常阴道镜所见。

【组织病理学结果】

(宫颈 11 点)慢性宫颈炎,散在急性炎症。IHC:P16 阴性,Ki67 鳞状上皮副基底层阳性。

【学习要点】

5% 醋酸作用后红色区域内无醋白上皮,粉色区域醋白 2 分钟与 1 分钟相比消失,为正常阴道镜图像。

案例 8　正常阴道镜图像（图 2-7-8）

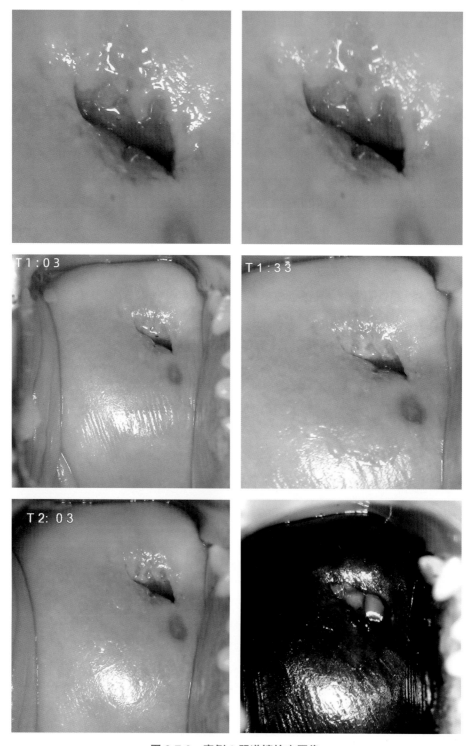

图 2-7-8　案例 8 阴道镜检查图像

【转诊阴道镜检查指征】

年龄 35 岁,体检发现宫颈癌筛查结果异常,既往无宫颈癌前病变及宫颈癌病史。

TCT:无上皮内病变及恶性改变(NILM)。

HPV 检测:HPV18 型(+)。

【阴道镜拟诊思路】

第一步:生理盐水下未见增生伴出血。

第二步:生理盐水图像结合醋酸 2 分钟图像宫颈口未见柱状上皮区域。

第三步:红色区域在宫颈口一周。

第四步:5% 醋酸溶液作用后,11 点有醋白上皮,但醋白上皮跨越红色区域和粉色区域,称为跨界,属于正常阴道镜表征。

第五步:粉色区域未见异常醋白上皮。

第六步:阴道镜拟诊为正常阴道镜所见。

【组织病理学结果】

(宫颈 1 点、11 点)慢性宫颈炎,腺上皮鳞化。IHC(1 点):P16 阴性,Ki67 鳞状上皮副基底层阳性。

【学习要点】

醋白上皮跨越红色区域和粉色区域,称为跨界,属于正常阴道镜表征。

案例 9 正常阴道镜图像(图 2-7-9)

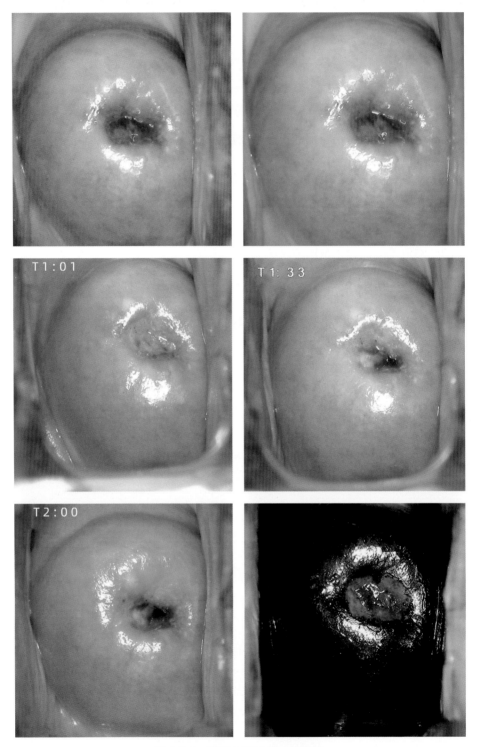

图 2-7-9 案例 9 阴道镜检查图像

【转诊阴道镜检查指征】

年龄 29 岁,体检发现宫颈癌筛查结果异常,既往无宫颈癌前病变及宫颈癌病史。

TCT:非典型鳞状细胞,不能明确意义(ASC-US)。

HPV 检测:HPV DNA(+)。

【阴道镜拟诊思路】

第一步:生理盐水下未见增生伴出血。

第二步:生理盐水图像结合醋酸 2 分钟图像宫颈口未见柱状上皮区域。

第三步:红色区域在宫颈口一周。

第四步:5% 醋酸溶液作用后,2 分钟与 1 分钟图像比较,红色区域内醋白上皮变薄,无边界,无血管。

第五步:粉色区域无醋白上皮。

第六步:阴道镜拟诊为正常阴道镜所见。

【组织病理学结果】

(宫颈 2 点、8 点、10 点)宫颈急慢性炎症,腺上皮鳞化及不全鳞化。IHC(8 点):P16 阴性,Ki67 鳞状上皮副基底层阳性。

【学习要点】

5% 醋酸溶液作用后,2 分钟与 1 分钟图像比较,红色区域醋白上皮变薄,无边界,无穿越醋白上皮的血管,属于正常阴道镜表征。

案例 10　正常阴道镜图像（图 2-7-10）

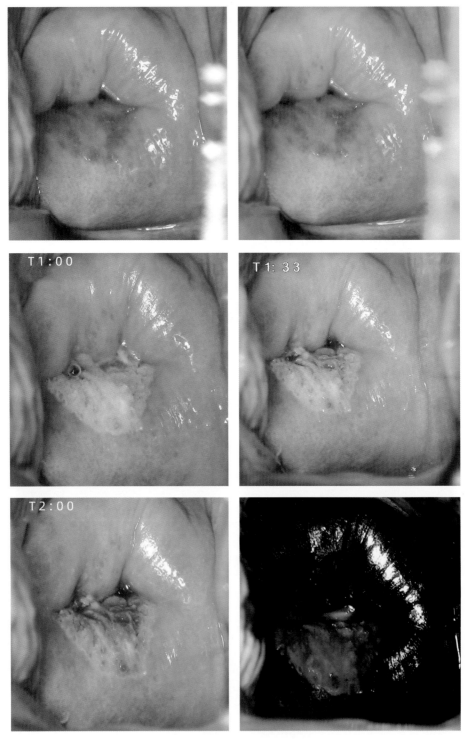

图 2-7-10　案例 10 阴道镜检查图像

【转诊阴道镜检查指征】

年龄 26 岁,体检发现宫颈癌筛查结果异常,既往无宫颈癌前病变及宫颈癌病史。

TCT:无上皮内病变及恶性改变(NILM)。

HPV 检测:HPV16 型(+)。

【阴道镜拟诊思路】

第一步:生理盐水下未见增生伴出血。

第二步:生理盐水图像结合醋酸 2 分钟图像,宫颈口 5 点、7 点最红色区域域为柱状上皮区域。

第三步:红色区域在宫颈后唇。

第四步:5% 醋酸溶液作用后,2 分钟与 1 分钟图像比较,红色区域醋白变淡,无边界。

第五步:粉色区域无醋白上皮。

第六步:阴道镜拟诊为正常阴道镜所见。

【组织病理学结果】

(宫颈 8 点、11 点)慢性宫颈炎,局灶急性炎症。IHC(11 点):P16 阴性,Ki67 鳞状上皮副基底层阳性。

【学习要点】

醋酸 2 分钟与 1 分钟图像比较,红色区域醋白变淡,无边界,不属于异常醋白上皮。

案例 11 正常阴道镜图像（图 2-7-11）

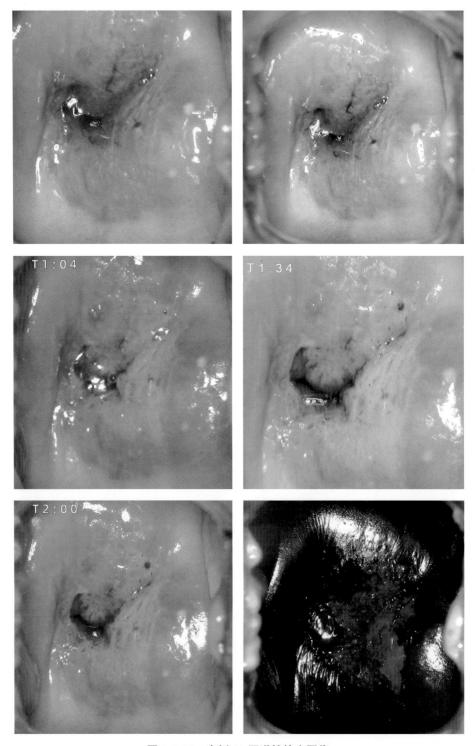

图 2-7-11 案例 11 阴道镜检查图像

【转诊阴道镜检查指征】

年龄 31 岁,体检发现宫颈癌筛查结果异常,既往无宫颈癌前病变及宫颈癌病史。

TCT:低级别鳞状上皮内病变(LSIL)。

HPV 检测:非 16/18 型的其他 12 种高危型 HPV(+)。

【阴道镜拟诊思路】

第一步:生理盐水下未见增生伴出血。

第二步:生理盐水图像结合醋酸 2 分钟图像,近宫颈口一周为柱状上皮区域。

第三步:红色区域在宫颈前唇。

第四步:5% 醋酸溶液作用后,醋白上皮跨越红色区域和粉色区域。

第五步:粉色区域未见异常醋白上皮。

第六步:阴道镜拟诊为正常阴道镜所见。

【组织病理学结果】

(宫颈 5 点)慢性宫颈炎,散在急性炎症,腺上皮不全鳞化。IHC:P16 阴性,Ki67 鳞状上皮副基底层阳性。

【学习要点】

5% 醋酸作用后醋白上皮跨越红色区域和粉色区域,称为跨界,属于正常阴道镜表征。

案例 12 正常阴道镜图像（图 2-7-12）

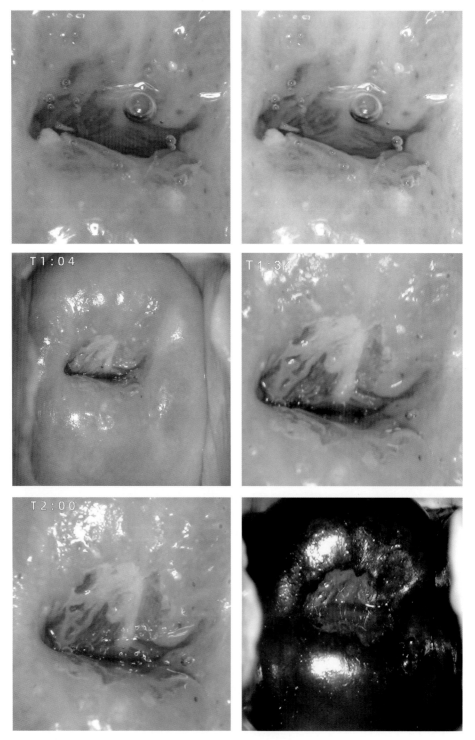

图 2-7-12 案例 12 阴道镜检查图像

【转诊阴道镜检查指征】

年龄 22 岁,体检发现宫颈癌筛查结果异常,既往无宫颈癌前病变及宫颈癌病史。

TCT:非典型鳞状细胞,不能明确意义(ASC-US)。

HPV 检测:非 16/18 型的其他 12 种高危型 HPV(+)。

【阴道镜拟诊思路】

第一步:生理盐水下未见增生伴出血。

第二步:生理盐水图像结合醋酸 2 分钟图像未见柱状上皮区域。

第三步:红色区域在宫颈 10~12 点。

第四步:5% 醋酸溶液作用后,醋白上皮跨越红色区域和粉色区域。

第五步:粉色区域未见异常醋白上皮。

第六步:阴道镜拟诊为正常阴道镜所见。

【组织病理学结果】

(宫颈 11 点、12 点)慢性宫颈炎。IHC(11 点):P16 阴性,Ki67 鳞状上皮副基底层阳性。

【学习要点】

醋白上皮跨越红色区域和粉色区域,称为跨界,属于正常阴道镜表征。

案例 13 正常阴道镜图像（图 2-7-13）

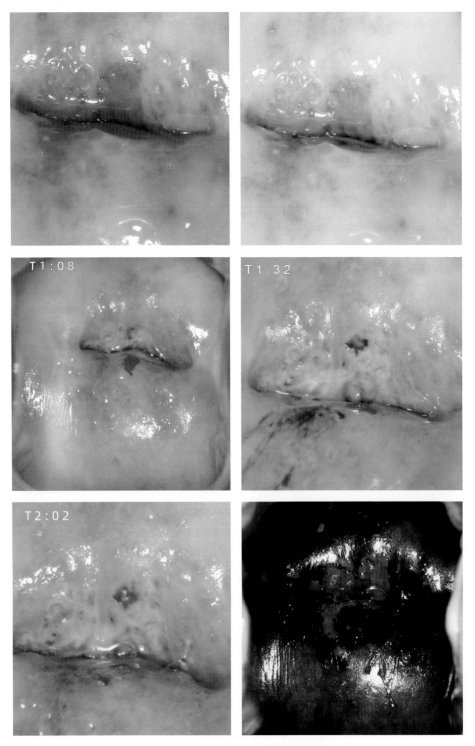

图 2-7-13 案例 13 阴道镜检查图像

【转诊阴道镜检查指征】

年龄 45 岁,体检发现宫颈癌筛查结果异常,既往无宫颈癌前病变及宫颈癌病史。

TCT:非典型鳞状细胞,不能明确意义(ASC-US)。

HPV 检测:HPV16 型(+)。

【阴道镜拟诊思路】

第一步:生理盐水下未见增生伴出血。

第二步:生理盐水图像结合醋酸 2 分钟图像未见柱状上皮区域。

第三步:红色区域在前唇 12 点、后唇 6 点。

第四步:5% 醋酸溶液作用后,醋白上皮跨越红色区域和粉色区域,2 分钟与 1 分钟图像比较变薄,未见异常血管。

第五步:粉色区域未见异常醋白上皮。

第六步:阴道镜拟诊为正常阴道镜所见。

【组织病理学结果】

(宫颈 1 点、11 点、12 点)慢性宫颈炎,伴鳞化及增生。IHC:P16 阴性,Ki67 鳞状上皮散在阳性。

【学习要点】

醋白上皮跨越红色区域和粉色区域,称为跨界,属于正常阴道镜表征。

案例 14　正常阴道镜图像（图 2-7-14）

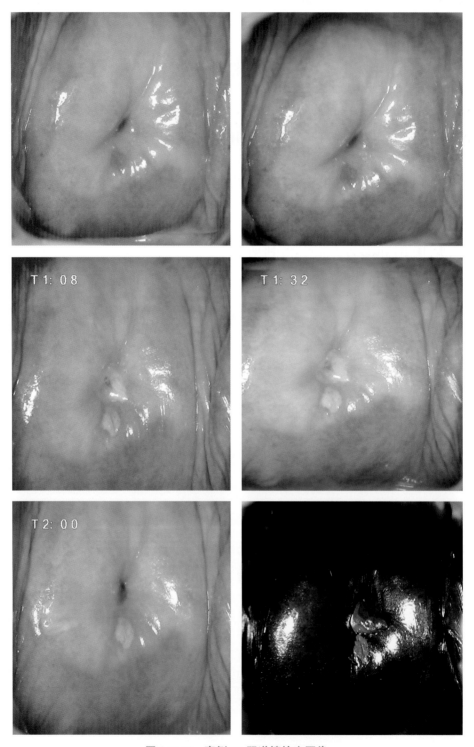

图 2-7-14　案例 14 阴道镜检查图像

【转诊阴道镜检查指征】

年龄 32 岁,体检发现宫颈癌筛查结果异常,既往 2 年前因 CINII 行宫颈 LEEP 术。

TCT:无上皮内病变及恶性改变(NILM)。

HPV 检测:HPV16 型(+)。

【阴道镜拟诊思路】

第一步:生理盐水下未见增生伴出血。

第二步:生理盐水图像结合醋酸 2 分钟图像未见柱状上皮区域。

第三步:生理盐水下 6 点红色区域小于 2mm,不列为可疑病变的红色区域,可忽略。

第四步:5% 醋酸溶液作用后,红色区域可见醋白反应,2 分钟与 1 分钟图像比较,醋白持续,且有边界。但由于不列为红色区域,不能拟诊红厚白。

第五步:粉色区域未发现异常醋白上皮。

第六步:阴道镜拟诊为正常阴道镜所见。

【组织病理学结果】

(宫颈 6 点)慢性宫颈炎。IHC:P16 阴性,Ki67 鳞状上皮副基底层阳性。

【学习要点】

不足 2mm 大小的红色区域可忽略,不作为阴道镜拟诊的观察目标。

案例 15 正常阴道镜图像（图 2-7-15）

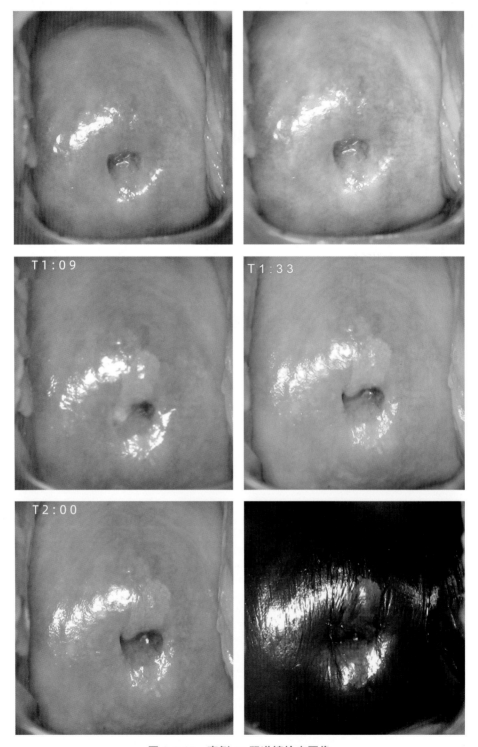

图 2-7-15 案例 15 阴道镜检查图像

【转诊阴道镜检查指征】

年龄 35 岁,体检发现宫颈癌筛查结果异常,既往无宫颈癌前病变及宫颈癌病史。

TCT:无上皮内病变及恶性改变(NILM)。

HPV 检测:HPV16 型(+)。

【阴道镜拟诊思路】

第一步:生理盐水下未见增生伴出血。

第二步:生理盐水图像结合醋酸 2 分钟图像宫颈未见柱状上皮区域。

第三步:红色区域位于宫颈 3 点、9 点。

第四步:5% 醋酸溶液作用后,2 分钟和 1 分钟图像比较,红色区域内未发现异常醋白上皮。

第五步:粉色区域 12 点醋白与碘染图像虽一致,但碘染不均匀。

第六步:阴道镜拟诊为正常阴道镜所见。

【组织病理学结果】

(宫颈 12 点)慢性宫颈炎,局灶急性炎症,腺上皮鳞化腺体扩张。IHC:P16 阴性,Ki67 鳞状上皮副基底层阳性。

【学习要点】

粉色区域醋白上皮与碘染图形一致,但碘染不均匀,考虑为正常阴道镜表征,这是与拟诊 LSIL 的鉴别之处。

案例 16 正常阴道镜图像(图 2-7-16)

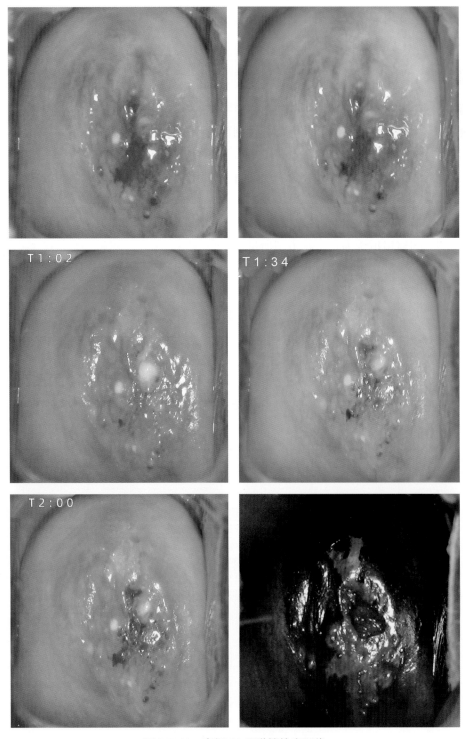

图 2-7-16 案例 16 阴道镜检查图像

【转诊阴道镜检查指征】

年龄 47 岁,体检发现宫颈癌筛查结果异常,既往无宫颈癌前病变及宫颈癌病史。

TCT:无上皮内病变及恶性改变(NILM)。

HPV 检测:HPV18 型(+)。

【阴道镜拟诊思路】

第一步:生理盐水下未见增生伴出血。

第二步:生理盐水图像结合醋酸 2 分钟图像未见柱状上皮区域。

第三步:红色区域在宫颈后唇 7 点。

第四步:5% 醋酸溶液作用后,红色区域无醋白上皮。

第五步:宫颈 12 点粉色区域醋白与碘染图像不一致,而且碘染不均匀。

第六步:阴道镜拟诊为正常阴道镜所见。

【组织病理学结果】

(宫颈 12 点)慢性宫颈炎。IHC:P16 阴性,Ki67 鳞状上皮副基底层阳性。

【学习要点】

5% 醋酸溶液作用后红色区域内无异常醋白上皮,粉色区域上出现的醋白上皮与碘染图像不一致,碘染不均匀,这是与拟诊 LSIL 的鉴别之处。

案例 17 正常阴道镜图像（图 2-7-17）

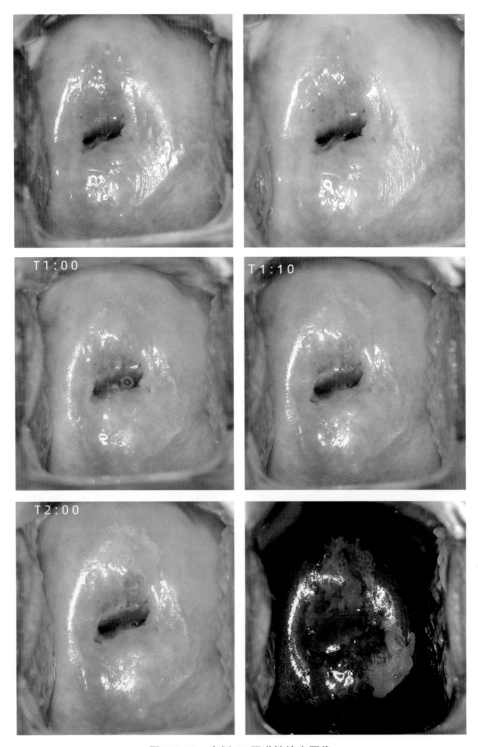

图 2-7-17 案例 17 阴道镜检查图像

【转诊阴道镜检查指征】

年龄 37 岁,体检发现宫颈癌筛查结果异常,既往无宫颈癌前病变及宫颈癌病史。

TCT:低级别鳞状上皮内病变(LSIL)。

HPV 检测:非 16/18 型的其他 12 种高危型 HPV(+)。

【阴道镜拟诊思路】

第一步:生理盐水下未见增生伴出血。

第二步:生理盐水图像结合醋酸 2 分钟图像可见柱状上皮区域。

第三步:红色区域位于宫颈 1 点、11 点。

第四步:5% 醋酸溶液作用后,2 分钟与 1 分钟图像比较,红色区域无异常醋白上皮。

第五步:粉色区域醋白上皮 360° 边界不清,且与碘染图案不一致。

第六步:阴道镜拟诊为正常阴道镜所见。

【组织病理学结果】

(宫颈 12 点、11 点、中环 5 点)慢性宫颈炎,局灶急性炎症。IHC(中环 5 点):P16 阴性,Ki67 鳞状上皮副基底层阳性。

【学习要点】

粉色区域醋白上皮 360° 边界不清,且与碘染图案不一致,属于正常阴道镜表征,也是与 LSIL 的鉴别之处。

案例 18　正常阴道镜图像（图 2-7-18）

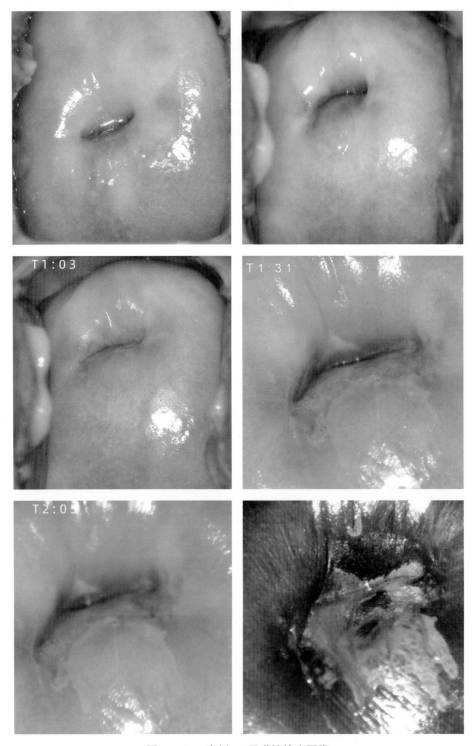

图 2-7-18　案例 18 阴道镜检查图像

【转诊阴道镜检查指征】

年龄 40 岁,体检发现宫颈癌筛查结果异常,既往无宫颈癌前病变及宫颈癌病史。

TCT:无上皮内病变及恶性改变(NILM)。

HPV 检测:HPV16 型(+)、非 16/18 型的其他 12 种高危型 HPV(+)。

【阴道镜拟诊思路】

第一步:生理盐水下未见增生伴出血。

第二步:生理盐水图像结合醋酸 2 分钟图像未见柱状上皮区域。

第三步:红色区域在宫颈 3~4 点,8~9 点。

第四步:5% 醋酸溶液作用后,醋酸 2 分钟与 1 分钟图像比较,红色区域内无边界的醋白上皮变薄,不属于异常醋白上皮。

第五步:粉色区域 6 点醋白与碘图形虽一致,但碘染不均匀。粉色区域 12 点的醋白上皮与碘图不一致,碘染不均匀。

第六步:阴道镜拟诊为正常阴道镜所见。

【组织病理学结果】

(宫颈 6 点、12 点)慢性宫颈炎,局灶急性炎症。(ECC)黏液中可见破碎子宫颈管黏液柱状上皮区域。IHC(12 点):P16 阴性,Ki67 鳞状上皮副基底层阳性。

【学习要点】

红色区域内无边界的醋白变薄,不属于异常醋白上皮。粉色区域醋白上皮与碘图形不一致或粉色区域醋白上皮与碘图形一致但碘染不均匀都属于正常阴道镜表征。这是与 LSIL 的鉴别之处。

案例 19　正常阴道镜图像（图 2-7-19）

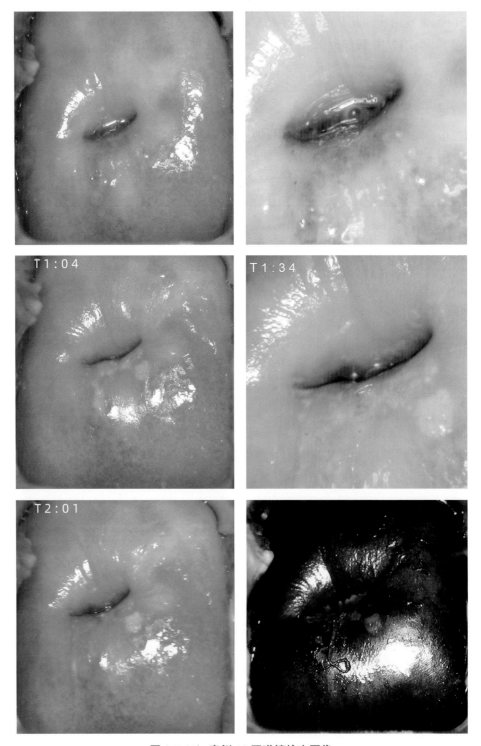

图 2-7-19　案例 19 阴道镜检查图像

【转诊阴道镜检查指征】

年龄 28 岁,体检发现宫颈癌筛查结果异常,既往无宫颈癌前病变及宫颈癌病史。

TCT:非典型鳞状细胞,不能明确意义(ASC-US)。

HPV 检测:非 16/18 型的其他 12 种高危型 HPV(+)。

【阴道镜拟诊思路】

第一步:生理盐水下未见增生伴出血。

第二步:生理盐水图像结合醋酸 2 分钟图像未见柱状上皮区域。

第三步:红色区域在后唇。

第四步:5% 醋酸溶液作用后,红色区域无异常醋白上皮。

第五步:粉色区域 4 点可见一醋白上皮,与碘不着色区域也一致,但较小(小于 2mm,宫颈 1/10)可以不诊断。

第六步:阴道镜拟诊为正常阴道镜所见。

【组织病理学结果】

(宫颈 4 点)少许游离鳞状上皮黏膜慢性炎症,伴急性炎症。IHC:P16 阴性,Ki67 鳞状上皮副基底层阳性。

【学习要点】

5% 醋酸作用后粉色区域醋白上皮直径小于 2mm,可不诊断。

案例 20 正常阴道镜图像（图 2-7-20）

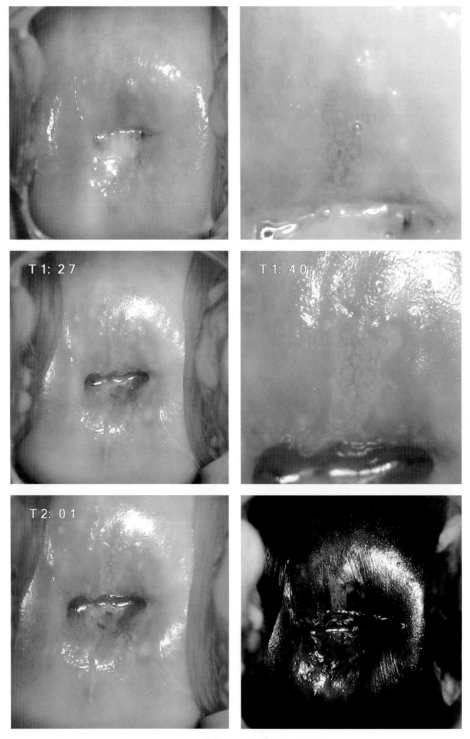

图 2-7-20 案例 20 阴道镜检查图像

【转诊阴道镜检查指征】

年龄 35 岁,体检发现宫颈癌筛查结果异常,既往无宫颈癌前病变及宫颈癌病史。

TCT:无上皮内病变及恶性改变(NILM)。

HPV 检测:HPV16 型(+)、非 16/18 型的其他 12 种高危型 HPV(+)。

【阴道镜拟诊思路】

第一步:生理盐水下未见增生伴出血。

第二步:生理盐水图像结合醋酸 2 分钟图像宫颈口可见完整柱状上皮区域。

第三步:红色区域在宫颈 12 点。

第四步:5% 醋酸溶液作用后,红色区域内醋白上皮出现的图案与生理盐水出现的图案一致。

第五步:粉色区域未见异常醋白上皮。

第六步:阴道镜拟诊为正常阴道镜所见。

【组织病理学结果】

(宫颈 12 点)慢性宫颈炎,局灶急性炎症,柱状上皮区域不全鳞化。IHC:P16 阴性,Ki67 鳞状上皮副基底层阳性。

【学习要点】

在阴道镜检查中有一种特殊情况,生理盐水的图案与 5% 的醋酸作用后的图案大致相同,是鳞化不成熟的浅表结构,为正常阴道镜表征。

案例 21 正常阴道镜图像（图 2-7-21）

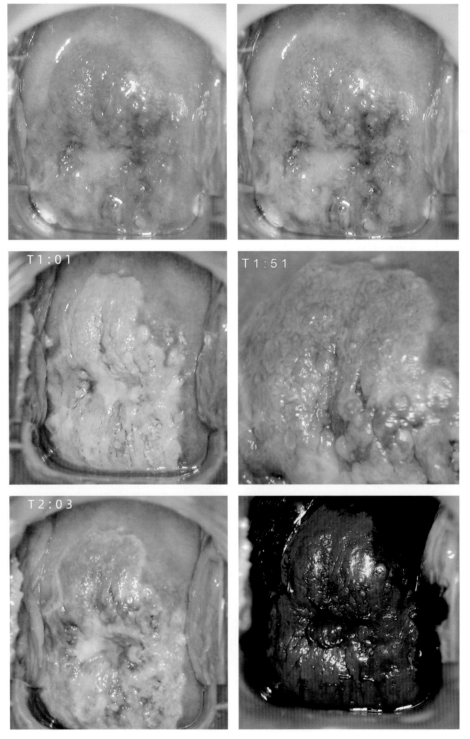

图 2-7-21 案例 21 阴道镜检查图像

【转诊阴道镜检查指征】

年龄 26 岁,体检发现宫颈癌筛查结果异常,既往无宫颈癌前病变及宫颈癌病史。

TCT:无上皮内病变及恶性改变(NILM)。

HPV 检测:HPV 16 型(+)、非 16/18 型的其他 12 种高危型 HPV(+)。

【阴道镜拟诊思路】

第一步:生理盐水下未见增生伴出血。

第二步:生理盐水图像结合醋酸 2 分钟图像确定宫颈 3 点和 9 点处为柱状上皮区域。

第三步:红色区域在宫颈后唇。

第四步:5% 醋酸溶液作用后,2 分钟与 1 分钟图像比较,红色区域未发现异常醋白上皮,醋白上皮变薄,未有穿越的血管。

第五步:粉色区域未发现异常醋白上皮,粉色区域内有镶嵌图案,属于鳞化。

第六步:阴道镜拟诊为正常阴道镜所见。

【组织病理学结果】

(宫颈 11 点、12 点)慢性宫颈炎,局灶急性炎症,腺体鳞化及不全鳞化。IHC(12 点):P16 阴性,Ki67 鳞状上皮副基底层阳性。

【学习要点】

5% 醋酸作用后粉色区域内有镶嵌图案,属于鳞化。

（赵　健　刘　慧）